AF549667

Streeck-Fischer

Jugendliche zwischen Krise und Störung

Annette Streeck-Fischer

Jugendliche zwischen Krise und Störung

Herausforderungen für die psychodynamische Psychotherapie

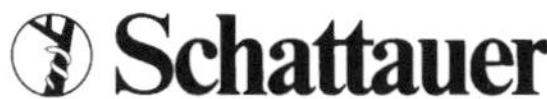

Prof. Dr. med. habil. Annette Streeck-Fischer
Stromstraße 3
10555 Berlin
annette.streeck-fischer@ipu-berlin.de

Bibliografische Information der Deutschen Nationalbibliothek
Die Deutsche Nationalbibliothek verzeichnet diese Publikation in der Deutschen Nationalbibliografie; detaillierte bibliografische Daten sind im Internet über http://dnb.d-nb.de abrufbar.

Besonderer Hinweis
Die Medizin unterliegt einem fortwährenden Entwicklungsprozess, sodass alle Angaben, insbesondere zu diagnostischen und therapeutischen Verfahren, immer nur dem Wissensstand zum Zeitpunkt der Drucklegung des Buches entsprechen können. Hinsichtlich der angegebenen Empfehlungen zur Therapie und der Auswahl sowie Dosierung von Medikamenten wurde die größtmögliche Sorgfalt beachtet. Gleichwohl werden die Benutzer aufgefordert, die Beipackzettel und Fachinformationen der Hersteller zur Kontrolle heranzuziehen und im Zweifelsfall einen Spezialisten zu konsultieren. Fragliche Unstimmigkeiten sollten bitte im allgemeinen Interesse dem Verlag mitgeteilt werden. Der Benutzer selbst bleibt verantwortlich für jede diagnostische oder therapeutische Applikation, Medikation und Dosierung.
In diesem Buch sind eingetragene Warenzeichen (geschützte Warennamen) nicht besonders kenntlich gemacht. Es kann also aus dem Fehlen eines entsprechenden Hinweises nicht geschlossen werden, dass es sich um einen freien Warennamen handelt.

Schattauer
www.schattauer.de

Printed in Germany
Cover: Bettina Herrmann, Stuttgart
unter Verwendung eines Fotos von © istock/AprilAnderton
Gesetzt von Kösel Media GmbH, Krugzell
Gedruckt und gebunden von Friedrich Pustet GmbH & Co. KG, Regensburg
ISBN 978-3-608-40058-8

Auch als E-Book erhältlich

Vorwort

Wenn man Jugendlichen[1] im Alter von etwa 13 bis 18 Jahren begegnet, kann man gelegentlich den Eindruck gewinnen, dass die Lebensphase der Adoleszenz für sie völlig ohne Probleme verläuft. Das kann leicht täuschen. Tatsächlich sind sie meist – ob nur innerlich verborgen oder von außen erkennbar – mit Fragen beschäftigt, die sie erheblich umtreiben. Die Adoleszenz ist eine Zeit, in der sich vieles verändert und kaum noch etwas so bleibt wie bis dahin gewohnt. Der Körper verändert sich in einer Weise, die beunruhigt und deshalb oftmals abgetan oder verleugnet wird. Jugendliche fragen sich, wer und wie sie eigentlich sind, wer sie sein wollen und was es damit auf sich hat, Mann oder Frau zu werden oder nicht zu wissen, welchem Geschlecht sie eigentlich zugehören. Sie beschäftigen sich damit, wie sie mit Gleichaltrigen in Beziehung treten können und wie sie sich dort geben wollen. Plötzlich schämen sie sich scheinbar grundlos ihrer selbst oder haben mit Ängsten zu tun, beschämt zu werden. Sie suchen Orientierungen, die jetzt weniger bei den Eltern, sondern im Internet oder bei Gleichaltrigen gefunden werden. Zumal die sozialen Medien jetzt den Ort bieten, der am ehesten Sicherheit verspricht.

Solche für das Alter typischen Fragen und Verhaltensweisen können leicht ins Krisenhafte geraten und zu einem Wegbereiter von psychosozialen Störungen werden. Veränderungen des gesellschaftlichen Lebens können manchmal wie in einer Art Modellsituation veranschaulich, wie die ohnehin kritische und störanfällige Entwicklung in der Adoleszenz in ungünstige Entwicklungsverläufe münden kann. So bringen die Einschränkungen des Lockdowns während der Corona-Pandemie für Jugendliche in der Adoleszenz unter Umständen spezifische zusätzliche Belastungen mit sich: Wenn etwa soziale Kontakte eine Distanz von einem oder zwei Metern und das Anlegen einer Maske verlangen, werden dadurch nicht selten die für die Adoleszenz typischen sozialen Ängste verschärft; das Verbot von Freizeitvergnügungen wie Discos oder Partys begünstigt die Suche nach Randale; wenn Sport, Musikveranstaltungen oder der Besuch von Actionfilmen untersagt sind, fehlen zentrale Aktivitäten und Herausforderungen, an denen sich Jugendliche reiben und erproben können. Geraten sie in einen Zustand von Vereinzelung, halten sie sich vor allem im Internet auf oder verfallen – eventuell begleitet von Drogenkonsum – in eine von Ideologien geprägte Pararealität. Die Adoleszenz gerät allzu leicht zur Krise. Psychische Störungen werden begünstigt, es kommt zum sozialen Rückzug, problematische Orientierungen aus dem Internet werden unkritisch übernommen; in der Folge entwickeln sich Abhängigkeiten, sie schließen sich Protestaktionen an, manchmal verbunden mit Zerstörung und Gewaltanwendung.

1 Auf die geschlechtsneutrale Schreibweise wird verzichtet, um damit den Text flüssiger zu halten.

Um diese Krisen und Störungen verständlich zu machen, stelle ich in diesem Buch grundlegende Entwicklungsprozesse der Adoleszenz dar. Dabei habe ich u. a. aus der Vielzahl meiner früheren Arbeiten zur Adoleszenz, die zu einem Teil bereits in anderem Kontext[2] veröffentlicht sind, Texte in überarbeiteter Form übernommen. Im Weiteren werden adoleszente biopsychosoziale Umstrukturierungen dargestellt, die zur Erklärung der Krisenanfälligkeit von Jugendlichen in der Adoleszenz wichtig sind. Ihre Labilisierungen fasse ich als eine Problematik zwischen Krise und Störung im Grenzbereich zwischen Normalität und Pathologie auf. Daraus ergeben sich besondere Anforderungen an den Umgang mit Jugendlichen und insbesondere an die Therapie. An dem von Freud (1905) dargestellten Fall der Jugendlichen Dora zeige ich, wie ein an einer Ein-Person-Psychologie orientiertes therapeutisches Vorgehen in eine Sackgasse führt. Schließlich gehe ich auf Fehler ein, die sich in der Behandlung von Jugendlichen in der Adoleszenz nicht selten einschleichen, bislang aber meist schamhaft verschwiegen werden.

Mein Dank gilt den vielen Jugendlichen, deren Entwicklungen ich begleiten konnte. Danken möchte ich auch Frau Nadja Urbani für ihre hilfreiche Lektoratsarbeit.

Berlin im Winter 2020 **Annette Streeck-Fischer**

2 A. Streek-Fischer (2014). Trauma und Entwicklung.

Einleitung: Die Adoleszenz – eine Entwicklungsaufgabe im Spiegel gesellschaftlicher und kultureller Verhältnisse

Jugendliche halten Erwachsenen einen Spiegel vor Augen. Nicht wenige Eltern empfinden diese Zeit als besonders schwierig, werden sie doch oftmals mit unerkannten und ungelösten eigenen und transgenerationalen Konflikten konfrontiert. Jugendliche machen auf gesellschaftliche Probleme und Mängel aufmerksam und reagieren auf die Hypokrise der Elterngeneration. Sie demonstrieren gegen eine Politik, die sich nur unzureichend um ihre Belange und ihre Zukunft kümmert und falsche Versprechungen macht. Unüberhörbar zeigt sich das aktuell in der Jugendbewegung *Fridays for Future*. Die neuen Medien verleihen der Stimme von Jugendlichen Gewicht. Mit dem Klimawandel und den neuen klimaneutralen Technologien sowie der Digitalisierung werden überkommene alltägliche Lebensstile infrage gestellt.

Es stellt sich die Frage: Sind Jugendliche heute anders als früher? Wird die Adoleszenz mit ihren Herausforderungen heute anders bewältigt? Taugen vertraute Konzepte nicht mehr zum Verständnis dieser Entwicklungsspanne? Ist ein grundlegendes Umdenken erforderlich, um aktuelle Erscheinungsformen von Adoleszenzkrisen und adoleszenten Störungsbildern zu verstehen?

Adoleszenz – eine normative Krise?

Während der Begriff *Pubertät* die Zeit der Geschlechtsreifung bezeichnet, gilt die *Adoleszenz* als die Zeit der psychischen und sozialen Entwicklung. Wenngleich diese Unterscheidung vordergründig naheliegt, ist sie doch mit Skepsis zu betrachten, sind die biologischen doch kaum von den psychosozialen Entwicklungen zu trennen. Die Adoleszenz als eine eng umgrenzte Zeitspanne, die einen Anfang und ein Ende hat, ist zunehmend in Auflösung begriffen.

Hinzu kommt, dass Verlauf und Erscheinungsformen der Adoleszenz vom sozialen Ort abhängig sind, von der kulturellen Umgebung, der zeitlichen Verortung und nicht zuletzt vom Geschlecht. Je unterschiedlicher die kulturellen Hintergründe sind, umso mehr Diversifizierung weisen auch die adoleszenten Entwicklungen auf.

Margaret Mead (2002) hat darauf aufmerksam gemacht, dass die Art und Weise, wie sich die Übergänge zwischen Kindheit und Erwachsenenalter gestalten, ein Indiz des sozialen Wandels darstellt. Beschreibungen der Adoleszenz der 50er Jahre sind aus heutiger Sicht veraltet und sind allenfalls noch geeignet, einige Grundzüge dieser Entwicklungsphase abzubilden. Angelehnt an die Unterscheidung von kalten und heißen Kulturen (Levi-Strauss 1981)[3] sprach Mario Erdheim (1983) mit Blick auf die westlichen Kulturen von einer heißen Adoleszenz. Während bei einer kalten Adoleszenz die vorgegebenen Werte der Großelterngeneration unhinterfragt übernommen werden und tradierte Werte – wie in sogenannten indigenen Kulturen – in einer zeitlich begrenzten Zeitspanne mit Hilfe von Initiationsriten gleichsam in Körper und Seele eingeschrieben werden, haben sich die Werte und Normvorstellungen der Enkel heute von denen der Großelterngeneration weit entfernt.

Die Lebensbedingungen, die Umwelt ebenso wie kulturelle Orientierungen haben Einfluss auf die menschliche Biologie. Im 19. Jahrhundert kamen weibliche Jugendliche gewöhnlich mit 16 Jahren in die Geschlechtsreife; heute tritt die Menarche in der Regel im Alter von 11 oder 12 Jahren ein. Damals wurden weibliche Jugendliche früh verheiratet. Ihre Aufgabe war es, Kinder zu gebären und für den Haushalt zu sorgen. Heute sind derartige normative Vorgaben in den westlichen Kulturen für weibliche Jugendliche kaum noch vorstellbar. Aber sie begegnen uns in Familien mit muslimischem Hintergrund, in denen die Töchter oft schon im Alter von 14 Jahren verheiratet werden, um sich früh in die Rolle der Frau und Mutter einzufinden. Adoleszenz als Durchgangsphase findet hier nicht oder allenfalls peripher statt; die Adoleszenz nimmt einen gänzlich anderen Verlauf.

Einhergehend mit der Globalisierung und neuen Schicht-, Milieu- und kulturellen oder subkulturellen Differenzen ist es zu einer Vielfalt unterschiedlicher Lebensstile und damit auch von Verläufen der Adoleszenz gekommen. Versuche, für die Jugend gegenüber solcher Diversität einen gemeinsamen Nenner zu finden, etwa als »Generation X«, »Generation Golf«, »Generation Internet«, »Global« oder »Facebook« sind in ihrer Pauschalität zweifelhaft.

Wie verläuft Adoleszenz heute? Ist es trotz aller Diversität und aller Differenzen möglich, in Abhängigkeit von der jeweiligen Kultur und Gesellschaft gemeinsame Entwicklungslinien aufzuzeigen? Ist die Adoleszenz tatsächlich eine Avantgarde (Erdheim 1993), mit der die Entwicklung von Neuem einhergeht?

Freud (1905) schrieb der Adoleszenz vor dem Hintergrund der Zweiphasigkeit der sexuellen Entwicklung eine zentrale Rolle für kulturelle Entwicklungen und eine verändernde Kraft zu. Das zeigt sich in gesellschaftlichen Kontexten, aber auch in biologischen, psychischen und sozialen Ausdrucksformen der Adoleszenz. Abhängig vom sozialen Ort bietet die Adoleszenz einen Übergangsraum, einen Möglichkeitsraum, in dem die Entstehung von Neuem zugleich eingebettet ist in die »Potentialität der Verhinderung« (King 2013, S. 52). Die Bedeutung der »zweiten Chance«, also des Neuen, die Eissler (1995) der Adoleszenz attestiert hat, in der infantile Konflikte überwunden, bewältigt oder kreativ neu gestaltet werden können, kann leicht über-, aber auch unterschätzt werden. Neben der Entwicklung von Neuem können Entwicklungen in der Adoleszenz auch behin-

3 Westliche Kulturen sind heiß, da sie von Wandel bestimmt sind, während kalte Kulturen von einem Festhalten an Traditionen gekennzeichnet sind.

dert und verhindert werden, in Sackgassen und Krisen münden und psychische Störungen zur Folge haben.

Erikson (1976) sieht weniger die verändernde Kraft, die mit der Adoleszenz einhergeht, als vielmehr den Freiraum, den die Gesellschaft dem Jugendlichen einräumt, ein psychosoziales Moratorium, einen Aufschub von erwachsenen Verpflichtungen und Bindungen und einen Raum zum Ausprobieren, Suchen und Experimentieren.

Die weitreichenden Veränderungen, die mit der Digitalisierung einhergehen, sind bislang noch kaum zu überschauen. Noch lässt sich nur schwer beurteilen, ob und wie sich die digitale Welt auf die Persönlichkeit und deren Entwicklung auswirkt und wie zu beurteilen ist, dass die Jugendlichen in die Sphären von Instagram, Facebook, Snapchat oder Twitter eintauchen. Werden sie damit tatsächlich in narzisstische Entwicklungen gedrängt wie Kulturpessimisten behaupten? Bieten Chatrooms, in denen Themen wie das dritte Geschlecht und Geschlechtsumwandlung verhandelt werden oder über Suizidalität und Suizid gechattet wird, ein Forum zur Auseinandersetzung mit altersüblichen Konflikten? Oder werden Jugendliche damit auf problematische Fährten gelenkt oder gar pathologisiert? Wie wirken sich die zunehmenden und neuen Möglichkeiten der körperlichen und kognitiven Selbstoptimierung aus? Und was bedeutet es, wenn Neuro-Enhancements (z. B. Methylphenidat) wie selbstverständlich für Zwecke der Leistungssteigerung eingesetzt werden oder – in manchen gesellschaftlichen Gruppen – nicht mehr das eigene Auto Belohnung für das bestandene Abitur ist, sondern körpermodifizierende Eingriffe wie Brustvergrößerung oder -verkleinerung?

Um den Begriff der Adoleszenzkrisen ist es heute still geworden. In den gängigen diagnostischen Klassifikationssystemen sucht man vergeblich nach dem Begriff »Adoleszenzkrise«. Stattdessen besteht die Gefahr, mit den in den diagnostischen Klassifikationssystemen vorgegebenen Begriffen Prozesse der Adoleszenz zu pathologisieren, etwa als Anpassungsstörung oder Störung des Sozialverhaltens. Ich halte hier ausdrücklich an dem Begriff der Adoleszenzkrise fest. »Krise« ist potentiell eine Quelle des Neuen, ebenso wie »Krise« eine Reproduktion des Alten bedeuten kann. Gefährdungspotential beinhaltet die Krise in der Adoleszenz insofern, als existenzielle Selbstverständlichkeiten durch biologische, körperlich-geschlechtliche und mentale Veränderungen eine tiefgreifende Erschütterung erfahren. Selbstverständnis und Körperlichkeit fallen in irritierender Weise auseinander. Die Destabilisierung ist begleitet von neuronalen Veränderungen. Eine Krise ist zumeist auch ein Wende- oder Umschlagspunkt, der in ein neues Gleichgewicht münden muss. Das bisherige Verständnis der eigenen Person muss aufgegeben und ein neues Selbstbild erarbeitet werden. Der Entwicklungsschritt vom Körpersein zum Körperhaben (Young 1992) wird durch die körperlichen Veränderungen des Jugendlichen massiv erschüttert. Die bis dahin erlebte »Unaufdringlichkeit des Körpers« (King 2013) wird in der Adoleszenz außer Kraft gesetzt. Die Veränderungen der eigenen Körperlichkeit werden unausweichlich krisenhaft durchlebt, zumal diese Veränderungen nicht alleine das Körpersein betreffen, sondern sich auf das gesamte Dasein auswirken. Fragen der Identität werden laut: Wer bin ich, was will ich? Fragen der sozialen Verortung tauchen auf, das bislang Gewohnte muss aus neu gewonnener Perspektive verarbeitet und mit Blick auf die Zukunft eine neue Positionierung in der sozialen Welt gefunden werden.

Im *ersten Kapitel* des Buches werden psychische, neurobiologische und soziale Prozesse sowie damit zusammenhängende Entwicklungsaufgaben, Mittel und Wege der Bewältigung, Chancen und Risiken dargestellt, die die Adoleszenz kennzeichnen. In *Kapitel 2* werden die Adoleszenz- und Identitätskrisen behandelt, wie sie im psychotherapeutischen Kontext erkennbar werden. Hier werden veränderte Ausgestaltungen von Adoleszenzkrisen sowie krisenhafte Entwicklungen entlang einzelner typischer Entwicklungsaufgaben dargestellt. Im *letzten Teil* werden die besonderen Anforderungen an die Psychotherapie von Jugendlichen sowie psychotherapeutische Techniken behandelt, die sich in Abhängigkeit von der psychischen Struktur der Jugendlichen unterscheiden. Anhand einzelner Beispiele aus Therapien mit Jugendlichen sollen schließlich häufige therapeutisch-technische Fehler diskutiert werden.

Inhalt

1 Zur Adoleszenz Was ist Adoleszenz und warum ist sie so wichtig?

Das Jugendalter ist eine Zeit rapider körperlicher, psychischer und sozialer Veränderungen. Es umfasst mittlerweile einen Zeitraum von 12 bis 15 Jahren und länger. So beginnt die Pubertät mit 9 bis 12 Jahren, die Adoleszenz endet oft erst mit 23 bis 25 Jahren, oder auch später. Das hat zum einen damit zu tun, dass die Pubertät durch die biologische Reifung der primären und sekundären Geschlechtsmerkmale deutlich früher beginnt, zum anderen damit, dass sich die Adoleszenz mit den psychosozialen Veränderungsprozessen immer weiter in das Erwachsenenalter (vgl. Arnett 2000) hinein verschiebt.

Tabelle 1-1 gibt einen Überblick über die verschiedenen Entwicklungsaufgaben der Adoleszenz (vgl. Spano 2004; Christie, Viner 2005).

Tab. 1-1 Die verschiedenen Entwicklungsaufgaben der Adoleszenz.

Veränderungen	Biologisch	Psychisch	Sozial
Frühe Adoleszenz	Pubertät ♀ Brustwachstum, Schamhaare, Wachstumsschub, Menarche ♂ Hodenvergrößerung, Peniswachstum	Konkretes Denken, aber frühe moralische Konzepte, Auseinandersetzung mit sexueller Identität (sexuelle Orientierung), Neubewertung des Körperbildes	Emotionale Trennung von den Eltern, Beginn ausgeprägter Identifikationen mit Gleichaltrigen, exploratorisches Verhalten, ggf, Rauchen, Gewalt
Mittlere Adoleszenz	♀ Ende des Wachstumsschubs, Ausprägung eines weiblichen Körpers, Umverteilung des Fettgewebes ♂ Spermarche, nächtliche Pollutionen, Stimmbruch, Wachstumsschub	Abstraktes Denken, Selbst noch eher gepanzert, wachsende verbale Fähigkeiten, Identifikation mit moralischen Werten, Begeisterung für Ideologien (religiös, politisch)	Emotionale Trennung von den Eltern, starke Identifikation mit Gleichaltrigen, gesteigerte Gesundheitsrisiken (Rauchen, Alkohol), beginnende berufliche Pläne
Späte Adoleszenz	♂ Körperbehaarung, Muskelwachstum	Komplexes abstraktes Denken, Differenzierung zwischen Gesetz und Moral, verstärkte Impulskontrolle. Identitätsbildung	Entwicklung von sozialer Autonomie, intime Beziehungen, berufliche Perspektiven

Psychotherapeuten und Jugendforscher entwerfen unterschiedliche Bilder der Adoleszenz. Während in der psychoanalytischen Literatur die Adoleszenz als eine Phase der Krise, des »Sturm und Drang« und des Aufruhrs dargestellt wird, die mit einer gewissen Ich-Schwäche einhergeht, wird in der akademischen Psychologie das Bild eines Jugendlichen beschrieben, der einen emotionalen und kognitiven Reifungsprozess durchläuft und vorwiegend adaptive Fähigkeiten zeigt, ein Jugendlicher, der neue Strategien des Umgangs mit und der Bewältigung von sozialen Bedingungen entwickelt und der über vielfältige Potenziale verfügt (Olbrich u. Todt 1984, Flammer, Alsaker 2002). Tatsächlich ist die Adoleszenz eine Zeit der biopsychosozialen Umstrukturierung, die sowohl mit der Entwicklung neuer Fähigkeiten als auch mit dem Verlust eines bisherigen inneren und äußeren Gleichgewichts einhergeht, eine Phase des Übergangs oder ein psychosoziales Moratorium[4] im Sinne von Erikson (1976). Wenngleich die meisten Jugendlichen die Entwicklungsaufgaben dieser Zeitspanne erfolgreich bewältigen, geht die Adoleszenz in der Regel mit mehr Unruhe einher als die Kindheit und das Erwachsenenalter (Cicchetti, Rogosch 2002), so dass die Grenzen zwischen Normalität und Pathologie unklarer sind. Die Shellstudie (2019) kommt zu dem Ergebnis, dass die Jugend pragmatisch und tolerant in die persönliche Zukunft schaut. Das Internet ist allgegenwärtig, wird aber von zwei Drittel der Jugendlichen auch skeptisch betrachtet. Hervorgehobene Themen sind Umwelt und Klimawandel.

Die unterschiedlichen Sichtweisen spiegeln nicht nur die Vielfalt der Bilder wider, die Jugendliche bieten. Sie zeigen auch, dass Psychotherapeuten und Jugendforscher jeweils eine andere Seite des Jugendlichen erfassen. Die akademische Psychologie hat mit ihren Fragebögen vor allen Dingen Zugang zu den kognitiven Strategien, den Copingstrategien und der Beschäftigung der Jugendlichen mit aktuellen gesellschaftlichen Themen. Demgegenüber beschäftigen sich Psychotherapeuten in erster Linie mit den emotionalen Bedingungen der Adoleszenz, die – wie epidemiologische und neurobiologische Studien zeigen – mit einigen Turbulenzen einhergeht (Dahl 2004; Blakemore et al. 2010).

Lange wurde die Adoleszenz als ein Stiefkind der Psychoanalyse bezeichnet. Das ist insofern erstaunlich, als Freud (1905) zu Beginn seiner psychoanalytischen Tätigkeit mit Jugendlichen (Dora 18 Jahre, Katharina 16 Jahre sowie der namenlosen homosexuellen Jugendlichen) (Glenn 1980) gearbeitet hat. Allerdings fehlten damals sowohl Konzepte zum Verständnis dieser Entwicklungsphase und ihren Besonderheiten als auch praktische therapeutisch-technische Strategien zum Umgang mit Jugendlichen. Ab Ende der 50er Jahre verhalfen wichtige Beiträge wie die von A. Freud (1980a), Blos (1973), Erikson (1976) und Eissler (1966) der Psychotherapie Jugendlicher zu einem Durchbruch. Probleme, die sich aus dem adoleszentären Umstrukturierungsprozess und den damit verbundenen Labilisierungen ergeben, konnten nun in die Psychotherapie aufgenommen werden.

4 Bei einem Moratorium handelt es sich um einen Aufschub der Erfüllung von Verbindlichkeiten.

In diesen frühen psychoanalytischen Beschreibungen wurde vermieden, eine klare Grenze zwischen krisenhaften und pathologischen Verläufen dieser Altersspanne zu ziehen, ein Umstand, der der Psychoanalyse wiederholt vorgeworfen wurde. Psychotische Schübe oder schwere Verhaltensstörungen wurden als »adolescent breakdown« gekennzeichnet, um diagnostische Festlegungen zu vermeiden (z. B. Laufer u. Laufer 1989; Nicolo 2003). Das war insofern sinnvoll, als damit den Entwicklungspotentialen dieser Zeitspanne Rechnung getragen und vermieden wurde, den Jugendlichen voreilig zu stigmatisieren, etwa mit der Diagnose einer Psychose. Die Vorstellung, eine Adoleszenzkrise könne sich auch in schweren Störungen der Persönlichkeitsentwicklung zeigen, ist nach heutigen Erkenntnissen obsolet (Streeck-Fischer 2014). So gehen etwa Fonagy und Target (2004) und andere davon aus, dass ein adoleszentärer Zusammenbruch das Resultat früher Entwicklungsstörungen bei einer mangelhaften Konsolidierung der Symbolisierungsfähigkeit ist. Vor diesem Hintergrund wird verständlich, warum der Begriff der Adoleszenzkrise aus der Literatur verschwunden ist. Man hat damit allerdings das Kind mit dem Bade ausgeschüttet, weil nun manche normalen Prozesse der Adoleszenz als psychische Störungen (etwa als Störung des Sozialverhaltens, F 91 oder als Anpassungsstörung, F 43,2) klassifiziert werden.

Vergegenwärtigen wir uns das anschauliche Bild, das Dahl für die Adoleszenz vorschlägt, dann können wir erahnen, was diese Zeitspanne kennzeichnet: »Starting the engines with an unskilled driver« (Dahl 2001; s. Abb. 1-1).

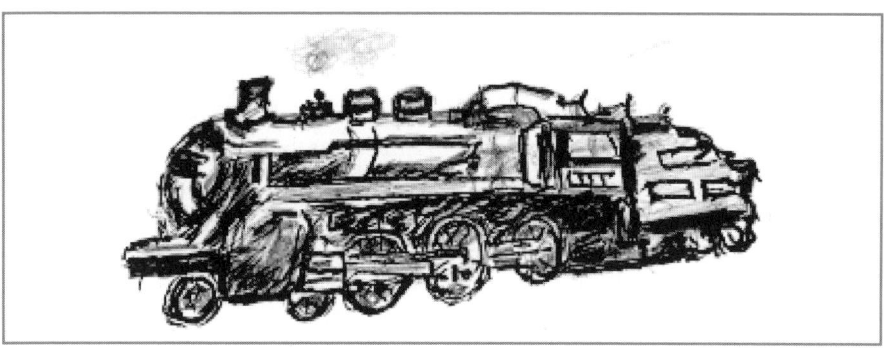

Abb. 1-1 Trieb- und Impulsdruck: die Lokomotive-Metapher.

Der Vergleich mit einer Maschine oder Lokomotive, die von einem unausgebildeten Fahrer in Bewegung gebracht wird (Dahl 2004), bringt anschaulich die Situation des Jugendlichen zum Ausdruck, der unter Trieb- und Impulsdruck steht und vielleicht einmal zu schnell, dann wieder zu langsam fährt, der Signale übersieht oder vielleicht auf Nebengleisen landet – beschämende Erfahrungen, die bewältigt werden müssen.

Morbidität und Mortalität steigen zwischen mittlerer Kindheit und später Adoleszenz um 300 % an. Unfälle, Suizide, Depressionen, Alkoholkonsum, Substanzmittelmissbrauch, Aggression, Gewalt, HIV- sowie Hepatitis-C-Infektionen, unerwünschte Schwangerschaften, Magersucht und Bulimie nehmen in dieser

Zeit erheblich zu. Ein großes Gesundheitsproblem ist in diesem Alter insbesondere der Alkoholmissbrauch (Dahl 2001; Eaton et al. 2006). Diese Gefährdungen machen deutlich, wie wichtig es ist, zu verstehen, warum Jugendliche zu risikoreichem Verhalten neigen. Weiter kommt es häufig zu Konflikten mit Erwachsenen und Eltern (Steinberg 2004). Die Zunahme der emotionalen Reaktionsbereitschaft führt möglicherweise zu affektiven Störungen in dieser Zeitspanne (Steinberg 2005).

Für Jugendliche ist es häufig schwierig, ihr Verhalten und den Ausdruck ihrer Emotionen zu kontrollieren. Diese Dysregulationen kennzeichnen das krisenhafte Verhalten in dieser Zeitspanne. Dabei gilt das »ungesteuerte«, auf Grenzüberschreitung ausgerichtete Verhalten als wichtig für die Ablösung und Individuation in der adoleszentären Entwicklung.

In einer repräsentativen kanadischen Studie an 669 städtischen Jugendlichen (Korenblum et al. 1990) zeigten 46 % der 13-jährigen, 33 % der 16-jährigen und 42 % der 18-jährigen Jugendlichen auffällige Persönlichkeitsmerkmale. Korenblum et al. (1990) gehen davon aus, dass die frühe und späte mehr noch als die mittlere Adoleszenz eine besondere Risikoperiode für Störungen darstellt. Sie stellen weiter fest, dass Jugendliche, die in der frühen und mittleren Adoleszenz als antisozial eingestuft wurden, in der späten Adoleszenz sich mehr dem histrionischen, narzisstischen oder Borderline-Cluster näherten. Andere epidemiologische Studien sprechen dafür, dass die Hälfte der psychiatrischen Erkrankungen im Erwachsenenalter ihren Beginn um das 14. Lebensjahr herum haben (Kessler et al. 2005), also in der biologischen und sozialen Reifungsphase der Adoleszenz. Das sind Befunde, die einmal mehr auf die Bedeutung dieser Übergangsperiode verweisen.

Es ist deshalb angebracht, an dem Begriff der Adoleszenzkrise festzuhalten (vgl. Kap 2.1), ohne dessen Bedeutung übermäßig auszuweiten. So sollte der Zeitfaktor, der jeweilige (adoleszenzspezifische) Auslöser für das krisenhafte Geschehen, der den Jugendlichen daran hindert, die Entwicklungsaufgaben zu bewältigen, und der Tatbestand, dass keine schwere psychische Dekompensation bzw. Psychopathologie vorliegt, bei der Bewertung, ob eine Krise oder Störung vorliegt, eine Rolle spielen (Streeck-Fischer et al. 2009). Grundsätzlich ist die Trennschärfe zwischen Noch-Normalität und Pathologie in der Adoleszenz noch schwächer ausgeprägt, als das schon üblicherweise der Fall ist (Streeck-Fischer 2014).

1.1 Entwicklungsaufgaben der Adoleszenz

Die Phasen der Adoleszenz sind Meilensteine der Entwicklung (Flammer, Alsaker 2002). Oft werden sie aber zu Hemmschwellen, an denen sich Entwicklungsstörungen verdichten.

Havighurst (1953) benennt acht Aufgaben: Aufbau neuer und reiferer Beziehungen zu Altersgenossen beiderlei Geschlechts, Übernahme der männlichen oder weiblichen Geschlechtsrolle, Akzeptieren der eigenen körperlichen Erscheinung, effektive Nutzung des eigenen Körpers, emotionale Unabhängigkeit von den Eltern und anderen Erwachsenen, Vorbereitung auf Ehe- und Familienleben, Vorbereitung auf die berufliche Karriere, Entwicklung von Wertorientierungen und eines ethischen Systems sowie Aneignung sozial verantwortlichen Verhaltens. Diese Aufgaben sind gesellschaftlichen Wandlungsprozessen – etwa späterer Ablösung, neuen Formen des Zusammenlebens – unterworfen, jedoch immer auch Herausforderungen für den einzelnen Jugendlichen. Bei der Entwicklung von charakteristischen Störungsbildern der Adoleszenz wie Pubertätsmagersucht, Alkohol- und Drogenabusus, Nesthockersyndrom, schulischem oder beruflichem Scheitern und schweren Störungen der Identitätsbildung werden sie gleichsam zum Angelpunkt der Krise oder Störung. Corey (1946) hebt fünf verschiedene altersspezifische Entwicklungsaufgaben hervor, auf die im Folgenden näher eingegangen werden soll. Dabei ist wichtig zu sehen, dass die körperlichen und psychischen Umwandlungsprozesse immer auch mit äußeren Bedingungen wie dem sozialen Umfeld, der Kultur und gesellschaftlichen Bedingungen in Verbindung stehen.

1.1.1 Die Veränderungen des Körpers

Die Auseinandersetzung mit den körperlichen Veränderungen in der Adoleszenz ist eine zentrale Entwicklungsaufgabe.

Die in Verbindung mit der biologischen Reifung eingetretenen Veränderungen des Körperbildes zu akzeptieren, ist für jeden Jugendlichen ein mehr oder weniger großes Problem (Flammer, Alsaker 2002). Gerade mit Blick auf diese körperlichen Wandlungsprozesse ist es angezeigt, die Adoleszenz als ein krisenhaftes Geschehen zu sehen. Die bisherige Übereinkunft mit dem Körper – King (2013) spricht von Unaufdringlichkeit – geht verloren. Häufig sind Depersonalisationserfahrungen, Panikreaktionen oder massive Beschämungsängste mit diesen Veränderungen verbunden. Der Körper kann als völlig fremd erlebt werden und Gedanken tauchen auf, diese Veränderungen zu blockieren oder ungeschehen zu machen. Die Begegnung mit dem gleichgeschlechtlichen Elternteil scheint vor allem für Mädchen kaum erträglich zu sein. Sie binden sich die Brüste ab, suchen Unterstützung im Web bei Gleichgesinnten und stellen Überlegungen an, wie das Frauwerden zu verhindern ist. Jugendliche können mit übertriebener Beachtung des eigenen Körpers auf der einen Seite und Verleugnung und Missachtung der körperlichen Veränderungen auf der anderen Seite reagieren. Mit stundenlangem In-den-Spiegel-Sehen wird Kontinuität und Wiedererkennung gesucht. Die farbige oder zu Rastalocken gedrehte Frisur als Protestmittel jenseits der Erwartungen Erwachsener soll Sicherheit geben. Im körperlichen Vergleich mit gleichaltrigen Mädchen wird danach gesucht, ob die Veränderungen – etwa die breiteren Hüften und die dickeren Oberschenkel – noch ansehnlich oder doch verunstaltend sind. Unrealistische Wahrnehmungen und Beurteilungen des Körpers sind bei Jugendlichen, insbesondere bei magersüchtigen Jugendlichen, häufig. Die schlaksigen ungelenken Körperbewegungen werden zum Problem; die Körperteile scheinen nicht mehr zusammenzupassen. Das pickelige Gesicht, der unzureichende oder zu früh einsetzende Bartwuchs ist von Schamgefühlen begleitet. Die bange Frage bewegt den Jugendlichen, ob er mit seinen Geschlechtsteilen nicht mangelhaft ausgestattet und das Genitale nicht möglicherweise zu klein geraten ist.

Die Unsicherheit ist tiefgreifend und verlangt nach Bewältigung, nach Kompensationen und nach Auswegen. Schwierige Situationen, die mit dem unangenehm erlebten und irritierenden sexuellen Körper konfrontieren, werden gerne vermieden oder verursachen Angst. Mancher Jugendliche mag nicht mehr am Schulsport teilnehmen. Alles, was mit dem äußeren Erscheinungsbild zu tun hat, wird ausgeblendet. Andere Jugendliche beginnen, sich heftig zu schminken, ihr Gesicht unter Schminke oder Ornamenten zu verdecken. Wieder andere behängen sich mit Attributen und Accessoires, die eine Zugehörigkeit zu bestimmten Gruppen sichern und nach außen signalisieren sollen. Der punkige Haarschnitt, die vergammelten Hosen, die Tätowierung, das Piercing und die weite, alles verbergende Kleidung sollen nach außen hin abschirmen. Aussagen wie »Ich weiß überhaupt nicht, wer ich bin und wer ich sein möchte« sind typisch und drücken die Suche nach Identität aus. Mal jungenhaft, mal mädchenhaft, mal Kind, mal Erwachsener, mal grau, mal grell, je nach innerer Befindlichkeit – so pendeln Jugendliche zwischen verschiedenen Vorstellungen von sich selbst hin und her. In der Regel führt die Auseinandersetzung mit den körperlichen Veränderungen dazu, dass der Jugendliche sich damit arrangiert und seinen eigenen Typ findet und entwickelt. Dabei werden Idealvorstellungen, wie man sein möchte, mit tatsächlichen, realistischen Bedingungen so weit wie möglich in Einklang gebracht. Dieser Prozess der Aussöhnung mit dem veränderten Körper und dessen Integration in das Selbstbild wird allerdings durch den expandierenden Markt operativer Maßnahmen, die den Körper verschönen sollen, erschwert. Gleichzeitig werden neue Räume der Auseinandersetzung mit der Geschlechtszugehörigkeit eröffnet. Immer häufiger werden ausgeprägte Geschlechtsdysphorien erkennbar, die oftmals mit Panikreaktionen hinsichtlich der körperlichen Veränderungen einhergehen und eventuell in transidente Entwicklungen münden. Statt Unterwerfung gegenüber einer dualen Perspektive, die von Mann- und Frausein bestimmt ist, werden neue Wege der Diversität gesucht – mit ungewisser Perspektive. Körperliche Selbstoptimierung ist nicht neu, jedoch das Ausmaß der möglichen, den Körper verändernden Eingriffe war bis dahin unbekannt.

1.1.2 Loslösung von den Eltern

Abhängig vom kulturellen Ort, an dem Jugendliche leben, spielt die Loslösung eine geringere oder größere Rolle. In unserer westlichen Gesellschaft suchen Jugendliche nach Eigenständigkeit und Autonomie und wollen zugleich gesehen und versorgt werden. Anders als noch vor 30 oder 40 Jahren erfolgt die Ablösung nicht abrupt – vielmehr spielen die Eltern als nahe Vertraute eine sehr viel wichtigere Rolle als das in der Vergangenheit der Fall war (Shellstudie 2019). Zwischen Wünschen nach dem »Hotel Mama« und Autonomie finden sie, ebenso wie die

Eltern, mitunter nur schwer den Weg heraus. Zugleich werden die Eltern jetzt von ihren Kindern im Hinblick auf ihre Lebensform und ihre Beziehung zueinander kritisch betrachtet und geprüft. Es ist die Zeit, in der sich die Eltern oftmals fragen und infrage stellen müssen, ob ihr eigener Lebensentwurf tatsächlich zum Nachahmen und zur Identifizierung geeignet ist.

Ist das, was die Eltern vorleben, unattraktiv, kommt es entweder zu heftigen Auseinandersetzungen, oder der Jugendliche zieht sich enttäuscht zurück. Was von den Eltern gesagt und vorgelebt wird, wird dann nur noch negativ beurteilt. Unter solchen Bedingungen kann es leicht dazu kommen, dass der Dialog mit den Eltern mit der Folge wechselseitiger Verständnislosigkeit ganz abgebrochen wird. Mit dem abrupten Bruch mit den Eltern, der die notwendige innere und äußere Auseinandersetzung verhindert, hält der Jugendliche an idealen Elternbildern seiner Kindheit fest. Die Auseinandersetzung mit den Eltern ist wichtig und notwendig; der Heranwachsende kann die Eltern realistischer mit ihren jeweiligen Stärken und Schwächen sehen und sich potenziell irgendwann einmal mit ihnen und ihrer Unvollkommenheit aussöhnen. »Wir kämpfen um unsere Träume und die (Eltern?, Erwachsenen?), die sie zu verhindern suchen, wissen warum, sie kommen darin nicht vor« (Zitat aus einem Flugblatt von Jugendlichen). Hier werden Träume von einer besseren Welt beschworen, die aus Idealvorstellungen genährt sind und mit der als böse und bitter empfundenen Realität der Erwachsenenwelt nicht übereinstimmen. Träume von einem besseren Leben haben eine wichtige zukunftsweisende Funktion. Ist die Kluft zwischen ersehntem Traum und bitterer Realität jedoch zu groß, wird es schwer und manchmal unmöglich, akzeptable Lebensverhältnisse zu finden.

Die Loslösung von den Eltern mit ihrer tatsächlichen oder in Träumen herbeigesehnten Bedeutung und Stärke verlangt von jedem Jugendlichen Trauerarbeit. In Verbindung mit dem Trauer- und Trennungsprozess durchläuft der Heranwachsende ein narzisstisches Durchgangsstadium (Blos 1973), das für die Bewältigung der Adoleszenz eine wichtige Bedeutung hat. Dieses Stadium ist vorübergehend und bei einigen Jugendlichen weniger, bei anderen stärker ausgeprägt und im letzteren Fall oft schwer zu ertragen. Übergangsformen zwischen Abhängigkeit und Selbstständigkeit, die zur Bewältigung der Trennungskrise dienen, sind für diese Entwicklungszeit typisch. Eltern werden durch das teils unverantwortliche, teils selbstschädigende Verhalten ihres jugendlichen Kindes immer wieder auf den Plan gerufen. Sie werden veranlasst zu kontrollieren, zu überwachen und hinter ihrem Kind herzulaufen, für es zu sorgen und fürsorgliche Funktionen zu übernehmen. Ob sich das an der Ernährung manifestiert, oder ob sich das an seinen Belangen wie Schule, Körperpflege oder Kleidung zeigt, die nur mangelhaft oder schlampig wahrgenommen werden, oder ob es sich um andere Formen mangelhaften Für-sich-Sorgens oder Sorgen-Könnens handelt – immer braucht der Jugendliche Zeit, um die fürsorglichen elterlichen Funktionen selbst zu übernehmen und sich damit zu identifizieren. In jedem Fall erfolgt dieser Prozess schrittweise. Der Loslösungs- und Verselbständigungsprozess des Jugendlichen wird auf dem Hintergrund der in der Kindheit erreichten Loslösung und Verselbstständigung wiederbelebt und alters- und entwicklungsspezifisch neu gestaltet. Es ist ein Prozess, der Gefahren, aber auch Chancen für die weitere Entwicklung mit sich bringt.

Ein passiv verwöhntes Kind etwa, dem von einer überängstlichen Mutter anstehende Schwierigkeiten immer wieder aus der Hand genommen wurden und dem die Mutter wenig zugetraut hat, wird im Jugendalter Mühe haben, Schritte von den Eltern weg in Richtung Selbstständigkeit zu gehen. Wenn solche Kinder in der Familie besondere Funktionen haben, etwa für die Mutter als Trost oder gar als Ersatz bei einer anhaltenden und nicht zu überwindenden Ehekrise, wird die Trennung besonders schwer. Der Jugendliche merkt, dass seine Eltern sich nichts mehr zu sagen haben, wenn er sie verlässt, und fürchtet zu Recht, dass sie sich womöglich trennen, dass der Lebensinhalt der Mutter verloren geht und sie in Depression oder Resignation verfallen könnte. Die Loslösung des Jugendlichen von den Eltern bedeutet immer auch eine Loslösung der Eltern von ihrem jugendlichen Kind und mündet nicht selten in einer Familienkrise. Man kann von einer »familiären Adoleszenzkrise« sprechen, die alle Familienmitglieder erfasst. Mitunter trennen sich auch die Eltern, eigene Wünsche nach einem Leben ohne Verantwortung für andere werden aktiviert.

Manche Jugendliche trennen sich abrupt mit 15 Jahren von der Familie und verselbstständigen sich forciert. Andere wohnen bis zum Alter von 25 Jahren zu Hause. Die äußeren Faktoren alleine sagen noch nichts über den inneren Trennungsprozess aus. Der jugendliche »Nesthocker« hat nicht unbedingt weniger innere Trennungsschritte von den Elternfiguren vollzogen als der Jugendliche, der schon früh und abrupt seine Eltern verlässt. Da der Ablösungsprozess mittlerweile deutlich länger andauert, wird von einer neuen Phase gesprochen, der »emerging adulthood« (Arnett 2000; Kap 1.1.6).

1.1.3 Neugestaltung von Beziehungen zu Gleichaltrigen

Die Kontakte zu gleichaltrigen, sowohl gleichgeschlechtlichen als auch andersgeschlechtlichen Jugendlichen bekommen in der Adoleszenz eine herausragende Bedeutung. Sie unterstützen die Ablösung von den Eltern und ermöglichen es, Normen und Orientierungen in Abgrenzung zur Erwachsenengeneration zu finden. Dabei spielt die digitale Welt eine zunehmend zentrale Rolle, in Form von Facebook, Instagram, Twitter oder in Chatrooms. Damit ist ein ständiger Flow an Kontakten gewährleistet, mit deren Hilfe Jugendliche sich ihrer Bedeutung und dem Gesehenwerden ihrer Ansichten versichern können.

Die Integration von sexuellen Bedürfnissen in die Beziehung zum Freund bzw. zur Freundin ist eine schwierige Aufgabe. Auch hier eröffnen sich virtuelle Räume des Ausprobierens, die mitunter gefährlich sind und z. B. in Bloßstellung oder Cybermobbing münden können. Andere stürzen sich geradezu in sexuelle Beziehungen zu Gleichaltrigen oder zu Älteren. Sie werden mit den andrängenden Triebimpulsen nicht fertig, zum Teil auch, weil sich unbewusste sexuelle Impulse auf den gleich- oder gegengeschlechtlichen Elternteil richten und sie sich davon bedroht fühlen. Wieder andere Jugendliche onanieren exzessiv und suchen im Internet nach Befriedigungen. Die Integration der Sexualität in zwischenmenschliche Beziehungen setzt die Fähigkeit zur Steuerung und Integration dieser Gefühle und Impulse voraus. Die Entwicklung einer geschlechtsspezifischen Identität, Frau oder Mann sein zu wollen, ist für Jugendliche nicht selten – offenbar insbesondere für Mädchen – ein brennendes Problem. Laufer (1980) sieht in der Bildung der definitiven Sexualorganisation die zentrale Aufgabe der Adoleszenz.

Auf dem Weg der Verselbstständigung und Individuation kommen dem Jugendlichen Übergangsbedingungen zu Hilfe, Mittel, Werkzeuge und Medien, die die Funktion von Übergangsobjekten haben, heutzutage am allermeisten das Smartphone (Downey 1978; Winnicott 1965/1974). Der Begriff »Übergangsobjekt« bezieht sich auf die Beobachtung, dass Kleinkinder sich auf dem Weg der Trennung von der Mutter und der Selbstfindung mit Hilfe von Objekten wie Kuscheltieren, Teddys, einem weichen Tuch oder ähnlichem vor dem Alleinsein und der Gefahr des Im-Stich-gelassen-Seins schützen. Zwar findet bei Jugendlichen die Ablösung von den Eltern auf einem anderen Niveau statt, dennoch haben Objekte wie das Smartphone, aber auch das Führen eines Tagebuches, die Zugehörigkeit zu einer Jugendgruppe, schmückende Accessoires, Tattoos, Piercings, Idole in Film, Internet und Literatur vergleichbare Funktionen und dienen letztlich der Selbstfindung. Äußere Uniformierungen, die Jugendkulturen mit bestimmten Attributen anbieten, können für Jugendliche ein probates Mittel sein, um durch sichtbare Angleichung an ausgewählte Gruppennormen die oft erheblichen Verunsicherungen und Beunruhigungen infolge von körperlichen Veränderungen zu nivellieren. Allerdings scheinen diese Versatzstücke vor dem Hintergrund der schwindenden Bedeutung von Jugendkulturen weniger attraktiv zu sein. Übergangsobjekte unterstützen den Jugendlichen im Trennungsprozess von infantilen elterlichen Objekten. Mit ihrem Symbol- bzw. Zitatcharakter (Baacke 1987, S. 90) bieten sie einen intermediären Erfahrungsbereich zwischen Familie und Gesellschaft und helfen, die innere und äußere Welt zu konturieren. Der Jugendliche bedient sich ihrer als Bindeglied, um neue Kompromisse auf dem Weg von einer infantilen zu einer erwachsenen Identität zu finden. Je unsicherer der Jugendliche ist, je labiler und erschütterter sein Selbstgefühl, umso mehr ist er auf Accessoires angewiesen.

Das Experimentieren, zu dem die Erprobung verschiedener Rollen und Gruppenzugehörigkeiten gehört, kann als eine Art sozialer Spiegel verstanden werden (Erikson 1976). Es ist ein Kräftemessen und Auseinandersetzen mit Umwelt und sozialer Mitwelt, die über das kindliche Spiel deutlich hinausgehen.

Die Hinwendung zur Drogenszene kann einerseits ein Schritt in die Gleichaltrigengruppe sein, gleichzeitig zu einer problematischen Entwicklung beitragen. Drogen, okkultistische Praktiken oder Jugendsekten können es mit sich bringen, dass wichtige Fähigkeiten der Lebensbewältigung und des Umgangs mit Realitäten sowie die Arbeits- und Beziehungsfähigkeit von Jugendlichen beeinträchtigt und zerstört und die Jugendlichen untüchtiger und lebensunfähiger werden. Hier wird leicht ein Teufelskreis in Gang gesetzt. Weil die Alltagswelt als gefühlskalt, sinnentleert und oberflächlich erlebt wird, schließt sich der Jugendliche derartigen Gruppen an. Auf der Suche nach Sicherheit, Geborgenheit und

Sinn verstrickt er sich in drogenähnliche Abhängigkeiten mit der Folge, dass er die Alltagswelt als zunehmend feindlich empfindet. Eine ähnliche Gefahr kann bisweilen auch vom Internet ausgehen.

1.1.4 Selbstvertrauen und neue Wertorientierungen

Auch die vierte Aufgabe der Adoleszenz, die Entwicklung von Selbstvertrauen und eines eigenständigen Wertesystems, ist eine wichtige und schwierige Anforderung zugleich. Es ist die Zeit, in der sich in der Adoleszenz neue Möglichkeitsräume eröffnen und Neues entstehen, aber auch verhindert werden kann. Die kindlichen Norm- und Wertorientierungen sind ursprünglich ganz nach denen der Eltern ausgerichtet. Der Jugendliche stellt mit der Ablösung von den Eltern auch deren Werte und deren Normorientierungen in Frage. Er muss jetzt eigene, von der Zustimmung der Eltern unabhängige Wert- und Lebensvorstellungen entwickeln. Das bedeutet oft, dass bis dahin gültige Wertorientierungen zwar verloren gehen, neue zunächst jedoch noch nicht an deren Stelle gerückt sind. Dieser relative Verlust kann sich in antisozialen Verhaltensweisen, unter Umständen gar in kriminellen Handlungen bemerkbar machen. Kohlberg hat dieses Verhalten treffend als Raskolnikov-Syndrom bezeichnet (vgl. Keniston 1980). Er erklärt dies als Folge einer passageren Über-Ich-Regression. Wert- und Normorientierungen der Eltern und der Erwachsenenwelt werden überprüft und hinterfragt, inwieweit das Vorgelebte sinnvoll, vorbildhaft und lebenswert ist.

Gegenwärtige gesellschaftliche Werte, die anhaltend mit technologischem Fortschrittsdenken wie Digitalisierung und künstlicher Intelligenz, mit expandierendem Wirtschaftswachstum oder mit militärischer Aufrüstung verknüpft sind, sind für viele Jugendliche fragwürdig. Klimaveränderungen, betrügerische Manipulationen, die zu unserem Alltag gehören, etwa – wie zuletzt – durch die Autoindustrie, eine von Konsum und grenzenlosem Mediengebrauch geprägte gesellschaftliche Welt sind Bedingungen, die Jugendliche auf der Suche nach verbindlichen Werten eher zu Protest oder zum Ausstieg verleiten als zur Integration in diese Gesellschaft. Die »Fridays for Future«-Bewegung ist dafür ein aktuelles Beispiel. Interessant ist, dass Fridays for Future, ausgehend von der Jugendlichen Greta Thunberg, insbesondere eine Bewegung zu sein scheint, die von weiblichen Jugendlichen getragen wird und sich vor allem gegen die Männerwelt der Konzernchefs wendet. Letztlich sucht der Heranwachsende nach Vorbildern und Identifikationsmöglichkeiten. Aber nicht blinde Überzeugungstreue kann Jugendliche zur Nachahmung verleiten. Notwendig ist vielmehr das Bewusstsein der Eltern ihres eigenen Nichtwissens, ihrer eigenen Neigung zu Vorurteilen und ihrer Fähigkeit, einen Standpunkt einzunehmen, der auch Unzulänglichkeiten einschließt. Protest, kritische Fragen und Infragestellungen sind geeignet, eigene Wertvorstellungen und ein moralisches Bewusstsein erst zu entwickeln, wie eine amerikanische Untersuchung an jugendlichen Protestlern im Vergleich zu jugendlichen Nichtprotestlern deutlich macht. Die Studie stellt fest, dass das moralische Entwicklungsniveau bei den Protestlern prozentual höher lag als bei den Nichtprotestlern (Smith, zitiert nach Keniston 1980, S. 298).

1.1.5 Soziale und berufliche Entwicklung

Die Aufgabe der Entwicklung einer sozialen und beruflichen Identität steht am Ausgang der Adoleszenz. Mit dem notwendigen Prozess der Selbst- und Berufsfindung können infantile und aus der Kindheit fortdauernde Konflikte über die gewählte berufliche Ausrichtung und in der Berufsrolle auf einem neuen und gesellschaftlich integrierten Niveau ausgetragen und sublimiert werden. So kann es sein, dass ein Jugendlicher, der als Kind von Ungerechtigkeiten im Schulsystem betroffen war, es sich als Heranwachsender zum Ziel setzt, im Beruf des Lehrers dazu beizutragen, die schulische Ausbildung zu verbessern; ähnlich das Kind, das erleben musste, dass ein Elternteil schwer krank und hilfsbedürftig war und das hiervon das persönliche Ziel ableitet, einmal als Arzt arbeiten zu wollen (A. Freud 1936/1968, S. 95).

Im günstigen Fall werden eigene lebensgeschichtliche Erfahrungen mit verallgemeinerten Idealvorstellungen verknüpft und zu beruflichen Zielen verdichtet (Erikson 1973, 76). Gerade im Hinblick auf die soziale und berufliche Identität entwickelt der Jugendliche wichtige und oft tragende Bewältigungsstrategien. Die Fähigkeit, produktiv mit konflikthaften psychischen Situationen umzugehen, hat vor allem Jugendforscher interessiert. Im Blickpunkt stehen dort meist die Ich-Fähigkeiten wie Konflikttoleranz oder die Wahrnehmung und der Umgang mit der Realität, die dem Jugendlichen zur mehr oder weniger geglückten Bewältigung verhelfen.

Häufig sind Heranwachsende heute mit der Bewältigung ihrer adoleszenzspezifischen Aufgaben überfordert. Deshalb begegnen wir auf der einen Seite Jugendlichen, die überangepasst und überkonform festgelegte Rollenerwartungen blind übernehmen, auf der anderen Seite Jugendlichen, die Schritte der Integration in bestehende gesellschaftliche Subsysteme verweigern (vgl. Marcia 1966). Der überkonforme Jugendliche ist außerstande, sich gegen hohen Anpassungsdruck zu wehren; er übernimmt unkritisch vorfabrizierte Rollen und wichtige Entwicklungsschritte der Identitätsbildung unterbleiben. Der sich verweigernde Jugendliche zieht sich entweder in passiv-apathische Haltungen – unter Umständen mit Drogen- und Alkoholmissbrauch – zurück oder entwickelt eine »Aussteigeridentität« mit einem relativ starken Ich, wobei die angebotenen Rollen als unvereinbar mit den eigenen Idealvorstellungen erlebt werden. Aktuell zeigt sich dies etwa in der angestrebten Berufswahl von Schulabgängern, die sich noch an traditionellen beruflichen Vorstellungen orientieren, statt neue Berufsperspektiven, die durch die Digitalisierung entstehen, zu erkennen.

1.1.6 Emerging Adulthood

Obwohl die Zeitspanne zwischen 18 und 24 Jahren mit besonders hohen Prävalenzen für psychische Störungen einhergeht, findet diese Lebensphase nur selten die notwendige Beachtung. Die späte Adoleszenz und das junge Erwachsenenalter gehen heute mit ganz anderen Herausforderungen einher als dies vor etwa 50, aber auch noch vor 20 oder 30 Jahren der Fall war. Arnett (2000), ein amerikanischer Jugendforscher, bezeichnete die Zeitspanne am Ende der Adoleszenz als »emerging adulthood«. Er stellt fest, dass Verhaltensweisen, die der Adoleszenz zuzuordnen sind, prolongiert Bedeutung haben. Merkmale des Erwachsenenalters wie Heiraten, Familiengründung, Sesshaftigkeit oder Verantwortung als Staatsbürger zu übernehmen werden heute zumeist erst im Alter von 30 bis 40 Jahren realisiert. Der früher selbstverständliche Weg, nach Schul- und Berufsausbildung eine feste berufliche Position einzunehmen und finanziell abgesichert zu sein, ist heute nur noch schwer vorstellbar. So bekommen Lebensformen eine Bedeutung, die mit einer verlängerten Identitätsexploration, mit Instabilität, Egozentrismus und grandiosen Vorstellungen, »alles ist möglich«, verbunden sind. Arnett beschreibt Persönlichkeitszüge, die mit Eigenschaften wie der Suche nach »fun and flexibility« einhergehen. Studien zu dieser Altersgruppe zeigen, dass es sich dabei um eine Hochrisikogruppe handelt, die mit ihrer Lebensform häufig Einsamkeit und infolge eines hohen Suchtmittelgebrauches gravierenden gesundheitlichen Gefahren ausgesetzt ist. Hinsichtlich des Alkoholkonsums der 18- bis 24-Jährigen gibt es alarmierende Zahlen, die sich in den letzten Jahren kaum verändert haben. So liegt die 30-Tage-Prävalenz bei 76,6 %, bei 33,4 % findet regelmäßiger Alkoholkonsum statt und 37,8 % trinken bis zum Koma (Bundeszentrale für gesundheitliche Aufklärung 2018).

Eine weitere wichtige Gruppe von jungen Erwachsenen, die aus meiner Sicht ebenfalls der »emerging adulthood« zugeordnet werden sollte, sind die »Nesthocker«, Jugendliche und junge Erwachsene, die bestimmte progressive Schritte der Adoleszenz nicht vollziehen, sondern zu Hause bleiben, sich versorgen lassen, keine direkten Kontakte zu Gleichaltrigen pflegen und manchmal mit Hilfe des Computers die ganze Welt ins eigene Zimmer holen (Streeck-Fischer 2013). Oft handelt es sich um Jugendliche mit sozialen Ängsten, einem Störungsbild, das eine erhebliche Bedeutung in dieser Altersspanne hat, aber noch weit unterschätzt wird. Aufgrund mangelnden Kontaktes mit der Außenwelt werden die Ängste vor der äußeren Realität und vor realen Kontakten verstärkt. In der Folge entsteht ein Teufelskreis, der dazu führen kann, dass jegliche Ablösung und Verselbständigung misslingt, die Betroffenen schulisch und beruflich nicht Fuß fassen und nur über virtuelle Kontakte mit der Welt und anderen interagieren – unabhängig davon, ob eine Traumatisierung vorliegt oder nicht. (s. Kap. 2.3.1)

1.2 Adam und Eva – eine Adoleszenzgeschichte

Mit einem Exkurs in die biblische Geschichte über Vertreibung aus dem Paradies sollen einige spezifische Entwicklungsaspekte der Adoleszenz anschaulich dargestellt werden. Auf den meisten Abbildungen (zum Beispiel Lucas Cranach der Ältere) erscheinen Adam und Eva als Jugendliche, die sich von der Schlange dazu verführen lassen, von den verbotenen Früchten des Baums der Erkenntnis zu essen: »Und sie waren beide nackt«, heißt es im 3. Kapitel der Genesis, »der Mensch und sein Weib und schämten sich nicht«. Zuerst isst Eva vom Baum der Erkenntnis, auf Geheiß der Schlange, dann reicht sie die Frucht an Adam weiter.

»Da wurden ihrer beiden Augen aufgetan, und sie wurden gewahr, dass sie nackt waren und flochten Feigenblätter zusammen und machten sich Schürzen.«

Vieles spricht dafür, den »Sündenfall« als Ablösung des heranwachsenden Menschen von seinen Eltern zu lesen, als eine Adoleszenzgeschichte. Schon die hebräische Bibel erlaubt diese Lesart. Auch Kant (1784) und Schiller (1790) sind dieser Spur gefolgt. Kant sieht im Sündenfall die erste Vernunfthandlung. Die Übertretung des Verbots, vom Baum der Erkenntnis zu essen, bringt dem Menschen die Freiheit. Diese Freiheit, sich in jedweder Situation entscheiden zu können, bildet die Grundlage von Gut und Böse. Die Ursünde wird wie eine Jugendsünde verstanden; Jugendlichen werden Übertretungen, Risikoverhalten, als entschuldbar zugestanden. Sie handeln aus Übermut, sind für ihr Tun noch nicht verantwortlich und müssen sich aus der elterlichen Fürsorge und Bevormundung erst noch emanzipieren (Krüger 2008).

Unter dem Blickwinkel der sexuellen Entwicklung in der Adoleszenz deutet der Sündenfall an, dass der Jugendliche damit in den Besitz der ursprünglich nur Göttern – Erwachsenen – vorbehaltenen Sexualität gelangt. In späteren Bibelversionen wurde der sexuelle Aspekt auf die Entdeckung von Nacktheit und Scham reduziert, eine Thematik, die auch im Jugendalter eine zentrale Bedeutung hat. Beschämungsängste haben eine wichtige, das Selbst konturierende Funktion (vgl. Kap 1.6.2.2). In den psychoanalytischen Theorien gilt der Schamaffekt als ein Affekt, der durch den Blick des anderen aktiviert wird und Selbstreflektion in Gang setzt. Um Scham zu vermeiden, werden intime Bereiche verborgen gehalten. Dies wird durch kritische Betrachtung von sich selbst und des anderen induziert. Der Ort des geschlechtlichen Unterschieds wird gleichsam zum Angelpunkt der Wahrnehmung von sich selbst und des anderen. Genau dieser neue Blick tritt nach dem Essen von der verbotenen Frucht bei Adam und Eva auf »… und sie flochten sich Feigenblätter …«

Unter moralischen Gesichtspunkten bedeutet das Essen der Frucht vom Baum der Erkenntnis die Überschreitung eines Verbotes und konfrontiert mit Handlungsalternativen, wie Kant hervorhebt, mit der Möglichkeit, zwischen Gut und Böse zu wählen. In diesem Zusammenhang hat Dohmen (1988) auch vom »Urknall sittlicher Autonomie« gesprochen. Denn von nun an kann nicht mehr ethisch indifferent gehandelt werden. Solange das Verbot eingehalten wird, besteht Übereinkunft mit Gott bzw. den Eltern, und der damit verbundene paradiesische Zustand ist gesichert. Sich seiner selbst gewahr zu werden als eine Person, die wählen und Rechtes wie Unrechtes tun kann, konfrontiert mit einer neuen Wirklichkeit, in der vor allem Jugendliche lernen müssen, für sich selbst einzustehen. Adam und Evas Übertretung des Verbots lässt sich als Ausdruck der Risikobereitschaft von Jugendlichen verstehen – zugleich wird der Jugendliche zunehmend strafrechtlich zur Verantwortung gezogen. Wie der Jugendliche diesen Schritt hin zur Eigenverantwortlichkeit in seiner weiteren Entwicklung bewältigt, ist u. a. abhängig von seinen selbstreflexiven Fähigkeiten.

Das Essen der verbotenen Frucht vom Baum der Erkenntnis geht mit kognitiven Veränderungen einher, die zum Erwerb von Weisheit führen und eine mündige Lebensführung ermöglichen. Die Einverleibung beinhaltet den Wunsch, klug werden zu wollen und damit gottähnlich zu sein. Der erhebliche Zugewinn an kognitiven Fähigkeiten in der Adoleszenz ist uns vertraut. Jedoch besteht ein deutliches Ungleichgwicht zwischen kognitiven Fähigkeiten und affektivem, auf Bedürfnisbefriedigung ausgerichtetem Handeln. Die Fähigkeiten, planvoll und antizipatorisch zu denken und zu handeln, sind erst zum Ende der Adoleszenz vollständig entwickelt und werden oftmals durch die Suche nach schneller Befriedigung relativiert. Der Selbsterkenntnis geht eine Grenzüberschreitung mit einer Verführung zur Sofortbefriedigung, dem »Essen der verbotenen Frucht«, voraus. Dieser Schritt bedeutet ein Heraustreten aus dem Wir-Gefühl mit den elterlichen Objekten (Streeck-Fischer 1992). Beide – die Verführung und der Erkenntnisgewinn – sind unmittelbar miteinander verknüpft. Das Spiel an Grenzen und mit Grenzen, wie dies von Plaut (1979) für die Adoleszenz beschrieben wird, ist oft ein Spiel zwischen Schock und Schöpfung.

Aus entwicklungspsychologischer Sicht ist der Sündenfall ein Urgeschehen, das die geistige Entwicklung des Menschen wiederholt. Im Garten Eden leben Adam und Eva in einem Zustand von Unmündigkeit. Das Überschreiten der Grenze, der Verstoß Adam und Evas gegen die Weisungen, führt zu neuen Erkenntnissen mit dem Gewinn von Freiheit, Mündigkeit und Selbstbestimmung, aber eben auch Nachteilen, nämlich dem Verlust des paradiesischen Zustandes, der mit schmerzlichen Gefühlen von Einsamkeit (Depression) und/ oder Angst einhergehen kann.

Aus emanzipatorischer Sicht ist das Essen der Frucht vom Baum der Erkenntnis ein Akt, mit dem aus dem Naturwesen »Mensch« ein Kulturwesen wird. Hier erinnern wir uns an Freud (1905), der auf die Zweizeitigkeit der menschlichen Entwicklung hingewiesen hat. Diese Zweizeitigkeit , die in der sexuellen Reifung mit dem Ende der ödipalen Phase, der Latenz und ihrer Reaktivierung in der Adoleszenz begründet ist, ermöglicht Kultur und ist eng mit den schöpferischen Prozessen im Jugendalter verbunden. Die geistige Ontogenese des Menschen wiederholt die Phylogenese oder ist zumindest der Phylogenese nachgezeichnet. Der Weg aus dem Garten Eden geht mit der Fähigkeit zu eigenverantwortlicher Lebens- und Wirklichkeitsgestaltung einher. Er bezeichnet gleichsam den Ausgang des Menschen aus seiner selbstverschuldeten Unmündigkeit. Jeder Mensch wiederholt in seinem Leben den Weg aus dem Garten Eden hinaus in die Welt. Als Kind lebt er im Garten der Unschuld, und wenn er seine Sexualität entdeckt, muss er diesen Garten für immer verlassen.

Der Moment der Grenzüberschreitung, der Moment, in dem der Jugendliche sich selbst und den anderen sieht und neue Dimensionen des Erkennens und Verstehens auftauchen, wurde in der Forschung lange vernachlässigt. Die Entwicklungsspanne der Adoleszenz ist eine Zeit unscharfer Grenzen zwischen Normalität und Pathologie, eine störanfällige Zeit, die gerade deshalb besonderer Aufmerksamkeit bedarf. Befunde aus der Hirnforschung, der Epidemiologie, der Entwicklungspsychologie und der Psychoanalyse zur Adoleszenz bestätigen die Instabilität dieser Entwicklungsspanne, die Dysregulationen und die Schwierigkeiten, Gefühle und Verhalten zu steuern und zu kontrollieren.

1.3 Adoleszenz und Neurobiologie

Es ist noch nicht lange her, dass Neurowissenschaften und Entwicklungspsychologie angenommen haben, dass sich die Hirnentwicklung und die Funktionsweisen des Gehirns im Wesentlichen auf die Pränatalzeit und die ersten fünf bis sechs Lebensjahre beschränkt.

Groß angelegte Längsschnittstudien haben gezeigt, dass es in der Adoleszenz zu einer generellen Reorganisation des Gehirns kommt (Giedd et al. 1999). Der Abbau synaptischer Verbindungen bei gleichzeitiger Zunahme der weißen Substanz und die Veränderungen in den Neurotransmittersystemen sprechen dafür, dass die anatomischen und physiologischen Reifungsprozesse der Adoleszenz umfangreicher sind als ursprünglich vermutet (Casey et al. 2008; Konrad 2011; Konrad et al. 2013). Danach ist von einem Umbau der kortikalen Schaltkreise auszugehen, die die Veränderungen in kognitiven Funktionen und in der Affektregulation von Jugendlichen erklären können. Das oftmals risikoreiche Verhalten in der Adoleszenz ist offensichtlich ein Produkt des biologischen Ungleichgewichtes zwischen der Suche nach Abwechslung und Sofortbefriedigung und unreifen selbstregulatorischen Fähigkeiten. Novelty-seeking und Risikoverhalten lassen sich übrigens auch bei adoleszenten nichtmenschlichen Primaten finden.

Das Gehirn ist relativ früh nach der Geburt ausgewachsen, das maximale kortikale Gesamtvolumen ist bereits mit zwei Jahren erreicht. Dennoch finden wichtige Reifungsprozesse in der anatomischen Struktur in der Adoleszenz statt, wie strukturelle Bildgebungsstudien zeigen. Die Reifung der grauen Substanz verläuft im Gehirn sozusagen von hinten nach vorne: Zuerst wird das Maximum der Dichte der grauen Substanz im primären sensomotorischen Kortex erreicht, zuletzt in höheren Assoziationsarealen wie dem dorsolateralen präfrontalen Kortex, dem inferioren parietalen und dem superioren temporalen Gyrus. Das bedeutet, dass insbesondere Hirnareale wie der präfrontale Kortex, der für höhere kognitive Funktionen wie etwa die Handlungskontrolle, das Planen oder die Risikoabschätzung von Entscheidungen zuständig ist, später reift als jene Areale, die mit sensorischen oder motorischen Leistungen assoziiert sind.

Die Arbeitsgruppe von Nelson (2005) hat versucht, die Umstrukturierungen des Gehirns in der Adoleszenz mit Veränderungen in drei verschiedenen neuronalen Netzwerken zu erklären: dem Informationen prozessierenden System, das sich in der Adoleszenz kaum verändert, jedoch Probleme macht, wenn es bereits in der früheren Entwicklung Störungen in der Informationsaufnahme und -verarbeitung gegeben hat, dem affektiven System, das durch hormonelle Aktivierungen besonders labilisiert ist und mit Dysregulationen einhergeht, und dem kognitiven System, dessen Reifung sich bis zum Ende der Adoleszenz im Alter von 22 bis 23 Jahren fortsetzt.

In der frühen Adoleszenz wird das Gehirn von einem Aufruhr der Gonaden erschüttert (Luyten, Fonagy 2015). Die Gonadarche mit der Aktivierung der HPA-Achse beginnt bei Mädchen im Alter zwischen 8 und 14 und bei Jungen zwischen 8 und 15 Jahren. Die hormonellen Veränderungen haben tiefgreifende Effekte auf die Hirnreifung und das Verhalten (Cahill 1999). Diese Veränderungen modellieren die Wahrnehmung, Motivation und das Verhaltensrepertoire. Die Reorganisationsprozesse des adoleszenten Gehirns sind mit weitreichenden emotionalen und kognitiven Veränderungen verbunden. Sozial-affektive Fähigkeiten entwickeln sich, etwa die Gesichtserkennung, die Theory of Mind (das ist die Fähigkeit, sich in den mentalen Zustand von anderen hineinzuversetzen) und die Empathie (Blakemore et al. 2010). Darüberhinaus kommt es zu einer Weiterentwicklung von exekutiven Funktionen, also von kognitiven Prozessen, die das Denken und Handeln kontrollieren und somit eine flexible Anpassung an neue, komplexe Aufgabensituationen ermöglichen; diese Fähigkeiten reifen jedoch eher am Ende der Adoleszenz.

Der Adoleszenzprozess ist infolge dieser Umstrukturierungen von dynamischen Instabilitäten gekennzeichnet. Zielgerichtetes Verhalten erfordert die Kontrolle von Impulsen oder den Aufschub zu erwartender Gratifikationen.

Auf der Grundlage von fMRI-Studien entwickelten Casey et al. (2008) ein neurobiologisches Modell (s. Abb. 1-2). Sie erklären die gesteigerte Ansprechbarkeit auf Belohnungen und die Unreife in der Verhaltenskontrolle Jugendlicher mit einer Neigung, schnelle Erfolge statt langfristige Ziele zu suchen. Dies führe zu einer Zunahme von Risikoverhalten. Da der Nucleus accumbens eher reift als das Präfrontalhirn komme es zu Imbalanzen. Der unreife ventrale präfrontale Kortex könne noch keine ausreichende Top-down-Kontrolle der Affekte (Amygdala) und der Belohnung versprechenden Regionen (Ncl. accumbens) übernehmen.[5]

Auch Galvan et al. (2007) konnten zeigen, dass Jugendliche im Vergleich zu Kindern und Erwachsenen bei der Antizipation von Belohnung eine erhöhte Aktivität im Nucleus accumbens aufweisen. So gibt es eine positive Verbindung zwischen der Aktivierung im Nucleus accumbens und der Neigung zu riskantem und impulsivem Verhalten der Jugendlichen (Galvan et al. 2007).

In emotionalen Situationen bekommen das weiter gereifte limbische System und das Belohnungssystem daher die Oberhand über das noch nicht ausgereifte präfrontale Kontrollsystem. Der Jugendliche ist jedoch nicht per se unfähig, rationale Entscheidungen zu treffen, vielmehr nimmt in emotionalen Situationen – zum Beispiel bei Anwesenheit von Gleichaltrigen, bei Aussicht auf Belohnung – die Wahrscheinlichkeit zu, dass Belohnung und Emotionen stärker die Handlung beeinflussen als rationale Entscheidungsprozesse.

Die Funktion dieses vorübergehenden Ungleichgewichts zwischen kortikalen und subkortikalen Hirnstrukturen scheint zu sein, dass risikoreiches Verhalten in der Adoleszenz (»sensation seeking«) und unreife selbstregulatorische Fähigkeiten (Steinberg 2004) Jugendliche dabei unterstützen, sich aus familiären Sicherheitsnischen zu lösen. Darüberhinaus scheint der noch unreife präfrontale Kortex Flexibilität und bestimmte Lernformen zu begünstigen (Crone & Dahl

---

5 Damit können die unterschiedlichen Bilder der Adoleszenz plausibel erklärt werden. Psychotherapeuten erleben den Jugendlichen mit seinen Affekten, während die Fragebogen-Untersuchungen der Jugendforscher den Jugendlichen mit seinen ›coolen‹ Kognitionen erreichen.

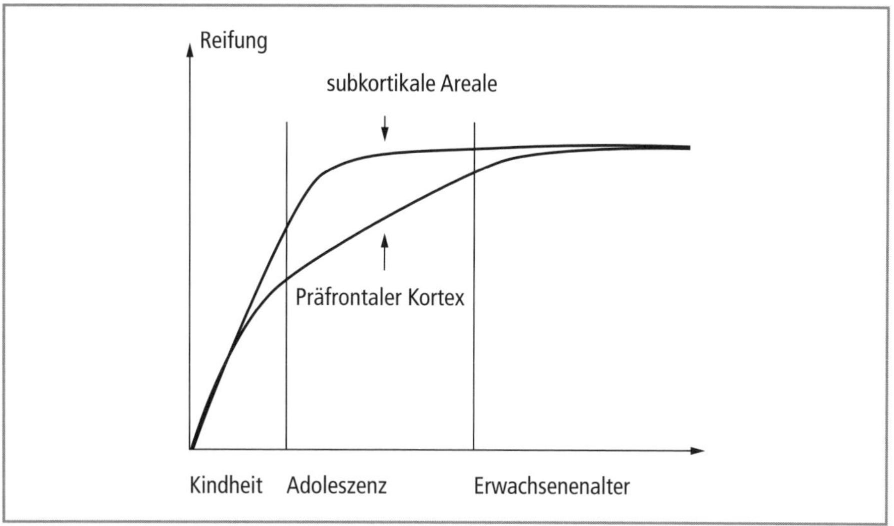

Abb. 1-2 Entwicklungsverläufe von limbischen und präfrontalen Regionen (Casey, Jones & Hare 2008). Nichtlineare Reifungsprozesse von subkortikalen und präfrontalen Hirnarealen, die zu einer Imbalance in neuronalen Netzwerken während der Adoleszenz führen.

2012). Das Risikoverhalten und die emotionale Reaktionsbereitschaft sind also ein Produkt des biologisch induzierten Ungleichgewichts zwischen der vermehrten Suche nach Neuem und positiver Suche nach Empfindungen bei unreifen selbstregulatorischen Kompetenzen (Steinberg 2004). Diese Verhaltensweisen scheinen wichtig zu sein, um Prozesse der Ablösung aus heimatlichen Territorien einzuleiten und um Partner zu finden (Spear 2000, Schore 1994, 2002). Das bedeutet zugleich, dass Jugendliche rational Entscheidungen treffen, in emotional aufgeladenen Situationen und abhängig vom Umfeld jedoch vom gefühlshaften limbischen System geleitet werden.

Die Reifung des Fortpflanzungssystems während der Pubertät ist mit einem Anstieg der gonadalen Steroidhormone verbunden. Das Gehirn hat eine hohe Dichte von Steroidrezeptoren, so dass es plausibel ist, dass die Sexualhormone auch die neuronalen Netzwerke während der Adoleszenz beeinflussen.

Die Reifung der HPA-Achse geht mit einer veränderten Antwortbereitschaft auf Stress einher. So zeigen sich andere Stressantworten bei Jugendlichen als bei Erwachsenen. Unter Stress kommt es zu einer Cortison-Erhöhung. Diese dauert eine Stunde länger als bei Erwachsenen an, ehe die Ausgangssituation wieder erreicht ist. Dies ist insofern von Bedeutung, als die Stressachse die pubertären Veränderungen beeinflusst. Das Gehirn ist vulnerabler und empfindlicher gegenüber Cortison. Tiermodelle zeigen, dass eine vermehrte Stressexposition während der Pubertät zu erhöhter Angstneigung führt. Stress blockiert die normale Reifung des Hippocampus. Gedächtnisprobleme sind ein Hinweis darauf, dass Veränderungen in der Stressachse eine Rolle gespielt haben (Romeo, McEwens 2006).

Während der Adoleszenz nehmen die subcorticale graue Substanz, der Hippocampus und die Amygdala an Volumen zu. Der präfrontale Cortex setzt seine Entwicklung bis über das Alter von 20 Jahren hinaus fort. Die Myelinisierung erfolgt bis ins junge Erwachsenenalter. Sie ist für eine schnellere Informationsverarbeitung verantwortlich. Insofern bestimmen die Aktivität und die Erfahrung während der Adoleszenz die synaptischen Verbindungen. Positive Erfahrungen führen zu einer gesunden Entwicklung des Frontalhirns. Negative Erfahrungen führen zur Hyperaktivität, im Extremfall sogar zur Schädigung des limbischen Kreislaufes, häufig auf Kosten der präfrontalen Hirnentwicklung. Auch das Cerebellum verändert sich während der Adoleszenz. Neuere Forschungen verweisen darauf, dass das Cerebellum für die kognitive Koordination wichtig ist.

Diese Befunde sind deshalb so bedeutsam, als sie psychoanalytische Annahmen zur »zweiten Chance« (Eissler 1966) in der Adoleszenz bestätigen – übersetzt auf neurobiologische Prozesse: »use it or loose it«. Das bedeutet, dass durch die Umstrukturierung im Gehirn neue Möglichkeiten der Bewältigung bereitgestellt werden, die genutzt werden können – oder auch nicht.

Die lang anhaltende neuronale Plastizität in der Adoleszenz verdeutlicht auch eine erhöhte Vulnerabiliät beispielsweise für schädliche Umwelteinflüsse wie etwa Drogenkonsum. So lassen tierexperimentelle und Humanstudien vermuten, dass zum Beispiel ein ausgeprägter Konsum von Cannabis in der Adoleszenz zu dauerhaften kognitiven und hirnstrukturellen Veränderungen führen kann, die stärker ausgeprägt sind als bei erwachsenen Konsumenten (Schneider 2008). Darüberhinaus besteht eine erhöhte Anfälligkeit für Suchtmittel.

1.4 Identität – Bindung – Gleichaltrige

1.4.1 Zur Identitätsentwicklung

Zwar gilt Identitätsbildung als lebenslanger Prozess, jedoch sind gerade die Schritte in der Adoleszenz wegweisend für die weitere Entwicklung. Der Begriff der Identität verbindet sich vor allem mit Erikson (1976). Nach ihm findet die Identitätskrise im Jugendalter statt – zwischen den Polen Identitätssynthese mit Integration von früheren Identitätsaspekten und der Identitätskonfusion, der Unfähigkeit, eine kohärente Identität zu integrieren. Identität meint die jeweils individuelle Persönlichkeit eines Menschen, die im Laufe des Lebens aus Beziehungen zu wichtigen anderen hervorgegangen ist. Identität wird auch das Empfinden von Kohärenz und Kontinuität einer Person genannt (Ermann 2011). Die Entwicklung einer individuellen und ethnischen Identität ist komplex und resultiert aus einer Mischung von biologischen, sozialen, kulturellen und Umgebungsfaktoren (Mann 2006). Die Identität des Jugendlichen ist dabei nicht einfach die Summe seiner Kindheitsidentifizierungen, sondern eine Kombination von früheren und neuen Identifizierungen (Erikson 1976). Dieser Prozess kann krisenreich sein und – abhängig von der Reifung der Fähigkeit zur Selbstregulation und bei komplexem sozialen Funktionieren – schwierige Entwicklungen zur Folge haben.

Die Identität speist sich aus verschiedenen Quellen: zum einen der reflexiven Identitätserfahrung und zum anderen aus den jeweiligen Identifikationen (Resch, Sevecke 2018).

Jugendliche erlangen jetzt nicht nur die Fähigkeit, über sich selbst nachzudenken, sondern es kommt auch zu einer neuen Verarbeitung bzw. Überarbeitung von Beziehungserfahrungen. Die eigene Vergangenheit wird mit der Gegenwart und der Zukunft verbunden; im günstigen Fall entwickeln sich daraus identitätsstiftende Narrative und Ziele. Eine wichtige Rolle für die Identitätskonturierung spielen hier die Jugendtagebücher, in denen sich zumeist Mädchen widerspiegeln (Seiffge-Krenke 2012). Inhaltlich scheint insbesondere der soziale Vergleich mit Gleichaltrigen wichtig zu sein; mit der Ausschau nach Konformität mit ihnen wird zugleich das Eigene gesucht. Die adoleszente Egozentrizität bzw. der Narzissmus als Durchgangsphase, auf die noch genauer eingegangen wird (vgl. Kap. 1.6.4.1), kommt hier zum Tragen. Der Jugendliche positioniert sich in den Mittelpunkt der Welt mit seiner zum Teil extremen Selbstbezogenheit. Die von Elkind (1967) beschriebenen verschiedenen Phänomene wie »imaginäre Audienz« (Antizipation von Reaktionen anderer) und der »personal faible« (die eigene Gefühlswelt wird als einzigartig wahrgenommen), die mit der Identitätsentwicklung zusammenhängen, entsprechen den noch zu beschreibenden narzisstischen Durchgangstadien der Adoleszenz.

Marcia (1966) unterscheidet vier verschiedene Stufen der Identitätsfindung, die insbesondere den Adoleszenzverlauf kennzeichnen, aber auch darüber hinaus Bedeutung haben können. Die *erreichte Identität (achievement)* bildet die höchste Stufe, nämlich eine Integration der Identität. Sie ist mit einem stabilen Selbstwertgefühl und guten interpersonellen Fähigkeiten verbunden. Über diese Fähigkeiten verfügen Jugendliche in der Regel erst am Ende der Adoleszenz. Für die Zeitspanne der Adoleszenz ist das *Identitätsmoratorium* (vgl. Erikson 1976) kennzeichnend. Sie ist – so Marcia – von Explorationsverhalten bestimmt, ohne dass daraus schon Entscheidungen folgen. Die *Identitätsabschottung (foreclosure)* geht demgegenüber mit nicht-explorativem, gehorsamem und konformem Verhalten einher. Erdheim (1983) hat diese Form als »kalte« Adoleszenz bezeichnet.[6] Die Adoleszenz findet gleichsam nicht oder – wie Hagemann-White (1992) bei weiblichen Jugendlichen beschrieben hat – erst im Erwachsenenalter statt. Zuletzt verweist Marcia auf die *Identitätsdiffusion,* die zumeist mit erheblichen psychischen und sozialen Problemen verbunden ist. Sie wird von Kernberg (1978) u. a. als Folge einer strukturellen Pathologie aufgefasst. Diese verschiedenen Stufen bilden eine Art Raster für Identitätsverläufe, wobei sich gezeigt hat, dass sie weder linear noch unidirektional verlaufen (Meeus 2011).

Untersuchungen zeigen, dass junge Menschen zumeist in der Adoleszenz noch keine integrierte Identität entwickeln, sondern erst im Erwachsenenalter. Die Identitätsentwicklung wird vor diesem Hintergrund einmal mehr – anders als

6 Erdheim (1983) bezieht sich auf Levi-Strauss, der kalte Kulturen als Gesellschaften beschrieben hat, die in Ritualen und Traditionen verfestigt sind.

noch von Erikson angenommen – als lebenslanger Prozess verstanden (Resch, Sevecke 2018). Untersuchungen von Kroger et al. (2010) haben ergeben, dass ein Drittel der Jugendlichen im Erwachsenenalter eine integrierte Identität entwickelt hat, ein Viertel sich noch im Moratorium befindet und 20 % eine Identitätsdiffusion zeigen. Insgesamt wird davon ausgegangen, dass die verlängerte Identitätsexploration mit einem fehlenden Committment und einer starken Selbstfokussierung im Zunehmen begriffen ist.

1.4.2 Bindungsentwicklung in der Adoleszenz

Eine größere Anzahl von Studien zur Bindungsentwicklung wurde in der Vergangenheit an jungen Erwachsenen durchgeführt, während Jugendliche seltener untersucht wurden. Dies hat zum Teil damit zu tun, dass die Bindungsrepräsentationen mithilfe des Adult-Attachment-Interviews, in Form eines retrospektiven Interviews, erst vor einigen Jahren an Jugendlichen erfasst werden konnten. Hinzu kamen auffällige Befunde, die zeigten, dass Jugendliche in Bezug auf Bindung an die Eltern keineswegs einfach einzuschätzen sind (Seiffge-Krenke 2004b).

Mit dem *Adult-Attachment-Interview* (AAI) von George, Kaplan und Main (1996), das zur Erfassung von Bindungsstilen von Erwachsenen entwickelt wurde, wurden auch Jugendliche ab dem 16. Lebensjahr untersucht (Zimmermann et al. 2000).

Der Bindungsstatus von Jugendlichen wird damit nicht mehr wie in der Kindheit auf der Ebene des Bindungsverhaltens, sondern auf der Ebene der Bindungsrepräsentation erfasst. Auf der Basis der Theorie Bowlbys geht man davon aus, dass die frühen Erfahrungen mit den Bezugspersonen in Form von *Arbeitsmodellen* über sich und andere niedergelegt werden, die die zukünftige Interaktion bestimmen. Mit Hilfe des Bindungsinterviews wird versucht, solche internalen Arbeitsmodelle von Bindung zu erheben und den Einfluss dieser Erfahrungen auf die eigene Persönlichkeit und die weitere Entwicklung zu analysieren.

Als ein wichtiges Kriterium für die Bindungssicherheit gilt die Kohärenz der Beschreibung früherer Kindheitserlebnisse. Bei der Auswertung des Interviews wird daher vor allem auf die Organisation der Gedanken, Erinnerungen und Gefühle geachtet, die sich in sprachlicher Kohärenz manifestiert, weniger auf die tatsächlichen berichteten Erfahrungen.

Personen, die sich leicht an konkrete Erfahrungen erinnern können und die sowohl positive als auch negative Erinnerungen in ein kohärentes Gesamtbild integrieren und die Bindungen wertschätzen, werden als *sicher/autonom* (secure, F) in ihrer Bindungsrepräsentation klassifiziert. Bindung und Exploration sind im Gleichgewicht. Fonagy (2003) betont die offene, ausgeglichene und nachdenkliche Haltung der als sicher klassifizierten Personen, ihre guten Fähigkeiten zur Mentalisierung ihrer Erfahrungen sowie ihr Verständnis für das Verhalten ihrer Eltern.

Personen, die ihre Kindheit idealisieren und sich kaum an konkrete Erfahrungen erinnern können und die Bindungserfahrungen abwerten, wird eine *vermeidende Bindungsrepräsentation* (dismissing, Ds) zugeordnet. Meist sind die Interviews kurz, die Antworten unvollständig und die Angaben lückenhaft; Allgemeinplätze und ein distanzierendes »man« statt »ich« sind häufig.

Für die *verstrickte Bindungsrepräsentation* (preoccupied, E) sind inkohärente, sehr detaillierte Schilderungen der Kindheitserfahrungen charakteristisch, aus denen deutlich wird, dass der Erwachsene immer noch konflikthaft in die Beziehung zu seinen Eltern verstrickt ist. Die Erinnerungen sind meist von Ärger und Groll durchzogen oder von resignativer Passivität; ein »misslungenes Containment« (Küchenhoff 1998) wird deutlich. Unsicher verwickelt gebundene Jugendliche zeigen ein erhöhtes, jedoch unproduktives Überengagement mit den Eltern. Das Bindungssystem ist ständig aktiviert (Seiffge-Krenke 2004b). Die Verstrickung erlaubt weder Autonomie noch Intimität.

Bowlby (1995) nahm an, dass sich die Art der Bindung in der Adoleszenz verändert. Aus der Eltern-Kind-Bindung, die in der frühen Kindheit vorherrscht, würden neue Bindungen entstehen, die sich auf weitere Personengruppen, andere Erwachsene, aber auch auf Gleichaltrige ausdehnen.

Wichtig ist dabei, wie stabil diese Muster der Verarbeitung von Beziehungen über die Zeit hinweg sind. Gibt es im Sinne Eisslers eine zweite Chance (Eissler 1966) in der Adoleszenz?

Es gibt offenbar eine gewisse Stabilität von der Kindheit bis ins Erwachsenenalter. Bindungsmuster im Kleinkindalter stimmen in zwei Dritteln der Fälle mit denen im Erwachsenenalter überein (Hamilton 2000; Waters et al. 2000). Diese Stabilität über einen Zeitraum von etwa 20 Jahren hinweg wurde allerdings nur dann gefunden, wenn es zwischenzeitlich nicht zu kritischen Ereignissen gekommen war.

Wir finden in allen Altersstufen eine relativ hohe Stabilität in Bezug auf den Bindungsstil; einzige Ausnahme ist die Adoleszenz, wo sich erst zur späten Adoleszenz hin eine gewisse Stabilität feststellen lässt (Zimmermann et al. 2001). Für die frühe und mittlere Adoleszenz scheint dagegen ein »Bindungsloch« im Sinne einer Durchgangsphase vorzuherrschen (Seiffge-Krenke 2004b).

Die geringe Stabilität in diesem spezifischen Altersabschnitt ist in der Tat auffallend und findet ihre Entsprechung in den sehr geringen Übereinstimmungen zwischen den Bindungsrepräsentationen von Jugendlichen und ihren Eltern (Seiffge-Krenke 2009).

Als eine Ursache des Bindungslochs im Jugendalter kann die zunehmende Autonomie von den Eltern angesehen werden, die möglicherweise dazu führt, dass das Verbergen von Emotionen, insbesondere negativer Gefühle, zu einer massiven Beeinträchtigung der Kommunikation führt und ein offener, flexibler Diskurs nicht ohne Weiteres mehr möglich ist (Seiffge-Krenke, 2004a, b). Die im Adult Attachment Interview angesprochenen Inhalte der Abhängigkeit von den Eltern, des Schutzsuchens und des Suchens von Nähe sind sicher in der frühen und mittleren Adoleszenz besonders tabuisiert. Auch wenn die Eltern als *secure base* erhalten bleiben, wird auf manifester Ebene alles getan, um diesen Eindruck zu verhindern. Die Bindungstheorie hat ein solches »Bindungsloch« vermutet. Danach ändert sich die Art der Bindung in der Adoleszenz. Aus den Eltern-Kind-

Bindungen, die in der frühen Kindheit vorherrschen, werden Bindungen neu ausgerichtet und auf weitere Personengruppen, andere Erwachsene, die diese repräsentieren (Lehrer, Arbeitgeber), aber auch auf Gleichaltrige ausgedehnt. Wenn die Eltern in der Adoleszenz an Einfluss verlieren, entsteht ein »Steuerungsvakuum«, wie von der Bindungstheorie angenommen. Diese Ergebnisse sind ein deutlicher Hinweis darauf, dass der Entwicklungskontext eine sehr große Rolle spielt.

Andererseits können neue Bindungen zu Peers oder romantischen Partnern nur dann hergestellt werden, wenn sich die Bindung an die Eltern gelockert hat. Aus entwicklungspsychologischer Sicht würde die geringe Stabilität im Bindungsverhalten in der Hochphase der Ablösung von den Eltern und der Neuorientierung in Bezug auf enge Freunde psychoanalytische Theorien zur Adoleszenz unterstützen (vgl. Kap 1.6).

1.4.3 Die Bedeutung der Gleichaltrigen

Das jugendliche Selbstgefühl, das nicht mehr durch ein mit den Eltern geteiltes Ich-Ideal und Über-Ich gestützt und reguliert werden kann, sucht nach neuen Mitteln zur Stabilisierung. Gleichaltrige Freunde und Gruppen werden nun zu Entwicklungshelfern und äußeren Quellen der Selbstwertregulation (Seiffge-Krenke 2004b), wie es zuvor die Eltern waren. War im Kleinkindalter das Primärobjekt die Mutter, übernimmt in der Adoleszenz die Gruppe der Gleichaltrigen solche stützenden Funktionen.

Der Jugendliche verliert seine Bindungen an die Eltern ebenso wie seine bisherigen guten und bösen Projektionsflächen als externalisierte Stützen seines Selbstsystems. Die bisherigen Stützen werden bedeutungslos, es werden neue, oft abstraktere gesucht. Popmusik, Science Fiction, Fantasyliteratur und Idole bieten sich als Projektionsflächen für gute und böse Selbstanteile an. Idole als Träger gewünschter Eigenschaften sind externalisierte ideale Selbstanteile (Laufer 1964). Bedrohliche, fremde externalisierte Selbstanteile kehren als fremd erscheinende andere wieder (z. B. Ausländer), an denen unter anderem die eigene Triebhaftigkeit bekämpft wird. Anders als Breuer (1992), der in solchen adoleszenzspezifischen Verhaltensweisen Regressionen zum grandiosen Größenselbst und archaischen Übergangsobjekten einer in Teilen narzisstisch gestörten Generation sieht, bin ich der Meinung, dass die Superhelden der Comics, die Führergestalten der Science-Fiction- und Fantasyliteratur als passagere »Behälter« gebraucht werden und in ihrer entwicklungsförderlichen Funktion häufig verkannt werden.

Im Jugendalter und jungen Erwachsenenalter werden gleichaltrige Freunde und romantische Partner zunehmend wichtiger und ersetzen die Eltern als Unterstützungspartner. Gegenüber den Eltern wird immer weniger enthüllt. Die physische Nähe verliert zunächst an Bedeutung, stattdessen werden Freundschaften in Chatrooms o. ä. gesucht. Ab dem Alter von etwa 17 Jahren nimmt der romantische Partner den ersten Platz ein und ist damit wichtiger als die besten Freunde und die Mutter (Seiffge-Krenke 2004a, b).

Der Vater ist für beide Geschlechter, besonders aber für Töchter, weniger bedeutsam (Margolese, Markiewitz & Doyle 2005). Dennoch sind die Bindungsbeziehungen an die Eltern prägend und bestimmen die weitere Beziehungsentwicklung, und zwar im positiven wie im negativen Sinne (vgl. Shellstudie 2019). Besondere Bedeutung haben geglückte Partnerbeziehungen, die unsichere Bindungsmuster durch die Beziehung zu einem sicher gebundenen Partner verändern können *(earned security)*.

Die Gleichaltrigengruppe hat für die Entwicklung von Jugendlichen mehrere Funktionen (Ausubel 1979): Sie gewährt dem Jugendlichen einen besonderen Status, den er in der Familie nicht mehr sucht und in der Gesellschaft noch nicht hat. Eisenstadt (1966) nennt diese Position »interlinking sphere«, eine Position mit eingeschränkten Rechten und Mitwirkungsmöglichkeiten.

Das Wir-Gefühl gibt dem Jugendlichen ein Gefühl von Geborgenheit und Zugehörigkeit.

Normen der Gruppe retten ihn aus dem Niemandsland der Orientierung und befreien ihn von Unsicherheit, Unentschlossenheit, Schuldgefühlen und Angst. Die emotionale Unterstützung der Gruppe hilft dem Jugendlichen, die elterliche Herrschaft abzustreifen. Weiter dient ihm die Gruppe als Bollwerk gegen Autoritäten. Sie bietet Jugendlichen in unserer Kultur das wichtigste Übungsfeld. Dieses Experimentieren sieht Erikson (1976) als eine Art soziales Spiel, das ein Erproben und Sich-Auseinandersetzen mit der Umwelt und der sozialen Mitwelt darstellt.

Die Gruppe regelt außerdem Mittel und Wege, um jetzt neu auftauchende Wünsche des Jugendlichen nach sexuellen Kontakten zu befriedigen. Und schließlich hat die Gruppe die Funktion, frustrationsbedingte Belastungen zu mildern und die Übergangsperiode der Adoleszenz zu stabilisieren.

Als Stütze bei der Ablösung, als Orientierungspunkt, als Austragungsort für Konflikte, Katalysator und Brücke auf dem Weg von der Familie in neue soziale Bezugssysteme helfen Gleichaltrige, die Entwicklungsaufgaben der Adoleszenz zu bewältigen. Sie bieten ein Erprobungsfeld für die Gestaltung von Beziehungen und unterstützen bei der Bewältigung von Konflikten sowie der Identitätsstiftung.

Über gesellschaftlich ausgestaltete Ritualisierungen des Alltagslebens hinaus bietet die Gruppe Gleichaltriger eigene, oft subkulturell geprägte Ritualisierungen an. Die Entwicklung des Jugendlichen wird durch die Gruppe dann beeinträchtigt, wenn die notwendige Doppelorientierung an Familie bzw. Gesellschaft und an Gleichaltrigen verloren geht, die Gleichaltrigengruppe Elternersatzfunktionen bekommt und als Folge eines regressiven Prozesses die Verwirklichung einer infantilen Fantasie (Lowenfeld 1978) in der Gruppe gesucht wird.

Groß angelegte Untersuchungen von Dunphy (1963) zeigen, dass die Strukturen von Jugendlichengruppen außerordentlich vielfältig sind und deren Verschiedenartigkeit für die Jugendlichen sehr wichtig ist. Die Grundeinheit des sozialen Lebens ist für Jugendliche die Clique, die durch ihre Größe – meist drei bis neun Personen – und durch die Art der Beziehungen eine Art familiären Ersatz bietet. Die übergeordnete Großgruppe, auf die sich die Jugendlichen beziehen, bietet Möglichkeit, erweiterte, aber vergleichsweise oberflächlichere Bekanntschaften zu schließen. Sie hat vor allem eine wichtige Mittlerfunktion im

Verlauf der Adoleszenz beim Übergang von gleichgeschlechtlichen in heterosexuelle Cliquen (vgl. auch Seiffge-Krenke 2004b).

Blos (1976) sprach davon, dass die Gleichaltrigengruppe dem Jugendlichen ein autoplastisches Milieu bietet. Die in Gut und Böse gespaltenen Elternimagines der frühen Periode, die zu jener Zeit wieder belebt werden, werden hier moduliert und synthetisiert. Diese regelhafte Übergangserscheinung, die mit einer passageren Ich-Regression und Einschränkung der Realitätsprüfung einhergeht, führt dazu, so Blos, dass Jugendliche in ihren Beziehungen zur Gleichaltrigengruppe ihre »infantilen, präverbalen Ambitendenzen externalisieren«. Das autoplastische Milieu der Gruppe führt im günstigen Fall dazu, dass der Jugendliche nach Veränderungen bei sich selbst sucht und primär nicht die Umwelt zu verändern versucht. Die gespaltenen Beziehungen in der Gruppe dienen zunächst vor allem dem Zweck, die basale innere Einheit wiederherzustellen und die Persönlichkeit nach Aufhebung und Spaltung zu stabilisieren (vgl. Kap 4.1.1).

1.5 Männlich – weiblich – divers: Krisen um den geschlechtlichen Körper

Das Kind entwickelt nicht nur differenzierte und voneinander getrennte Selbst- und Objektbilder, sondern auch Zuordnungen, gleichsam Behälter für das, was männlich und was weiblich ist. Das Kind internalisiert seine Erfahrungen im bisexuellen Dreieck zwischen Mutter-Vater-Kind. Es identifiziert sich konkordant oder komplementär (Racker 1968) mit den männlich-väterlichen oder weiblich-mütterlichen Eigenschaften der Eltern. Zunächst werden global elterliche Interaktionen verinnerlicht, die es beispielsweise im Spiel in wechselnden Rollen imitiert, ehe es sich mit einem Elternteil oder einem Aspekt eines Elternteils identifiziert. Erfahrungen mit Dominanz und Unterwerfung, Aktivität und Passivität, Bindung und Autonomie im Interaktionsdreieck mit den Eltern prägen eigene Definitionen von Geschlechtlichkeit, soweit man von einem bipolaren Modell ausgeht. Märchen, Mythen und neue Fantasiegestalten unterstützen Unterscheidungen in Gut und Böse und in männlich-weibliche Zuordnungen.

Freud (1905) vertrat das Konzept der biologischen, konstitutionellen Bisexualität: »Daraus ergibt sich, dass weder im psychologischen Sinne noch im biologischen Sinne eine reine Männlichkeit oder Weiblichkeit gefunden wird. Jede Einzelperson weist vielmehr eine Vermengung ihres biologischen Geschlechtscharakters mit biologischen Zügen des anderen Geschlechts und eine Vereinigung von Aktivität und Passivität auf« (S. 121). Er verankert die bisexuelle Anlage unmittelbar im Körperlichen (Quindeau 2014, 2019). Die psychische Bisexualität resultiert aus Identifikationsprozessen mit Mutter und Vater und beeinflusst die Gestaltungen des Ödipuskomplexes. Während im psychoanalytischen Diskurs über lange Zeit das Konzept der Bisexualität zugunsten einer eindeutigen, zumeist als angeboren konzipierten Geschlechtsidentität aufgegeben wurde, haben Forschungen ergeben, dass die Mehrheit der Kinder und Jugendlichen in Einklang mit ihrem zugewiesenen Geschlecht stehen. Es wird in drei verschiedene

Gruppen unterschieden (Steensma et al. 2011): geschlechtstypisch (gender normativ), geschlechtsvariant und geschlechtsdysphorisch. Wichtig ist dabei festzustellen, dass diese Zuordnungen nicht festgelegt sind, sondern sich in der Entwicklung verändern können.

In der Adoleszenz erhalten solche Identifikationen unter dem Einfluss kulturell vorgegebener und geformter Definitionen von Männlichkeit und Weiblichkeit ihre endgültige Prägung. Jenseits einer Dichotomie wird das Geschlecht zunehmend als ein individuelles Mischungsverhältnis gestaltet (Quindeau 2019). Dabei formiert sich die Geschlechtsidentität ebenso wie die Identität insgesamt als ein lebenslanger dialektischer Prozess ausgehend von den Polen Männlichkeit und Weiblichkeit.

Grundsätzlich überprüft der Jugendliche bisherige männlich-weibliche Identifizierungen, relativiert sie, stellt sie infrage und formt sie neu aus. Wenn der männliche Heranwachsende Weiblichkeit jetzt mit Schwäche, Gefühlshaftigkeit und Abhängigkeit verknüpft und sie entwertet, löst er sich abrupter und radikaler von solchen Anteilen. Er weist dann die Mutter von sich. Diese abrupte Ablösung unterstützen manche Männer, oft die eigenen Väter oder Gleichaltrige, die auf weibliches Verhalten mit Spott und Hänseleien reagieren und als weichlich-weibisch diffamieren (Eggert-Schmid-Noerr 1992). Die Abwehr und Abkehr von weiblichen Zügen und der Versuch, sich eindeutig als männlich darzustellen, resultieren aus Gefühlen von Unzulänglichkeit und Verunsicherungen. Auch hier sucht der Jugendliche nach Wegen, sich als Mann vollständig zu fühlen, sei es in identifikatorischer Sehnsucht nach einem starken männlich-väterlichen Objekt, sei es in hetero- oder homosexuellen Vereinigungswünschen.

Aus der zunehmenden Entkriminalisierung und Entpathologisierung bestimmter sexueller Verhaltens- und Erlebensweisen wird immer deutlicher, wie divers die Entwicklungen in Bezug auf die Geschlechtsidentität sind. Dazu gehören die Anerkennung der Vielfalt sexueller Verhaltensweisen und die offene Diskussion der Begriffe Männlichkeit und Weiblichkeit – insbesondere im Jugendalter, in dem es um Weichenstellungen geht. Abgesehen von frühen Genderdiskongruenzen (early onset) beginnt die Auseinandersetzung mit dem geschlechtlichen Körper zumeist in der Pubertät, wenn, wie King (2003, 2013) deutlich macht, die Unaufdringlichkeit bzw. die bisherige Selbstverständlichkeit des Körpers verloren geht. Dies verursacht eine Krise, die den Körper zum Austragungsort von Konflikten oder auch zu einer Bühne macht, auf der Wünsche, abgewehrte Fantasien, aber auch Unzulänglichkeiten ausgetragen werden. Die Körperlichkeit mit ihren Grenzen wird zum Ort der Darstellung von psychischer Befindlichkeit und von Beziehungserfahrungen. Das erklärt Verhaltensweisen wie Tätowieren, Piercing und Selbstverletzung oder auch gefährliche Unternehmungen – an der Grenze zwischen Normalität und Pathologie.

Die notwendige Auseinandersetzung mit dem herangewachsenen Geschlechtskörper und seinen verschiedenen psychischen und sozialen Bedeutungen ist beunruhigend, beängstigend und wird mal mit kreativen, mal auch mit destruktiven Verhaltensweisen ausgetragen.

M. Laufer (1980) und M. E. Laufer (1989) haben sich intensiv mit konflikthaften Bedeutungen des sexuellen Körpers beschäftigt. Dabei sehen sie als eine Hauptaufgabe in der Adoleszenz den Prozess der Integration des reifen Körpers in ein mentales Bild von sich selbst (Bronstein 2019). Ihr Konzept der zentralen Masturbationsfantasie wird vorwiegend im Kontext der Behandlung und Erforschung von Pathologien der Adoleszenz verwendet.

Die Adoleszenz ist eine Übergangsphase, ein psychosozialer Möglichkeitsraum, eine Zeit des Verlustes der kindlichen Welt und des spielerischen Experimentierens – ob im Handeln oder im Fantasieraum. Die körperlichen Veränderungen sind ein wesentlicher Motor dieser Umgestaltungsprozesse: Die Erfahrung, dass der Verlust des eigenen kindlichen Körpers nicht umkehrbar ist, führt zu der Notwendigkeit, sich mit den psychischen und sozialen Bedeutungen des Geschlechts auf bislang unbekannte Weise auseinanderzusetzen und sich mit der eigenen Begrenztheit zu konfrontieren (Streeck-Fischer 1994). Diese Veränderung kann als zentrale Herausforderung der Adoleszenz angesehen werden (King 2013).

Piaget und Inhelder (1977) sprechen mit Blick auf die frühe Entwicklung von Dezentrierung, einer Fähigkeit, nicht mehr nur von dem Erfahrenen, seinen eigenen Reflexen, Bewegungen und Sensationen – letztlich von seinem Körper – bestimmt zu sein (wie der Säugling), sondern sie zu haben (vgl. auch Young 1992; Waldenfels 2000: statt Leib sein einen Körper zu haben). Dies ist ein sehr bedeutsamer Schritt in der Entwicklung. Er bedeutet nämlich, sich in selbstdistanzierender Weise zu erfahren. Die frühe Pflegeperson ist dabei von zentraler Bedeutung. Das Kind nimmt im Verhalten der Mutter nicht nur deren Reflexivität wahr, auf die es schließt, um ihr Verhalten erklären zu können, sondern es nimmt zuvor in der Haltung der Mutter ein Bild seiner selbst als sich betrachtendes, wünschendes und glaubendes Selbst wahr. Die adoleszente Körper-Selbst-Beziehung wird durch die körperlichen Veränderungen in beunruhigende Unordnung versetzt. Die bislang gewohnte Erfahrung des Körperhabens wird durch die körperlichen Veränderungen nahezu vollkommen umgewälzt. Küchenhoff (1987) sieht darin ein Abgrenzungskriterium zwischen Normalität und Pathologie und verweist darauf, dass er auch in die »Unaufdringlichkeit« zurückgleiten kann (S. 290). Diese »Unaufdringlichkeit« ist gerade in der Adoleszenz phasenweise außer Kraft gesetzt und muss erst neu erarbeitet werden (King 2013). Der kindliche Leib ist zum aufdringlich veränderten Körper geworden. In dieser adoleszenztypisch zugespitzten Aufdringlichkeit des Körpers und den mit ihm verbundenen Fantasien und Gefühlen entsteht zwangsläufig eine psychische Labilisierung. Der jetzt veränderte Leib muss zu einem akzeptablen Körperhaben integriert werden. Darüber werden Verknüpfungen mit polaren Vorstellungen wie männlich-weiblich, Bewertungen wie minderwertig, schwach usw. angestellt und etwa die Menstruation mit Unreinheit, Krankheit oder Eingeschränkt-Sein gleichgesetzt. Dies stellt eine große Anforderung an die Auseinandersetzung mit und letztlich Integration der Veränderungen dar. Im Prozess der Aneignung des sexuellen Körpers wird es notwendig, sich von alten Objekten zu trennen und sich anderen Liebesobjekten zuzuwenden.

Bei Mädchen wird mit dem Eintreten körperlicher Veränderungen oftmals ein manifester Einbruch des Selbstwertgefühls beobachtet, während Jungen eher zu begrenzungsverleugnenden, manischen Reaktionen zu neigen scheinen (Streeck-Fischer 1994). Es kann davon ausgegangen werden, dass diese unterschiedlichen Ausrichtungen auch mit unterschiedlich verkörperten Bildern von sexueller Intimität und Hingabe zusammenhängen, die zudem kulturell geschlechtstypisiert werden (King 2000). Dabei scheint diese Tendenz zur Körperkontrolle unterschiedliche Wege zu gehen. In der Auseinandersetzung mit dem Körper können Jugendliche sich mit der eigenen Körperlichkeit über Essen, Schminken, sich Herausputzen befassen, oder nach außen gerichtet eher zu gefährlichen Aktionen, Sportarten, riskanter Fahrweise neigen, die ggf. Unfälle zur Folge haben. Diese Tendenzen zeigen sich auch in den erwähnten unterschiedlichen Formen der adoleszenztypischen körperlichen Selbst- und Fremddestruktivität. Finden Jugendliche in ihrer Selbstfindung nicht genügend Entwicklungs- und Experimentier- bzw. Spielraum, wirkt sich das auf den Umgang mit dem Körper als Konfliktfeld aus.

Sowohl bei den Vätern als auch bei den Müttern werden mit der Adoleszenz der Kinder die je eigenen Erfahrungen und Verarbeitungen der Adoleszenz aktiviert (King 2004). In dem Maße, wie in der Entwicklungsgeschichte der Eltern adoleszente Integrationsanforderungen ungelöst geblieben sind, setzen sich problematische Lösungen oftmals in der weiteren Lebensgeschichte fort. Einen derartigen Krisenpunkt stellt nun gerade die Adoleszenz der eigenen Kinder dar, die mit eigenen unbewältigten Themen und den schmerzlichen Seiten der Generationenabfolge konfrontiert. Dies verweist darauf, dass »Ablösung von den Eltern« sowohl sozial als auch psychisch immer auch eine strukturelle »Ablösung der Eltern« bzw. der jeweiligen Elterngeneration bedeutet und entsprechende individuelle wie intergenerationale Konfliktpotenziale in sich birgt. Im günstigen Fall wird der Körper der Jugendlichen als solcher respektiert und seine Sexualität als neue Grenzlinie zwischen Eltern und Kind anerkannt. Die Aneignungen und Auseinandersetzungen mit Geschlecht und Körper sind von daher sowohl von Seiten der Eltern und Erwachsenen als auch von Seiten der jungen Frauen und Männer von Ambivalenzen geprägt, die unterschiedlich bewältigt werden.

1.6 Selbst- und Identitätsentwicklung aus psychoanalytischer Sicht

1.6.1 Von der Differenzierung zur Ablösung

Verschiedene psychoanalytische Theorien der Entwicklung gehen von Differenzierungsmodellen aus (Fast 1991; Kernberg 1979; Mahler 1978; Stern 1985/1996). Diesen Ansätzen zufolge ist die Vorstellungswelt des Menschen bei seiner Geburt undifferenziert. Im Verlaufe seiner Entwicklung bildet das Kind zunehmend komplexe Vorstellungen von sich und anderen, von Selbst und Objekt, männlich und weiblich, die ihm eine eigene Identität im Zusammenspiel von Innen und Außen ermöglichen. Differenzierungsprozesse werden von Verlusterfahrungen begleitet. Nach Loewald (1986) geht es in der menschlichen Entwicklung letztlich darum, die ursprüngliche Einheit mit dem frühen primären Objekt auf immer komplexeren Differenzierungs- und Objektivierungsebenen zu erhalten, sie angesichts zunehmender Loslösung wiederherzustellen. Die Gegenwart des Objekts ist erforderlich, um sich selbst zu erkennen, zu erfahren und zu konturieren. Erst die Sicherheit, die aus der Verbundenheit und Ähnlichkeit mit dem Objekt resultiert, erlaubt Separation.

Prozesse der Differenzierung und Trennung finden nicht nur in der frühkindlichen Entwicklung statt, sondern vor allem auch in der Adoleszenz. In dieser Zeitspanne werden Schritte der Loslösung und Individuation teils wiederbelebt, in wichtigen Bereichen jedoch erstmals in Neuschöpfungen vollzogen (Blos 1973; Josselson 1980).

Jeammet (2004) sieht in diesem Paradoxon des Einsseins und der Separation ein Dilemma, in dem wir in unserer Entwicklung verfangen sind: Um selbst zu werden, brauchen wir andere, von denen wir uns gleichzeitig unterscheiden müssen. Die Festigkeit der narzisstischen Fundamente bilde, so Jeammet, einen Teil des Schutzschildes gegen die Anziehungskraft des Objekts – vor allem in der Adoleszenz. Sie stelle eine Grenze und einen Filter her, der mangelhaft gerät, wenn die Objektbeziehung zu verwirrend wird.

So pendelt der Jugendliche zwischen Ablösungs- und Individuationsbestrebungen auf der einen Seite und der Suche nach Sicherheit und Übereinstimmung, die er in neuen wichtigen Personen auf einer anderen Ebene zu finden glaubt, auf der anderen Seite. Er distanziert sich von den Eltern und deren vorgelebten Stilen. Zunehmend unabhängig von ihnen entwickelt er eigene handlungsanleitende und steuernde Instanzen, um schließlich auf einem abstrakteren Niveau wieder Übereinstimmung mit den Eltern zu finden (Bürgin 2001). Bei dieser Aneignung von Steuerungen geht es nicht um basale Fähigkeiten der Selbstregulation. Diese wurden unter hinreichend guten Bedingungen in der frühen Interaktion entwickelt.

1.6.1.1 Das Selbst am Ende der Latenz

Am Ende der ödipalen Phase hat das Kind die Fähigkeit zur Selbst- und Objektkonstanz erworben, die Instanzen Ich, Es und Über-Ich haben sich differenziert. Von nun an steuern die verinnerlichten Selbst- und Objektrepräsentanzen zunehmend das Trieb- und Affektleben und – abhängig von den bereits entwickelten und sich entwickelnden Ich-Fähigkeiten im sozialen, kognitiven und motorischen Bereich – das narzisstische Gleichgewicht. Die Fähigkeit zur Symbolisierung in Sprache und Spiel ermöglicht die Kommunikation über konkrete innere Erfahrungen und Reflexivität. Die weitere Ausgestaltung der intrapsychischen Strukturen, die in die Lage versetzen, Signalängste, selbstkritische und selbstbestätigende Funktionen mit »anleitenden, anfeuernden und zwingenden inneren Prinzipien und Forderungen« zu verbinden (Jacobson 1973), ist jedoch noch abhängig von interpersonellen bzw. familiären Bedingungen. Das Selbst in der Latenz – damit ist die intrapsychische Struktur bestehend aus Selbst- und Objektrepräsentanzen gemeint – bleibt ein offenes System (Ornstein 1981).

In Abhängigkeit von seiner Reifung bewegen sich beim Kind die moralischen und ethischen Vorstellungen von ursprünglich konkreten Fantasien zur Stufe eines mehr begrifflichen, abstrakteren und zu Unterscheidungen fähigen Verstehens der Eltern (Jacobsen 1973). In der Latenzzeit übernehmen die Eltern, aber auch Lehrer und andere Erwachsene, in Bezug auf das kindliche Ich und Über-Ich wichtige regulative Funktionen und unterstützen die Umwandlung von interaktiver Erfahrung zu intrapsychischer Strukturbildung. Dieser Prozess findet in relativer Harmonie vor allem mit den verinnerlichten und realen Eltern statt. Das kommt in den Äußerungen von Latenzkindern zum Ausdruck: »Ich mache es so, wie meine Eltern es gut finden.« Selbst wenn durch die Eltern erhebliche Dissonanzen und Widersprüche gelebt und vermittelt werden, steht das Bemühen um Übereinstimmung mit ihnen im Vordergrund (vgl. auch Fairbairn 1952/2000), denn die Identifikationen des Latenzkindes mit den realen Eltern sind noch relativ global. Das hat zur Folge, dass auch Kinder mit einer unzureichenden strukturellen Entwicklung bedingt durch ihre Pseudolatenzorganisation (Burgner 1985) noch während ihrer Latenzzeit infolge der durch die Erwachsenen vorgegebenen Regulierungen relativ stabil erscheinen. In der Adoleszenz dekompensieren sie, da ihnen innere Strukturen fehlen, die bis dahin von äußeren Objekten mit abgedeckt wurden. Bleiberg (1988) spricht davon, dass der Glaube an die elterliche Omnipotenz noch intakt sei, Josselson (1980) hebt den in wichtigen Bereichen noch ungetrennten Status von Eltern und Kind hervor: »Das elterliche Ich wird vom Kind als Verlängerung des eigenen Ichs zur Bewältigung von Aufgaben benutzt.« Wolff (1987, 1995) vertritt die Auffassung, dass das Latenzkind die Eltern als eine narzisstische Extension zur Bewältigung seines Alltags und zur Regulierung seines Selbstwertgefühls für sich verwendet. Wolf postuliert eine Entwicklungsreihe der Selbstobjektbeziehungsformen. Ähnlich wie Kohut (1979) und Schore (1994, 2002) unter neurobiologischen Gesichtspunkten) sieht er einen Wandel in der Bedeutung des Selbstobjekts in Abhängigkeit vom erreichten Grad der Verinnerlichung und Strukturbildung. Je höher das Entwicklungsniveau ist, umso stärker verliert der andere den Charakter eines Selbstobjekts und umso mehr werden singuläre Eigenschaften und Einstellungen wichtig. Nach der ödipalen Phase sind die Selbstobjektbeziehungen nicht mehr von Mutter und Vater abhängig, sondern austauschbar zwischen Mutter oder Vater. Erst in der Adoleszenz werden diese Selbstobjekte depersonalisiert und durch Wertorientierungen sowie kulturelle Ideale ersetzt.

Die Stufen des moralischen Urteils und des sozialen Regelverständnisses sind bis zum Ende der Latenz von Gehorsam, Pflichterfüllung und Konformität im Umgang mit Normen gekennzeichnet (Damon 1989) und Ausdruck der globalen und personifizierten Übernahme elterlicher Gebote. Es besteht eine narzisstische Einheit zwischen Latenzkind und Eltern. Man könnte auch von einem Werte-Narzissmus oder einem primären Wir-Gefühl sprechen. Die Übereinkunft mit den Eltern, die in dieser Zeitspanne gesucht wird, kann mit Emde (1991) »als ein Bedürfnis nach einer Welt geteilter Bedeutungen« angesehen werden. Emde beschreibt neben dem Ich-Gefühl und dem Gefühl für den anderen das Wir-Gefühl als einen wichtigen dritten dynamischen Aspekt des Selbst-Systems, das während des dritten und vierten Lebensjahres große Bedeutung erhält: »Es ist zu früh, um sagen zu können, ob individuelle Unterschiede beim exekutiven Wir einen bedeutsamen und sensiblen Indikator für das spätere Auftreten von Problemen darstellen können« (Emde 1991, S. 774).

Dieses Wir-Gefühl löst sich am Beginn der Adoleszenz allmählich auf. Es ist davon auszugehen, dass das Wir-Gefühl im Laufe der Entwicklung Veränderungen durchmacht, vergleichbar mit denen des Über-Ichs. Das ursprünglich personalisierte Wir-Gefühl nimmt in der Adoleszenz allmählich und zunehmend depersonifiziertere und abstrakte Formen an. Es sind Prozesse, die zur Depersonalisierung von Ich-Ideal und Über-Ich führen. Der Umgang mit Regeln wird relativiert. Durch Distanzierungs- und Differenzierungsprozesse wird die bisherige Übereinkunft infrage gestellt.

1.6.1.2 Von der Einheit zur Differenz – erste Schritte der Ablösung

Freud hat auf den Mythos Platons zurückgegriffen, den Aristophanes im Symposion entwickelt, um daran zu verdeutlichen, dass der Mensch einen früheren Zustand gleichsam triebhaft wiederherstellen möchte (Freud 1920/76 GW XIII, S. 62).

Der Mythos des Aristophanes befasst sich mit dem Menschengeschlecht, das ursprünglich von anderer Gestalt war. Aristophanes stellt darin die ursprüngliche Vollkommenheit des Menschen, seine Entzweiung und die Sehnsucht nach Wiederherstellung von Vollkommenheit dar:

> »*Zuerst aber müsst Ihr die menschliche Natur und deren Begebnisse recht kennen lernen. Nämlich unsere ehemalige Natur war nicht dieselbige wie jetzt, sondern ganz eine andere. Denn erstlich gab es drei Geschlechter von Menschen, nicht wie jetzt nur zwei, männliches und weibliches, sondern es gab noch ein drittes dazu, welches das Gemeinschaftliche war von diesen beiden – das Mannweibliche. ... Die ganze Gestalt eines jeden Menschen war rund, so dass Rücken und Brust im Kreise herum gingen. Und vier Hände hatte jeder und Schenkel, ebenso viele als Hände, und zwei Angesichter auf einem kreisrunden Halse einander genau ähnlich und einen gemeinschaftlichen Kopf für beide einander gegenüberstehende Angesichter, und vier Augen, auch zweifache Schamteile und alles Übrige wie es sich hieraus ein jeder weiter ausbilden kann. ... An Kraft und Stärke nun waren sie gewaltig und hatten auch große Gedanken, ... dass sie sich einen Zugang zum Himmel bahnen wollten, um die Götter anzugreifen. ... Zeus sagte, ich glaube nun ein Mittel zu haben, wie es noch weitere Menschen geben kann und sie doch aufhören müssen mit ihrer Ausgelassenheit, wenn sie nämlich schwächer geworden sind. Denn jetzt, sprach er, will ich sie jeden in zwei Hälften zerschneiden, so werden sie schwächer und doch zugleich uns nützlicher. ... Dies gesagt, zerschnitt er die Menschen in zwei Hälften, wie wenn man Früchte zerschneidet um sie einzumachen, oder wenn sie Eier mit Haaren zerschneiden. ... Nachdem nun die Gestalt entzwei geschnitten war, sehnte sich jedes nach seiner anderen Hälfte*

und so kamen sie zusammen, umfassten sich mit den Armen und schlangen sich ineinander, und über dem Begehren zusammenzuwachsen, starben sie aus Hunger und sonstiger Fahrlässigkeit, weil sie nichts getrennt voneinander tun wollten. ... Da erbarmte sich Zeus und gab ihnen ein anderes Mittel in die Hand, in denen er ihnen die Schamteile nach vorne verlegte, denn vorher trugen sie diese nach außen. ... nun aber verlegte er sie ihnen nach vorne und bewirkte vermittels ihrer das Erzeugen ineinander, in dem Weiblichen durch das Männliche, deshalb damit in der Umarmung, wenn der Mann eine Frau träfe, sie zugleich erzeugten und Nachkommenschaft entstände.«

(Platon 1991, Symposion S. 99)

Dieser Mythos des Aristophanes lässt sich als Modell verwenden, um verschiedene Schritte der Adoleszenz von Größenfantasien zur Entzweiung, dem Beinahe-Sterben hin zu neuen Verbindungen und Verschmelzungen in der Anerkennung der Generativität zu verdeutlichen. Zugleich wird die Problematik des regressiven Sogs in frühere Verschmelzungszustände sichtbar, die in Sackgassen mündet.

Die »Entzweiung« des Jugendlichen vollzieht sich in kleinen Schritten und beginnt mit Differenzierungs- und Distanzierungsbemühungen, indem sie die bisherigen Übereinkünfte, vor allem mit den Eltern und deren Lebens- und Wertvorstellungen infrage stellen. Die Sehnsucht nach Wiederherstellung von Einheit und Vollkommenheit ist Motor der Adoleszenz. Diese Sehnsucht zeigt sich in den Aktivitäten und Beschäftigungen der Jugendlichen. Sie treibt den Jugendlichen hinaus aus der Familie, in die Fremde auf der Suche nach einer nicht-inzestuösen männlich-weiblichen, weiblich-weiblischen und auch männlich-männlichen – in der Regel identifikatorischen – Vervollkommnung. Wie mit dieser Sehnsucht umgegangen wird, ob sie durch schnelle Befriedigungen bzw. Ersatzbefriedigungen verloren geht oder als Motor zum Üben und Erproben dient und damit ein Entwicklungsprogramm zum Großwerden oder Erwachsenwerden wird, entscheidet über den Verlauf der Adoleszenz. Gerade in der Adoleszenz bieten sich viele Möglichkeiten, auf schnellem Wege Größe zu erlangen und Möglichkeiten, die den Adoleszenzprozess blockieren, lahm legen oder sogar infrage stellen. Indem der Jugendliche sich schrittweise neue Fertigkeiten aneignet, ist er zunehmend in der Lage, realistische Bilder von sich selbst und anderen zu entwickeln. Diese progressiven Möglichkeiten und regressiven Gefahren lassen sich im Umgang des Jugendlichen mit seiner Gleichaltrigengruppe verdeutlichen, Symbole der Einheit, die Jugendkulturen vorgeben, Mythen vom richtigen Mann und den Omnipotenzfantasien in der Adoleszenz.

Auch wenn sich eine frühkindliche Grundmelodie von Trennung und Einssein durch die gesamte Entwicklung zieht, so gestalten sich diese Prozesse in der Adoleszenz doch neu und anders. Die Schritte der Ablösung, des Aushandelns neuer Beziehungsformen mit den Eltern (Flammer u. Alsaker 2002) und der Identitätsentwicklung gehen mit charakteristischen Veränderungen der Beziehung des Jugendlichen zu sich selbst und zu seiner Umwelt einher. Die äußeren Veränderungen sind Folge der sich verändernden Selbstkonfiguration im Verhältnis zu inneren und äußeren Objekten. Diese Schritte lassen sich einer frühen, mittleren und späten Adoleszenz zurechnen (s. Tab. 1-2):

Tab. 1-2 Entwicklung in den Phasen der Adoleszenz.

Phase	Ablösung	Identitätsentwicklung
1. Phase	Differenzierung Infragestellung der infantilen Elternbilder	Schamkrise Infragestellung des infantilen Selbstbildes
2. Phase	Üben und Erproben mit passagerer Verwendung narzisstischer Selbstkonfigurationen und Übergangsobjekte	
3. Phase	Zunehmende Getrenntheit Überwindung des narzisstischen Durchgangsstadiums	
	Entwicklung zunehmend realistischer Elternbilder	Entwicklung eines zunehmend realistischen Selbstbildes

1.6.2 Die Frühadoleszenz

1.6.2.1 Phase der Abschirmung

Die Frühadoleszenz ist eine Zeit, in der erste Schritte der Ablösung mit Abschirmung und Distanzierung von den Eltern und den »mit ihnen geteilten Bedeutungen« stattfinden, die das »Wir-Gefühl« (Emde 1991) bzw. die Selbst- und Objektrepräsentanzen der Latenz bestimmt haben.

Blos (1973) hat die Phase der Prä- und Frühadoleszenz als eine Zeit der Zunahme des Triebdrucks mit Schwächung des Ichs und Über-Ichs »durch Absetzung der inzestuösen Liebesobjekte« gekennzeichnet. Tatsächlich ist die Zeit der frühen Adoleszenz der Beginn einer »zweiten Wirklichkeit« (Fend 1990). In dieser Phase wird äußeres Verhalten von innerem Erleben abgetrennt und der Jugendliche wird mehr zu dem, was er sein möchte, z. B. »cool sein«. Coppolillo (1991) beschreibt anschaulich, dass der innere Wahrnehmungsraum, der beim Kind noch wenig ausgebildet ist, erst in der Adoleszenz entwickelt wird. Die zwei Wirklichkeiten, die sich nun herausdifferenzieren, sind einmal die, die der Jugendliche innerlich erlebt und zunehmend nach außen abschirmt, und zum anderen die, die er nach außen hin vorgibt zu sein. In Verbindung mit der »Transformation des Denkens, das sich von konkreten und aktuellen Feststellungen loslöst« (Piaget u. Inhelder 1977), entwickelt der Jugendliche übergeordnete affektiv-kognitive Strukturen, die ihm ein umfassenderes und eigenständiges Denken in Bezug auf sich selbst und seine Umwelt ermöglichen. Hier sind Veränderungen der Informationsverarbeitung im Kontext veränderter Erwartungen der Umwelt von zentraler Bedeutung (Helbing-Tietze 2004). Neue Mentalisierungsfähigkeiten führen zu Verunsicherungen. Der adoleszentäre Egozentrismus erklärt sich daraus.

Probleme, die mit der psychischen Verarbeitung und den körperlichen Veränderungen der Pubertät verbunden sind, finden mittlerweile zunehmend Beachtung (Schier 2012). Ein dermaßen herausgehobenes Ereignis wie etwa die Menarche des Mädchens bringt tief greifende intrapsychische und interpersonelle Prozesse in Gang (vgl. Flaake 2012; King 2012; Waldeck 1988). Dabei handelt es sich bei diesen Reifungsvorgängen um Schwellenerfahrungen, die – indem sie als Geheimnisbereiche abgeschirmt werden – entscheidend dazu beitragen, dass Außen- und Innenwelt getrennt werden. Schamgefühlen kommt hier eine zentrale, organisierende Rolle zu (s. Kap 1.6.2.2).

Der Jugendliche kann mit seinem aktuell wahrgenommenen Selbst weder auf bisherige Vorstellungen zurückgreifen, noch hat er neue, akzeptable Selbstvorstellungen parat. Massive Schamgefühle sind die Folge. Die Erfahrung, sich im Blick auf sich selbst wie in den Augen anderer fremd zu sein, stellt das stille, automatische Funktionieren des Selbstgefühls der Latenz infrage. Der Jugendliche erfährt ein developmental lag: »The body has changed, but the mind has not been able to keep up« (Giovacchini 1978, S. 325). Erlich (1990) verwendet dafür das anschauliche Bild eines eifrigen Gastes, der zu einer Party, die noch nicht begonnen hat, zu früh erschienen ist und sich noch für einen kleinen Augenblick im Foyer aufgehalten findet.

Die bis jetzt vorherrschende, relativ spannungsfreie Übereinkunft mit den Eltern, das Bedürfnis nach einer Welt mit ihnen geteilter Bedeutungen, das Arrangement zwischen den bis dahin entwickelten Selbst- und Objektrepräsentanzen werden brüchig. Die Zeit der Differenzierung mit der Überprüfung und Infragestellung unpassend gewordener Selbst- und Objektbilder hat begonnen. Solche Differenzierungsprozesse, im Zuge derer der Jugendliche sich selbst und den anderen durch Abweichungen von bisherigen Übereinkünften erkennt, sind eine Voraussetzung für das Erleben von Trennung überhaupt und damit Wegbereiter für die Identitätsbildung.

Geheimnisse über den Körper und die eigenen Vorstellungen über das andere Geschlecht werden zum Angelpunkt neuer Objektbeziehungen. Der frühadoleszente Jugendliche gibt zwar seine Abhängigkeit vom elterlichen Ich in weiten Teilen noch nicht auf; einige Bereiche, zu denen die Beschäftigung mit körperlichen Veränderungen und der erwachenden Sexualität gehören, werden jedoch von der früheren Abhängigkeit von den Eltern ausgespart und abgeschirmt und schaffen eine zweite Wirklichkeit. Bei Mädchen eröffnet sich zugleich der genitale Innenraum, der geschützt werden muss. Die Abschirmung, ausgelöst durch die Schamkrise und die Distanzierung von den elterlichen Vorstellungen und deren Introjekten, die bis dahin anleitende Funktionen hatten, die soziale Wirklichkeit definierten und Werte bestimmten und bestätigt haben, sind erste Schritte der Loslösung. Allerdings wäre es zu einfach, anzunehmen, dass die Abschirmung in der Frühadoleszenz allein als Folge der Veränderung des eigenen Körpers eintritt (Helbing-Tietze 2004). Die Unsicherheit, nicht einschätzen zu können, wie andere auf die eigenen – auch körperlichen – Veränderungen reagieren und die mangelnde Kompetenz, auf die anderen Einfluss zu nehmen, führt zu Abschirmung. Diesbezügliche Fehlschläge sind beschämend.

In keiner anderen Phase sind Jugendliche in der therapeutischen Arbeit so schwer zugänglich wie in diesem Entwicklungsabschnitt. Der Therapeut gerät in der Regel innerhalb kurzer Zeit in die Position des eindringenden, vereinnahmenden Objekts, das jene abgeschirmten Bereiche gefährdet. Das Fantasma des wieder verschlingenden Objekts löst Angst aus (Bohleber 1992), eine besondere Gefahr und Gefährdung bei der Entstehung von Persönlichkeits- und Verhaltensstörungen in der Adoleszenz (Jeammet 2004).

Dies führt in der Regel zu heftigen Gegenreaktionen (Blos 1973; Fraiberg 1982; Harley 1970). Die normale entwicklungsspezifische Reaktion des Frühadoleszenten erfordert vom Therapeuten besondere therapeutisch-technische Modifikationen, die die aktive Steuerung der Abschirmung stützen. Konfrontiert mit seiner inneren Unsicherheit entwickelt der Jugendliche bei den ersten Schritten in Richtung auf zunehmende Autonomie Verhaltensweisen, die dazu dienen, die Beziehung zu sich selbst und zu seinen Objekten zu regulieren und zu kontrollieren. Das Gefühl innerer Unsicherheit macht das Subjekt noch empfänglicher für Reize seiner Innenwelt wie auch aus der Außenwelt (Jeammet 2004).

Wie Felduntersuchungen zeigen (z. B. Flammer 2009), ist das Abschirmungsverhalten bei Jungen und Mädchen unterschiedlich. Während Jungen in dieser Entwicklungsphase eine mehr »nach außen gerichtete Distanzierung vom sozialen Erwartungshorizont in der Schule und im Elternhaus zeigen« (Fend 1990, S. 120), verarbeiten Mädchen Probleme eher nach innen: Ihre Selbstaufmerksamkeit und Selbstexploration nehmen zu. Waldeck (1988) meint, dass den Mädchen in unserer Gesellschaft im Moment des Frauwerdens eingeschrieben werde, dass die Menstruation schmutzig sei und deshalb versteckt werden müsse mit der Folge, dass der Stolz auf den weiblichen Körper gebrochen wird. Die unterschiedlichen Formen der Differenzierung bzw. Distanzierung oder Abschirmung stehen nach meiner Erfahrung jedoch weniger in Verbindung mit einer unterschiedlichen Bewertung von Männlichkeit und Weiblichkeit. Vielmehr gewährt die Tabuierung der Menstruation dem Mädchen einen Freiraum insofern, als dieser Bereich relativ unberührt von Ritualen und Reglementierungen bleibt, ein Freiraum, der Möglichkeiten selbstreflexiven Denkens eröffnet. Denn »das selbstreflexive Denken ist ein Instrument der Suche nach dem Sinn … das Ritual ist ein Mittel zur Durchsetzung eines Sinnes, der nicht mehr hinterfragt werden soll« (Erdheim 1990, S. 19).

1.6.2.2 Scham als zentraler Organisator eines neuen Bewusstseins

1.6.2.2.1 Scham und frühe Entwicklung

Schamgefühle spielen in der Persönlichkeitsentwicklung von Kindern und Jugendlichen eine zentrale, organisierende Rolle. Schamgefühle unterstützen die Selbst-Objekt-Differenzierung, die Fähigkeit zur Selbstreflexion und sie beeinflussen die Identitätsentwicklung. Schamgefühle sind mit Gefühlen der Minderwertigkeit, der Wertlosigkeit, der Bloßstellung und der Hilflosigkeit verbunden, außerdem der Inkompetenz, mit Gefühlen versagt zu haben, dem Wunsch, sich zu verstecken oder aus der Situation zu verschwinden.

Scham entsteht, wenn eine Diskrepanz auftritt zwischen dem, wie ich sein möchte, nämlich dem Ich-Ideal, und dem aktuellen Selbs. Die Diskrepanz tritt auf, wenn innere Erwartungen nicht erfüllt oder Kränkungen bzw. Demütigungen erfahren werden. Scham entsteht auch dann, wenn intime Bereiche des Selbst plötzlich und ohne eigene Kontrolle sichtbar werden. Das Schamerlebnis ist bipolar. Es gibt den Subjektpol, an dem man sich für etwas schämt, und den Objektpol, an dem man sich vor jemandem schämt. Die Begegnung mit Schamgefühlen im Blick des anderen (Seidler 1995) wurde in ihrer Gewichtung für die Identitätsbildung lange unterschätzt. Die körperlichen, psychischen und mentalen Umbauvorgänge der Adoleszenz aktivieren heftige Schamgefühle und lösen verschiedene narzisstische Konfigurationen aus.

Freud (1937) sah den Affekt der Scham vor allem als eine Abwehrreaktion gegen sexuelle Triebe, insbesondere gegen die Schaulust. Zusammen mit Ekel, Moral und Autorität diene sie – so Freud – in der Latenzzeit zur Kanalisierung der Triebe. Obwohl er sich in der Einführung zum Narzissmus mit dem Ich-Ideal befasste, vernachlässigte Freud in diesem Zusammenhang die Verbindung zur Scham. Erikson (1976) sieht die Scham als epigenetische Stufe der Entwicklung in der analen Phase und stellt Scham und Zweifel dem Erwerb von Autonomie und Stolz gegenüber. Unter objektbeziehungstheoretischen Aspekten stellt die anale Phase den Zeitpunkt der Selbst-Objekt-Differenzierung dar. Mit Kohut (1979) und der Selbstpsychologie wurde der Scham ein zentraler Platz im Zusammenhang mit narzisstischer Vulnerabilität und fragiler Selbstkohäsion eingeräumt. Als Wächter des sublimen Narzissmus schützt die Scham – so Wurmser (1981) – den Kern der eigenen Integrität. Im intersubjektiven Kontext wird Scham als wichtiger Bestandteil zur Entwicklung von Selbst- und Identitätsbewusstsein gesehen. Scham – so Camphell (2008) – übernimmt im günstigen Fall eine protektive Funktion als Schutzschild zwischen Selbst und Objekt oder als Wärterin der Integrität des Selbst. Sie wacht laut Wurmser (1981) über die Grenzen der Privatheit und Intimität.

Scham ist ein komplexer Affekt. Er gehört nicht zu den primären Emotionen wie Freude, Furcht, Trauer, Zorn, Ekel und Erstaunen. Scham ist wie Stolz und Schuld eine sekundäre Emotion, eine Selbstbewertungsemotion (Taylor 1985). Sie setzt die kognitive Fähigkeit einer objektiven Selbsterkenntnis voraus (Lewis 1971). Allerdings gibt es über das erste Auftreten von Schamaffekten unterschiedliche Meinungen. So werden Vorläufer der Scham sehr viel früher angenommen, nämlich dann, wenn das Kind bei seinen Initiativen und Handlungen nicht freudig ermutigend, sondern kalt oder zurückweisend betrachtet wird. Selbstbewertende und selbstreflexive Affekte erscheinen in ihrem Auftreten gesichert beim Kind im Alter von 18 bis 24 Monaten, zu einer Zeit, wo es sich selbst mit dem Blick des anderen wie ein Objekt von außen sehen und beurteilen kann. Scham ist aus dieser Perspektive zur Regulierung des Verhaltens und zur Sozialisation von Bedeutung, um Verhaltensnormen, die kulturabhängig sind, zu verinnerlichen. Ihnen wird eine zivilisatorische Kraft zugeschrieben. Scham kann die Funktion als Wärterin der Integrität des Selbst nur dann übernehmen, wenn die frühe Pflegeperson die Schamtoleranz des kleinen Kindes im Blick hat.

Brouchek (1991) bezeichnet den Schamaffekt als Schlüsselaffekt zur Bildung einer personalen Identität: »Erst indem ich mich als Objekt der Betrachtung anderer wahrnehme, gelange ich zu einem Bewusstsein von mir selbst« (Brouchek 1991, S. 39). Schamgefühle treten in solchen Momenten auf, in denen die erwartete oder bisher erfahrene Übereinkunft mit bedeutsamen äußeren Objekten in der Adoleszenz misslingt, zumeist den Eltern. Ausgelöst durch psychobiologische Reifungsvorgänge – dem Erleben, ein Fremder in seinem Körper zu sein und der Erfahrung, dass bisherige infantile Bewältigungsstrategien versagen – kommt es zu einer Krise, die ich in Anlehnung an Brouchek (1982, 1991) als Schamkrise bezeichnen möchte. Nach Brouchek (1982) geraten Kinder erstmals im Alter von 18 bis 24 Monaten in eine Schamkrise, weil sie sich in dieser Phase als Objekt der Betrachtung anderer wahrnehmen. Sie stellen nun eine Diskrepanz zwischen vorgestelltem grandiosem Selbst und wahrgenommenem aktuellen Selbst fest und erleben dadurch ausgelöst einen kognitiven Schock, der die Selbst-Objekt-Differenzierung einleitet. So wird Scham auch als Schnittstellenaffekt gesehen, als ein Affekt, der die Grenze zwischen Innen und Außen (Seidler 1995, 2001) herstellt, d. h. der Selbst-Objekt-Differenzierung dient, letztlich auch ein Affekt, der die Subjektwerdung entstehen lässt. In dieser Zeit entsteht die Fähigkeit zur Selbstreflexivität und damit zur Symbolisierung. Vergleichbares ereignet sich in der frühen Adoleszenz.

Tatsächlich kommt deren Bedeutung schon in der Vertreibung von Adam und Eva (Kap 1.2) zum Ausdruck. Das Erwachen ihrer Scham, die von einem neuen Bewusstseinszustand begleitet ist, erscheint hier der Erfahrung ähnlich, der Frühadoleszente zwangsläufig begegnen. Wie bereits dargestellt lebten Adam und Eva zunächst in einem Zustand von unbekümmerter Übereinkunft mit Gott, jenseits von Schamgefühlen und ohne Bewusstsein ihrer selbst. Durch den Genuss der verbotenen Frucht erreichen sie einen neuen Zustand, einen – so könnte man sagen – Zustand der Mentalisierung oder Selbstreflexivität.

Im Moment der Erkenntnis, der Entstehung einer zweiten Wirklichkeit, einer kritischen selbstreflexiven Betrachtung, sehen sich Adam und Eva als zwei verschiedene Wesen und als Personen mit unterschiedlichem Geschlecht, das sie nun schamhaft zu verbergen suchen. Solche einschneidenden Wahrnehmungen sind charakteristisch für die Adoleszenz. Seidler (1995) beschreibt am Sündenfall den Prozess der Differenzierung zwischen Mann und Frau in Verbindung mit dem Schamaffekt, beachtet jedoch nicht, dass die Erweiterung der Fähigkeit zur Selbstreflexivität ein adoleszenztypischer Entwicklungsschritt ist.

Abhängig davon, wann die Geschlechtsreife einsetzt, reagieren Jungen und Mädchen angesichts ihrer körperlichen Veränderungen mit unterschiedlichen Befürchtungen von Mangelhaftigkeit und Unzulänglichkeit. Die unheimlichen Veränderungen des Körpers in der Adoleszenz machen nicht nur Angst, sondern lösen massive Schamgefühle aus: die Brustentwicklung wird selten positiv konnotiert, sie verunsichert, die Brust wird als zu groß oder zu klein oder verunstaltet wahrgenommen, die Stimme ist durch den Stimmbruch nicht kontrollierbar, die Behaarung ist unangenehm, der Körpergeruch ist schwer erträglich, die Nase möglicherweise zu kurz oder zu lang, ebenso der Penis, der ein Eigenleben zu haben scheint – all das ist peinlich und ist zum Schämen, da es vor den Augen aller sichtbar wird. Sich den Gleichaltrigen gegenüber zu zeigen, auch mit der eigenen Geschlechtlichkeit – das ist peinlich, macht Angst und führt zu schnellem Experimentieren oder Rückzug – verbunden mit Zweifeln, die der Geschlechtlichkeit gelten.

In jedem Fall wird das ehemals stabile Selbstgefühl, das wesentlich durch die relativ spannungsfreie Übereinkunft mit den Eltern und der Umwelt bestimmt war, durch die körperlichen Reifungsvorgänge, den nun aufdringlichen Körper und die sich verändernden Beziehungen erschüttert. Anderen und sich selbst als fremde Person gegenüberzustehen, mobilisiert Beschämungsängste.

Diese Ängste haben bei Mädchen und Jungen unterschiedliche Qualität und führen zu jeweils anderen Bewältigungsversuchen. Die Menarche und die jetzt folgenden Monatsblutungen werden im Erleben weiblicher Jugendlicher nicht selten mit körperlicher Versehrtheit verknüpft. Die beim Mädchen in der Latenzzeit vielfach festzustellende relative narzisstische Unversehrtheit, die häufig mit der Illusion einhergeht, einen Phallus zu besitzen, wird durch die plötzlich einbrechende Menarche zerstört. Freud (1932/3, S. 544) sah darum in der Scham eine exquisit weibliche Eigenschaft, deren ursprüngliche Absicht es sei, den Defekt der Genitalien zu verdecken, was nach heutiger Vorstellung obsolet ist. Jedoch stellen diese körperlichen Vorgänge die bisher erreichte Persönlichkeitsorganisation einschneidender und abrupter infrage, als das bei männlichen Jugendlichen der Fall ist. Die verstärkte Innenwendung des Mädchens kann als Folge der beim Frauwerden zentralen Bedeutung des Körpers und eines damit verbundenen intensiven Schamerlebens angesehen werden. Anders als Jungen besetzen Mädchen nicht ihre Geschlechtsorgane, sondern ihren Körper als Sexualorgan (Jacobson 1973) und sind deshalb besonders starken Beschämungsängsten ausgesetzt. Als Ziel fremder Blicke mit einem in seinen Konturen deutlich sich verändernden Körper geht ihnen viel eher die Subjekthaftigkeit ihrer dualen Natur, nämlich Subjekt und Objekt eigener und fremder Betrachtung zu sein, verloren. Das Mädchen erfährt eine befremdliche, von eigenen inneren Impulsen unabhängige Sexualisierung und Objektalisierung seines Körpers. Sexualität ist etwas, was andere an ihr entdecken (Hagemann-White 1992). Als Objekt den Wahrnehmungen anderer ausgesetzt, dient dem Mädchen die vermehrte Innenwendung und Abschirmung als Schutz.

Der Psyche-Mythos schildert in allegorischer Form das Erwachen und die Selbstentdeckung der jungen Frau: Psyche wird vom Wind davongetragen und sachte auf ein Blumenfeld gebettet. Dort erwacht sie in einem Zustand glücklichen Alleinseins. In ihrem früheren Zustand, als Psyche wegen ihrer Schönheit verehrt wurde, fühlte sie sich leblos und fremd. Jetzt ist sie frei von solcher Idealisierung und Verdinglichung. Sie erlebt ihr sexuelles Erwachen: zuerst allein und später in ihrem Wunsch, ihren Geliebten, Eros wiederzusehen und ihn zu erkennen. (zit. n. Benjamin 1988)

Jungen gelingt es offenbar eher, sich als selbstbestimmende Subjekte zu fühlen und sich durch Verleugnung der Bedeutung des fremden Betrachters abzuschirmen. Das zeigt sich in ihrer meist entschiedeneren äußeren Distanzierung von den Erwartungen der Eltern und Lehrer. Das darauf folgende narzisstische Durchgangsstadium wird vor allem durch die Schamproblematik eingeleitet.

1.6.2.2.2 Scham und Narzissmus

Unter dem Einfluss der potentiellen Erfahrung des Gesehenwerdens kommt es bei Jugendlichen zur Intensivierung von narzisstischen Abwehr- und Schutzmaßnahmen. Es handelt sich dabei um Maßnahmen, die der Vermeidung von Scham und der jetzt zunehmend vergegenwärtigten Separation zwischen Selbst und Objekt dienen. Schamgefühle werden ohnehin als narzisstische Affekte par excellence (Wurmser 1990), als Unterseite des Narzissmus (Morrison 2014), angesehen. Diese Zeit bewältigt der Jugendliche – so Blos – mit Hilfe von Restitutions- und Übergangserscheinungen.

In Abgrenzung zum pathologischen Narzissmus und zu strukturellen Störungen verfügt der Jugendliche in der narzisstischen Durchgangszeit zwar über ein überwiegend integriertes Selbst und integrierte Objekte. Jedoch von Schamüberflutung bedroht und labilisiert, schützt er sich mit Scham vermeidenden narzisstischen Konfigurationen. Gelingt die Abwehr nicht, kann es zu Kurzschlussreaktionen kommen wie Gewalt oder Demütigung anderer. Bei den verschiedenen narzisstischen Konfigurationen geht es um den Typ des aggrandisierten Selbst, den dissoziativen (Brouchek 1991) oder hypervigilanten Typ und den Typ des turbulenten Selbst. Es handelt sich dabei um passagere Reaktionen auf dem Weg zur Entwicklung von äußerer und innerer Eigenständigkeit.

1.6.3 Kanalisierung des zunehmenden Triebdrucks – Grauen, Mutproben, Initiationsriten

In der frühen Adoleszenz entwickelt sich vor allem bei männlichen Jugendlichen eine besondere Risikobereitschaft, die sich mit Faszination für Gefährliches und Unheimliches verbindet. Horrorvideos, S-Bahn Surfen, der Kick, sich Gefahren auszusetzen, sollen Thrillerlebnisse vermitteln.

Ausgelöst durch den pubertären Triebschub tauchen Trieb- und Affektregungen aus der Verdrängung der Latenzzeit wieder auf. Der Triebdruck, der zu einer wahllosen Besetzung prägenitaler Befriedigungsarten führt, zeigt sich deutlicher als bei weiblichen Frühadoleszenten. Dabei scheint die prägenitale Triebbesetzung den Charakter einer Verteidigung im Umgang mit Kastrationsangst und dem regressiven Sog zur frühen Mutter zu haben. Im Gegensatz zum Mädchen ist der Junge in seiner Entwicklung auch noch während der Latenzzeit körperbetonter, aggressiver und oft weniger kontrolliert. Das Über-Ich wird meist als strenger und unbarmherziger angesehen, ohne jedoch besonders erfolgreich in seinen Funktionen der Beschränkung und Regulierung des Verhaltens oder der Fantasie zu sein. Dies mag eine Erklärung dafür sein, dass männliche Pubertierende heftiger als Mädchen von verpönten oral-süchtigen, polymorph-perversen und analsadistischen Triebregungen bedrängt werden. Bei Mädchen überwiegt demgegenüber eine Regression zur oral-kooperierenden Phase der Entwicklung (Benedek 1956). In Verbindung mit der bereits beschriebenen Innenwendung und der verstärkten Beschäftigung mit Beschämungsgefühlen greift das Mädchen auf prägenitale Befriedigungsarten zurück oder wehrt sich durch eine forcierte Hinwendung zum anderen Geschlecht gegen den regressiven Sog der Mutter.

Freud (1917–20) beschäftigte sich in seiner Arbeit »Das Unheimliche« mit dem Schreckhaften, Angst- und Grauenerregenden. Danach ist das Unheimliche nichts wirklich Neues oder Fremdes, sondern dem Seelenleben von alters her vertraut – etwas »Heimliches, das ihm durch den Prozess der Verdrängung entfremdet worden ist« (S. 254). Im Grauenhaften werden verdrängte infantile Konflikte wiederbelebt oder überwundene primäre Überzeugungen erneut bestätigt. Abgetrennte Glieder oder ein abgehauener Kopf sind unheimlich, weil sie eine Nähe zum Kastrationskomplex haben. Der Animismus, die Magie, die Zauberei, die Allmacht des Gedankens, die Beziehung zum Tod, die unbeabsichtigte Wiederholung und der Kastrationskomplex bestimmen solche unheimlichen Wiederbelebungen.

Vor diesem Hintergrund wird verständlich, dass in der Pubertät in Folge der Wiederbelebungen präödipaler und ödipaler Triebkonflikte die Beschäftigung mit dem Gefährlichen und der Angst-Lust der Auseinandersetzung, Befriedigung und Bewältigung des Triebdruckes und der Triebangst dient. Die polymorph-perverse triebhafte Angst- und Lustsuche sind Formen der Auseinandersetzung und Kompromissbildung zwischen Überwältigung und Kontrolle von Triebimpulsen. Die Lektüre von Büchern etwa wie die von Steven King (»Es«, »Friedhof der Kuscheltiere«) oder grauenvolle Szenarien in den sozialen Medien konfrontieren Jugendliche mit bedrohlichen, lustbesetzten, triebhaften Auswüchsen. Von männlichen Jugendlichen verfasste Geschichten, die ich habe lesen können, zeigen, wie sehr sie den Gefahren entsprechen, die Heranwachsende in dieser Zeit beschäftigen.

In einer Zeitungsmeldung wurde vor einiger Zeit berichtet, dass vier Jugendliche, zwei Jungen und zwei Mädchen, mit einem Auto auf einen Bootsanleger fuhren. Wegen Glatteisbildung konnte das Auto nicht rechtzeitig halten und stürzte mitsamt den Insassen ins Wasser. Zwei Jugendliche konnten sich retten, die beiden anderen ertranken.

Ganz ähnlich beginnt eine Geschichte von Steven King (1986) und mündet ebenfalls in einem Desaster: An einem Novemberabend fahren vier Jugendliche an einen See. Sie beschließen, trotz der Kälte zum Floß zu schwimmen, das sich mitten auf dem See befindet. Während sie auf dem Floß stehen, nähert sich eine schwarze, ölig erscheinende Masse:

> *»Ein Schreck durchzuckte Randy, als er den schwarzen Fleck gewahrte, der sich auf das Floß zu bewegte. Vor Sekunden noch war das Gebilde ein oder zwei Meter weiter weg gewesen … er sah den leeren Ausdruck in Rachels Augen, der auf seltsame Weise der Ausstrahlung des schwarzen Flecks ähnelte …, er schrie: ›Geh da weg, Rachel!‹«*

Aber anstatt wegzugehen, wird das Mädchen magisch von der diabolischen Erscheinung angezogen. Alle Bemühungen Randys, Rachels Aufmerksamkeit von dem schwarzen Fleck abzulenken, sind umsonst. Rachel beobachtet fasziniert das Gebilde, das auf einmal farbig zu sein scheint. Entsetzt und völlig gelähmt muss Randy zusehen, wie Rachel ihre Hand nach dem Fleck ausstreckt und die Wasseroberfläche mit dem Finger berührt. Daraus entsteht ein Ring aus konzentrischen Kreisen, der sich langsam ausbreitet. Doch plötzlich kriecht der schwarze Fleck an Rachels Hand hoch. Entsetzen macht sich breit, Todesangst ist Rachel ins Gesicht geschrieben. Aber das ist erst der Anfang des unvorstellbaren Grauens: Die schwarze klebrige Substanz breitet sich auf Rachels Arm aus, die Haut löst sich auf, die Substanz kriecht in das Fleisch ihrer Muskeln. Rachel verliert die Balance, sie streckt ihre Hand nach Randy aus, der versucht, sie zu halten. Es gelingt ihm nicht. Rachel fällt ins aufspritzende Wasser, und sofort fließt die schwarze Substanz über der Stelle zusammen, in die sie hineingefallen war. Die drei Jugendlichen beobachten, wie Rachel wieder an die Oberfläche kommt.

> *»Sie schwenkte ihre Arme …, nein, nur einen Arm. Der andere war mit einer gespenstischen Membrane bedeckt, die an manchen Stellen den Blick auf blutige Sehnen freigab, auf Fleisch, das Randy an frisches Roastbeef erinnerte.«*

Es kommt, wie es kommen muss: Im weiteren Verlauf der Geschichte wird ein Jugendlicher nach dem anderen von der fressenden schwarzen Masse erfasst.

Andere Geschichten sind von ähnlichen Gefahren bestimmt: Da zieht z.B. eine klebrige Masse in den Boden, der sexistische Geist muss besiegt werden, die Leiche ertragen und bezwungen werden. Der Sog zur archaischen Mutter, die zu Selbstaufgabe und Selbstvernichtung führt, ist ein zentrales Thema, ebenso wie die Auseinandersetzung mit sexuellen Triebwünschen, die noch kanalisiert werden müssen. Beschäftigungen mit dem Grauen und dem Unheimlichen sind wichtig, weil sie zu kreativen Sublimierungen hinführen können und auf die Integration sexueller und aggressiver Impulse in soziale Beziehungen vorbereiten. Verunsicherungen, die die eigene männliche Geschlechtsidentität betreffen, werden mit Mutproben und hyperphallischem, gefahrensuchendem Agieren bekämpft. Um dem regressiven Sog zur frühen Mutter zu entgehen, dienen Männlichkeitskulte und Ideale der Kompensation gegen regressive Fantasien, Wünsche und Kastrationsängste (Gilmore 1991).

Der Auseinandersetzung mit andrängenden Triebimpulsen in der Adoleszenz begegnen sogenannte kalte Kulturen mit Initiationsriten. Dort werden Jugendliche am Beginn ihrer Adoleszenz Situationen von extremer Grausamkeit ausgesetzt. Diese sind durch Rituale vorgegeben, mit denen der Übergang von der Kindheit ins Erwachsenenalter gelenkt wird. Die Art und Vielfalt der Zeremonien wechselt von Kultur zu Kultur. Das Ausmaß, in dem das weibliche Geschlecht einbezogen wird, ist unterschiedlich. Die Initiation schafft eine Situation, in der Triebangst und Realangst nicht mehr voneinander unterscheidbar sind (Erdheim 1983). Mit den Initiationsriten, die teilweise an Foltermethoden erinnern, werden Traditionen mittels Zwang durchgesetzt. Prozesse, die einen kulturellen Wandel herbeiführen könnten, werden dadurch eingefroren. Soziale Ordnungen und Rollen bleiben festgefügt. In unserer so genannten heißen Kultur wird die Adoleszenz als Motor gesellschaftlicher Wandlungsprozesse gesehen (Erdheim 1983). Hier ist die Zeitspanne der Adoleszenz von Entritualisierung und Enttraditionalisierung gekennzeichnet. Die daraus folgende Individualisierung der eigenen Entwicklung überfordert viele Jugendliche und führt sie tendenziell zu Vereinzelung und Entfremdung (Heitmeyer, Peter 1988). Die Jugendkulturen erscheinen aus dieser Perspektive als Versuche, mit Hilfe von Gegenritualisierungen (Erikson 1976) Sicherheit zu finden. Diese Funktion haben zum Beispiel Mutproben wie die, sich mit einer Plastiktüte über dem Kopf das Gesicht malträtieren zu lassen, um darüber Zugehörigkeit zu sichern.

Um den Prozess des Erwachsenwerdens zu kanalisieren und damit zu erleichtern, werden drei Phasen der Initiation durchlaufen (Gilmore 1991):

- die Trennung von der Mutter und der Welt der Frauen,
- die Überführung in eine fremde Welt,
- das Bestehen dramatischer und öffentlicher Prüfungen.

In jeder Gesellschaft liegen gleichsam Entwicklungsschablonen bereit, innerhalb derer männliche und weibliche Ausdrucksformen erprobt und gezeigt werden können. In unserer Gesellschaft sind Prozesse der Identitätsfindung erschwert. Die »psychosozialen« Freiräume, die männliche Jugendliche auf einer Insel im Südpazifik haben, zeigen, wie wenig in unserer Gesellschaft dieser Zeitspanne eine Art »Karneval des Subjekts« (Erdheim 1995) zugestanden wird. Erdheim meint, dass das Chaos aus der westlichen Gesellschaft in die Individuen verlagert, individualisiert und verinnerlicht wurde und an den Krisen der Adoleszenz erkennbar wird. Ob an dieser Stelle die digitale Welt als Pararealität Jugendlichen einen Ersatz schafft, kann hier nur spekuliert werden.

Ungesteuerte Aggressivität, Gewalttätigkeit und draufgängerisches Auftrumpfen sind in der Südpazifik-Kultur gesellschaftlich akzeptierte, wenn nicht gar erwünschte Verhaltensweisen männlicher Jugendlicher. Gewalttätigkeit und Aggressivität werden in unserer Gesellschaft dagegen von vornherein negativ bewertet, wenn nicht sogar kriminalisiert. Spielräume zum Erproben von Kräften, oder um Grenzen im Umgang mit andrängenden Triebimpulsen zu erfahren, die in der Adoleszenz eine so wichtige und aufgrund neurobiologischer Befunde verständliche Bedeutung haben, werden allenfalls im Internet angeboten.

In Familie und Gesellschaft tradierte Konstruktionen von Männlichkeit und Weiblichkeit gewinnen in der Frühadoleszenz an Bedeutung. Mit Weiblichkeit wird oft Schwäche, Gefühlshaftigkeit oder Abhängigkeit verknüpft, was oftmals sowohl von männlichen wie von weiblichen Jugendlichen bekämpft wird.

Mutproben und hyperphallisches Agieren orientieren sich an Mythen von einem »richtigen Mann«. Solche Mythen werden auch in den Medien verbreitet und sind in Jugendgruppen gang und gäbe. Die Lust des Grauens, Angstlust, Alkohol-, Drogen- und Gewaltexzesse sind Grenzerfahrungen, die einer schnellen Bestätigung von potenzieller Heldenhaftigkeit dienen sollen, aber zumeist von basaleren Notständen gesteuert werden.

1.6.4 Die eigentliche oder mittlere Adoleszenz

1.6.4.1 Adoleszenz und Narzissmus

In der eigentlichen Adoleszenz werden mit Zunahme des Egozentrismus passagere Stabilisierungen mit Hilfe von narzisstischen Selbstkonfigurationen und Selbststützen wichtig. Sie eröffnen im Prozess der Ablösung und Identitätsfindung neue Spielräume. Dieser »scheinbare Rückschritt« steht mit erweiterten Fähigkeiten wie der zunehmenden Empathie und Perspektivenkoordinierung in Verbindung (Seiffge-Krenke 2012).

In einer Zeit, in der der Heranwachsende durch vielfältige Veränderungen seines Körpers und seiner sozialen Rolle mit einer neuen Dimension des Bewusstseins seiner selbst konfrontiert wird, ist es nachvollziehbar, dass Verhaltens- und Befindenszustände auftreten, die zumeist dem narzisstischen Spektrum angehören. Es wird diesbezüglich vom jugendlichen Egozentrismus gesprochen (Elkind 1967). Die teilweise bunten und schrillen Ausdruckformen Jugendlicher ebenso wie ihr weitgehender Rückzug waren Anlass zu einer heißen Debatte zum Narzissmus in der Adoleszenz, die vor allem in den 1970er und 80er Jahren geführt wurde.

Ziehe (1984) vertrat die These, dass es in der Adoleszenz einen »neuen Sozialisationstyp« gebe, der von narzisstischen Persönlichkeitsmerkmalen beherrscht werde. Dem wurde vor allem von psychoanalytischer Seite widersprochen. Es wurde darauf hingewiesen, dass in der Adoleszenz der Narzissmus zwar an Bedeutung gewinne, dass es sich dabei jedoch um eine Durchgangsphase handele. Das sogenannte narzisstische Durchgangsstadium sei eine Folge der zu dieser Zeit notwendigen Ablösungs- und Individuationsprozesse, werde am Ende der Adoleszenz aber überwunden. Wenn es allerdings heißt, dass wir in einer narzisstischen Kultur (z.B. Cooper 1998; Lasch 1979) leben, dann stellt sich die Frage, ob Ziehe nicht doch schon damals auf gesellschaftliche Veränderungen aufmerksam gemacht hat, die mit einer Zunahme narzisstisch erscheinender Phänomene in der gegenwärtigen Persönlichkeitsentwicklung verbunden sind.

Die Unterscheidung zwischen gesundem und pathologischem Narzissmus ist nicht einfach zu treffen. Die nachfolgende Übersicht weist auf einige Unterschiede hin (s.u.). Im Hinblick auf die Adoleszenz ist es erforderlich, den adoleszentären Narzissmus als ein normales Phänomen von pathologischen narzisstischen Manifestationen zu unterscheiden. Ein 15-jähriger Jugendlicher etwa, der sich vor dem Spiegel über fünfundvierzig Minuten hinweg die Haare trocknet und drapiert, um jedem einzelnen Haar einen perfekten Sitz zu geben, wird vielleicht noch im Bereich von Normalität wahrgenommen, während ein solches Verhalten bei einem 30-Jährigen auf eine narzisstische Störung hinweisen könnte (Gabbard 2005). Um hier nützliche Unterscheidungen treffen zu können, braucht es differentielle Kriterien.

Wie zeigt sich der gesteigerte Narzissmus in der Adoleszenz?

Im Verhalten der Jugendlichen gib es deutliche Unterschiede.

Die einen werden mit einem Male

- schüchtern, von Scham erfüllt,
- ziehen sich zurück,
- schminken sich so heftig, dass ihr Gesicht wie eine Maske wirkt (eher Mädchen),
- stehen stundenlang vor dem Spiegel, um sich zurechtzumachen,
- sind sehr empfindlich und leicht kränkbar,
- nehmen sich und andere verzerrt wahr,
- fühlen sich in einem Moment ganz toll, im nächsten minderwertig.

Die anderen

- geraten leicht aus ihrem inneren Gleichgewicht,
- finden sich großartig,
- sind sehr kränkbar,
- haben kein Empfinden dafür, wie ihr Verhalten auf andere wirkt,
- stylen sich mit Szenekleidung, Haargel o. ä., schmücken sich mit Tattoos oder Piercings (eher später)
- reagieren in Konflikten überheftig und nehmen verzerrt wahr.

An den unterschiedlichen Verhaltensweisen wird deutlich, dass es verschiedene Ausformungen des Narzissmus in der Adoleszenz gibt, die sich auch in den Beschreibungen des pathologischen Narzissmus wiederfinden. So hat Kohut (1979) eher den schüchternen, zurückgezogenen und Kernberg (1979) den durch sein Größenselbst gepanzerten narzisstischen Typus beschrieben. Elkind (1967) spricht von »imaginärer Audienz« – einem Zustand, der am ehesten zu der Beschreibung von Kohut passt und »personal faible« – einem Zustand, der eher dem Kernbergschen Narzissmus-Typus entspricht. Untersuchungen haben ergeben, dass männliche Personen häufiger grandiose narzisstische Züge aufweisen, während die vulnerable Form unabhängig vom Geschlecht auftritt.

1.6.4.2 Die narzisstische Durchgangsphase

Der gesteigerte Narzissmus in der Adoleszenz wird als Ausdruck des Trennungsprozesses des Jugendlichen von seinen Eltern beschrieben, der in Verbindung steht mit Besetzungsverschiebungen weg von den elterlichen Objekten auf das Idealselbst (Bernfeld 1978) und auf das Selbst (Blos 1973). Der gesteigerte Narzissmus kann aber auch als Abwehrform zum Schutz gegen die an Elternbildern haftende Libido dienen (A. Freud 1965/1971).

In der Altersspanne zwischen etwa 14 oder 15 bis 16 oder 17 Jahren – also in der Phase der eigentlichen Adoleszenz – durchläuft der bzw. die Jugendliche diese Durchgangszeit, in der Phänomene auftauchen (Blos 1973) wie gesteigerte Selbstgenügsamkeit, Größenideen, Selbstüberschätzung, erhöhte Selbstwahrnehmung auf Kosten der Realitätsprüfung (Egozentrismus), extreme Empfindlichkeit, Selbstbezogenheit und Stimmungsschwankungen. Komplexere Wahrnehmungen werden zugunsten von Schwarz-Weiß-Malereien aufgegeben, Personen werden nur in ihren Teilaspekten wahrgenommen, idealisiert oder entwertet. Die Realitätsprüfung ist geschwächt, und vor allem in kränkenden und Konfliktsituationen werden unliebsame Anteile des Selbst externalisiert. Omnipotenzfantasien blühen auf.

Diese narzisstische Durchgangszeit bewältigt der Jugendliche, so Blos (1973), mit Hilfe von Restitutions- und Übergangserscheinungen. Der Fantasiereichtum, der durch Besetzungsverschiebungen mobilisiert wird, die erhöhte Sehschärfe als sensorische Überbesetzung, das Tagebuch, Als-ob-Beziehungen oder selbstinduzierte Zustände sind solche Formen der Bewältigung, die dazu dienen, an der Objektwelt festzuhalten und die Integrität des Selbst zu sichern.

Blos' (1973) Beschreibung adoleszenzspezifischer narzisstischer Phänomene erweiterte das Verständnis dieser Zeitspanne, zugleich jedoch führte dies auch zu Verwirrungen, weil er zwischen Normalität und pathologischer Entwicklung keine klare Grenze zog. Zudem fehlen im Narzissmus-Konzept zur Adoleszenz von Blos Ausführungen zum Verhältnis des Narzissmus zur gesamten Persönlichkeit. Blos' Vorstellungen orientieren sich an Kohut (1973), der von zwei Regulationssystemen, dem narzisstischen und dem triebenergetischen System, spricht. Ebenso, wie Kohut, beschrieb Blos die Schicksale des Narzissmus losgelöst von den Schicksalen der Objektbeziehungen und der gesamten Persönlichkeitsentwicklung.

Kernberg (1979) beschrieb in Abgrenzung zum pathologischen Narzissmus den Narzissmus von Adoleszenten als »eine gesteigerte libidinöse Besetzung des Selbst«, gekennzeichnet von einer »verstärkten Beschäftigung mit sich selbst und grandiosen exhibitionistischen oder machtorientierten Fantasien, in denen sowohl eine quantitative Verschiebung libidinöser Besetzung von Objekt- auf Selbst-Repräsentanzen als auch ein qualitatives regressives Überwechseln auf infantilere Beziehungsformen zwischen Selbst und Objekt (z. B. mit dem infantilen Wunsch, von der Mutter geliebt und bewundert zu werden) sichtbar wird« (S. 371). Kernberg will in Abgrenzung zum pathologischen Narzissmus und zu strukturellen Störungen deutlich machen, dass der Jugendliche, der über ein integriertes Selbst und integrierte Objekte verfügt, diese Fähigkeit auch bei heftigen Auseinandersetzungen mit den Eltern und schnellen Identifikationswechseln nicht verliert, sondern dass vielmehr das erreichte Niveau der Objektbeziehungen erhalten bleibt.

Ebenso wie Erikson (1973) und Fetscher (1983) versucht Kernberg, den normalen Umstrukturierungsprozess in der Adoleszenz von pathologischen Entwicklungen zu unterscheiden (Kernberg 1988). Mit seinem Modell der »idealen Persönlichkeit«, deren zentrale Entwicklung im Alter von sechs Jahren abgeschlossen ist, grenzt er jedoch den Narzissmus der Adoleszenz stark ein. Vorübergehende Größenselbstkonfigurationen und primitive Objektbeziehungen in der Adoleszenz geraten infolgedessen leicht in die Nähe von Manifestationen eines pathologischen Narzissmus.

Der Egozentrismus bzw. Narzissmus ist im Zusammenhang mit der Ablösung des Jugendlichen zu sehen. Wenn wir davon ausgehen, dass in den verschiedenen Lebensphasen immer neue »Runden« der Loslösung und Individuation zurückgelegt werden müssen (Blanck u. Blanck 1980), gewinnen die Veränderungen im Bereich des Selbst und der Objekte der Adoleszenz eher Sinn. In diesem Zusammenhang muss man fragen, ob nicht auch der Begriff der Objektkonstanz einem zu statischen Modell verhaftet ist. Mentzos (1989) stellt die Variationen des zentralen Gegensatzpaares von Bindung und Autonomie – eine zentrale Thematik in der Konfliktachse der OPD – in den Mittelpunkt der Entwicklung. Dieser Konflikt, so Mentzos, wiederholt sich das ganze Leben hindurch auf einer jeweils höheren Ebene. Die Annahme, dass unser Strukturniveau mit der ersten Runde der Loslösung und Individuation ein völlig stabiles und gefestigtes Gefüge sei, mag eher einer »Reifungsfantasie« (Blomeyer 1989) entsprechen als der Realität. Tatsächlich neigen wir in jeder Lebensphase abhängig von jeweiligen Konflikt- und Krisensituationen zu mehr oder weniger integrierten Selbst- und Objekt-Wahrnehmungen. Volkan (1988) verwendet den Begriff ›graymaking‹, um die Integrationsfähigkeit von gut und böse bzw. ›black‹ und ›white‹ zu kennzeichnen. Dieses ›graymaking‹, das abhängig von der inneren Selbstwertregulation und der narzisstischen Bestätigung seitens der sozialen Umwelt (Jacobson 1973) immer nur mehr oder weniger gelingt, drückt wechselnde Selbst- und Objekt-Konfigurationen aus. Auf dem Weg zur Objektkonstanz werden in Krisenzeiten wie der Adoleszenz bisherige Strukturen aufgeweicht (Eissler 1966), so dass das bis dahin weitgehend integrierte Selbst in Teilen aufgelöst wird und verschiedene Grade der Selbst-Objekt-Differenzierung zu finden sind. Je nachdem, ob regressive oder progressive Prozesse den Jugendlichen bestimmen, stehen strukturbildende oder auch strukturauflösende Veränderungen im Vordergrund. Ausdruck solcher entwicklungsbedingter Prozesse ist die narzisstische Durchgangsphase mit dem »aggrandisierten Selbst« (Blos 1973), eine häufiger anzutreffende Form des Narzissmus in der Adoleszenz.

Mit fortschreitender Loslösung werden die Eltern als Leitfiguren abgesetzt und entmachtet. Dennoch behalten sie bei der Statuspassage des Jugendlichen von der Familie in die Gesellschaft eine anhaltend wichtige Bedeutung. Für Jugendliche sind die Eltern Hauptquelle von Rat und emotionaler Unterstützung (Douvan, Adelson 1966) nicht nur in der Auseinandersetzung mit den verinnerlichten familiären Beziehungen, sondern auch in den tatsächlichen Interaktionen während der Adoleszenz. Sie haben erheblichen Einfluss darauf, ob es zu Wiederholungen kommt, neue Erfahrungen möglich sind und notwendige Identifizierungen mit dem gleichgeschlechtlichen Elternteil sowie die Ablösung von der Familie gelingen. Sich von den idealen Elternbildern der Kindheit trennen zu können, verlangt eine Auseinandersetzung mit den realen Eltern. Als äußere selbstwertregulierende und Wertorientierung vermittelnde Instanzen werden sie zunehmend unwichtig. Die mit den äußeren Eltern verbundene Repräsentanzenwelt, das integrierte Selbst der Latenz, das durch introjektive Vorgänge an die Eltern gebunden ist, wird labilisiert und aufgelöst. »Eine Lockerung der Besetzung der ersten Objekte ist allerdings nur dann möglich, wenn eine gute basale Beziehung besteht.

Erst die Sicherheit der Beziehung zu den guten Objekten macht es dem Heranwachsenden möglich, sich von den Außenrepräsentanzen zu entfernen und auf die Suche nach neuen Objekten zu gehen« (Fetscher 1983). Dazu passt die Bemerkung Eriksons (1973), dass »Identitätskrisen nur durch die Brüchigkeit der frühkindlichen Mutter-Kind-Beziehung« bösartig werden. Die basale Struktur, die trotz aller Umgestaltungen in der Adoleszenz ein Kontinuitätsgefühl vermittelt, wird durch das prärepräsentionale Kern-Selbst-Gefühl gebildet (Stern 1985/1996). Bohleber beschreibt »das Kern-Selbst-Gefühl strukturell als Fusion einer interaktiven Erfahrung von Selbst und Primärobjekt« (Bohleber 1992). Er bezieht sich auf Green (1975), der die vorrepräsentionale Interaktion zwischen Mutter und Kind als rahmengebende Struktur des entstehenden Selbst bezeichnet. Diese rahmengebende Struktur bildet den Behälter für Selbst- und Objektrepräsentanzen.

Die Auflösung der bisherigen Repräsentanzenwelt findet im üblichen Adoleszenzprozess innerhalb der rahmengebenden Struktur des Selbst (Green 1975) statt. Das Selbst und die Welt der Objekte werden gewissermaßen durch die inneren und äußeren Veränderungen »ver-rückt«, ohne dass die gesamte Persönlichkeitsorganisation davon erfasst wird. Die wiederbelebten Partialobjektbeziehungen mit den Spaltungsprozessen sind deshalb nicht generalisiert und vernichtend, solange diese Struktur existiert. Zentrale Selbst- und Objektrepräsentanzen bleiben in der Regel als innerer Bezugsrahmen erhalten, andere werden gegeneinander durchlässig und aufgespalten. Komplexere Einstellungen werden zugunsten von Schwarz-Weiß-Malereien aufgegeben. Personen werden nur in ihren Teilaspekten wahrgenommen und idealisiert oder entwertet. Die Realitätsprüfung ist geschwächt, und vor allem in Kränkungs- und Konfliktsituationen werden unliebsame Anteile des Selbst externalisiert. »Es liegt ein freier Wechsel zwischen der inneren und äußeren Objektwelt vor – was zunächst als Teil des Selbst gefühlt wird, mag darauf als Teil des Anderen erfahren werden« (Josselson 1980, S. 192, meine Übersetzung). Diese Empfindlichkeit findet ihr Korrelat in der Hirnentwicklung bei Jugendlichen (Davey et al. 2008) bei zugleich noch mangelhaft entwickelten präfrontalen Kontrollmechanismen. Omnipotenzfantasien blühen auf. Rasch wechselnde Identifizierungen, die Als-ob-Charakter haben, dienen der Stabilisierung.

1.6.4.3 Phase der Verwendung narzisstischer Selbstkonfigurationen

Nachdem die Eltern entmachtet wurden und der Jugendliche mit zunehmender Erfahrung von relativer Unzulänglichkeit als Folge eines ›developmental lag‹ von Schamüberflutung bedroht ist, versucht er, sein labilisiertes Selbstgefühl mit Hilfe von verschiedenen narzisstischen Konfigurationen zu stabilisieren. Zumeist greift er vorrangig auf eine dieser Konfigurationen zurück:

- aggrandisiertes Selbst,
- dissoziiertes Selbst mit narzisstischem Rückzug oder
- turbulentes Selbst mit deutlichem Agieren.

Die Stabilisierung durch ein aggrandisiertes Selbst zeigt sich bei Jugendlichen in einem egozentrischen Hochgefühl (Kaplan 1988) und einer Haltung im Sinne eines »mir gehört die Welt«, Vorstellungen von sich selbst, großartig, unwiderstehlich oder zu allem fähig zu sein. Bleiberg (1988) verweist darauf, dass diese omnipotente Position in der Adoleszenz die wichtige Funktion hat, durch die narzisstische Besetzung des Selbst eigene Unzulänglichkeit und Hilflosigkeit zu verleugnen, mit der sich der Jugendliche konfrontiert sieht. Elkind (1967) beschreibt dies unter dem Bild des »personal faible«.

Bei eingeschränkter Realitätsprüfung werden beschämende Realitäten ausgeblendet, wichtige Objekte, insbesondere die zuvor allmächtigen Eltern, abgewertet und in ihrer Bedeutung verleugnet. Zugleich werden unliebsame Selbstaspekte von Unzulänglichkeit und mangelnder Kompetenz auf andere, besonders die Eltern, projiziert bzw. dort überscharf wahrgenommen. Der Jugendliche stabilisiert sich vorübergehend mit einem aufgeblähten Größenselbst, das Folge eines Verschmelzungsproduktes von Ideal-Selbst, Ideal-Objekt und Real-Selbst (Kernberg 1979) bei gleichzeitiger Abwertung realer Objekte ist. Diese verstärkte narzisstische Besetzung des Selbst könnte man mit Brouchek (1991) auch als Stabilisierung vom »egoistical type« bezeichnen.

Der 16-jährige T. ist ein netter, zugewandter Jugendlicher. Er zeigt besondere Begabungen im musischen Bereich, was auch die Aufmerksamkeit seiner Lehrer weckte, die ihn gerne unterstützen und fördern wollten. Sobald es Spannungen vor allem mit seinen Eltern gab, konnte er sich völlig dicht machen, nahm die Belange anderer in keiner Weise wahr und sah nur seine eigenen Bedürfnisse. Wenn er feststellte, dass man ihm nicht entgegenkam, entwertete er die anderen und brach vorübergehend die Beziehung zu ihnen ab, um später wieder freundlich auf sie zuzugehen.

Wir finden in dieser Zeitspanne aber auch ganz andere Jugendliche, die, wie oben beschrieben, zurückgezogen, verhangen bis niedergedrückt in »Durchgangsphasen eines narzisstischen Rückzuges bis hin zu einem echten inneren Objektverlust« befangen sind (Jacobson 1973). Bei ihnen liegt eine andere Form narzisstischer Stabilisierung vor, bei der die Abwertung des realen Selbst im Vordergrund steht (vgl. Kohut 1973). Mit Verlust der narzisstischen Einheit mit den elterlichen Objekten durch den Ablösungsprozess kommt es zu einer narzisstischen Krise mit Abwertung des Selbst. Der resultierende Rückzug stellt ein »narzisstisches Vermeidungsverhalten zum Zwecke der Schamminderung dar« (Ziehe 1984). Es handelt sich hier um eine narzisstische Reaktion vom dissoziativen Typ (Brouchek 1991), bei der Leeregefühle und depressive Reaktionen vorherrschen. Ideal-Selbst- und Ideal-Objekt-Aspekte existieren weiter in abgespaltener, dissoziierter Form in Tagträumen und Idolen, die in dieser Zeit wichtig werden. Solche Fantasien sind bei diesen Jugendlichen für den Übungs- und Erprobungsprozess umso wichtiger, als sie den Charakter von Probehandlungen und Vorbereitungsfunktionen für zwischenmenschliche Transaktionen haben (Blos 1973). Tatsächlich aber hat ein Jugendlicher, der sich überwiegend in einer solchen zurückgezogenen Position bewegt, größere Probleme bei der Aneignung sozialer Fertigkeiten.

> Die 16-jährige B. war eine sympathische, hübsche und lebenslustige Jugendliche. Sie liebte es zu schreiben und konnte dies auch sehr gut. Als sie von den Lehrern nicht die erwartete Anerkennung fand, zog sie sich im schulischen Bereich zurück, schrieb Tagebuch und fantasierte sich als Schriftstellerin.

Eine Reihe von Jugendlichen lassen sich weder der ersten noch der zweiten Selbstkonfiguration zuordnen. Vielmehr wechseln ihre Selbstzustände zwischen himmelhoch jauchzend und zu Tode betrübt. Ihr Verhalten, das Folge eines Wechsels zwischen aggrandisierten und dissoziierten Selbstzuständen ist, hat einen borderline-ähnlichen Charakter (Giovacchini 1978; Streeck-Fischer 2015). Sie pendeln zwischen Aufwertung und Abwertung ihrer selbst und äußerer Objekte hin und her und setzen innere Konfliktspannungen in äußere gelebte Aktionen um, um sich im nächsten Moment ganz zurückzuziehen. Das borderline-ähnliche Verhalten ist nicht mit einer Borderline- Persönlichkeitsstörung zu verwechseln (nach Kernberg 1979). Sie weisen keine spezifischen Borderline-Traits auf wie etwa Impulsivität, instabile Beziehungen, chronische Leere und intensive Aggression (Conway et al. 2018). Diese Jugendlichen durchlaufen laut Brouchek (1991) eine narzisstische Durchgangsphase vom turbulenten Typ. Auch dieses Verhalten dient im oben erwähnten Sinne dem Schutz vor schwer erträglichen Scham- und Ablösungskonflikten. Giovacchini (1978) ebenso wie andere (z. B. Miller et al. 2008) meinen dazu, dass ein solches Borderline-Verhalten mitunter zu Fehldiagnosen führt. Wie stürmisch das Borderline-Verhalten in Erscheinung tritt, hängt unter anderem davon ab, ob die Umgebung den Jugendlichen in seinem Entwicklungsprozess unterstützt oder es ihm schwer macht, wie das folgende Beispiel einer weiblichen Jugendlichen zeigt:

> Die 15-jährige Claudia unternahm nächtliche Streifzüge durch Lokale, ließ sich auf kurzfristige Männerbekanntschaften ein, machte Drogenerfahrungen, brach den Schulbesuch ab und wurde schließlich vom Vater aus dem Elternhaus rausgeworfen. Sie pendelte zwischen depressiven Zuständen mit sozialem Rückzug und umtriebigem Agieren. Vor allem ihren Vater, ebenso wie andere, die sich ihr vermeintlich in den Weg stellten, entwertete sie in realitätsverkennender Weise, während sie die für sie unerreichbar gewordene Mutter, aber auch alles Neue, was sie kennenlernte, ungeprüft idealisierte. Durch die plötzliche und schwere Erkrankung der Mutter und das Unverständnis ihres Vaters hinsichtlich ihrer eigenen Belange war sie in eine schwere Krise geraten. Bei genauerer Betrachtung war sie zu tiefen und echten Beziehungen zu ihren Eltern in der Lage und konnte ein differenziertes Bild von ihnen entwerfen.

Die narzisstischen Konfigurationen sind als passagere Reaktionen auf dem Weg zur Entwicklung von äußerer und innerer Eigenständigkeit zu verstehen. Sie können sich krisenhaft zuspitzen, aber auch kaum in Erscheinung treten. Die Verleugnung des anderen, die Vermeidung sozialer Kontakte durch Rückzug und das Agieren mit wechselnden Ich-Zuständen sind Bewältigungsformen, um schwer erträglichen Wahrnehmungen von sich selbst und anderen zu entgehen. Im Prozess der Übung und Erprobung jedoch erwirbt der Jugendliche Kompetenzen, die ihn zunehmend in die Lage versetzen, den ›developmental lag‹ zu überbrücken.

Helbing-Tietze (2004) erklärt diese Formen passagerer Stabilisierungen aus der Perspektive der akademischen Psychologie als Folge einer besonderen Konfliktanfälligkeit. Der Jugendliche sei sich besonderer Widersprüche oder Gegensätze im eigenen Denken, Fühlen und Handeln bewusst, die jedoch noch nicht zu einer geschlossenen Theorie integrierbar seien. Ein solches widersprüchliches Selbst könne keine verlässliche Steuerung übernehmen. Der Hinweis, dass das Selbst als Regulator und Organisator von Erfahrung noch nicht zur Verfügung stehe, erscheint mir – bei den oben beschriebenen partiellen Auslösungen von Struktur – jedoch dann zu weit gefasst, wenn dies nicht als eine passagere Problematik gesehen wird.

Die verschiedenen narzisstischen Selbst-Konfigurationen führen zu unterschiedlichen Bewältigungen des Übergangsstadiums. Die Innenwendung von Jugendlichen mit narzisstischem Rückzug, abgewertetem Selbst und ausgeprägten Beschämungsängsten scheint ein wichtiger Ausgangspunkt zu sein für die Bereitschaft, Opferpositionen einzunehmen. Demgegenüber haben die Größenselbstkonfigurationen und das borderline-ähnliche Agieren von anderen Jugendlichen oft äußere Konfliktsituationen in Schule und sozialer Umwelt zur Folge. Sie werden leichter zu Tätern. Es sind Jugendliche, die oft länger und anhaltender an einem handlungsorientierten Selbstkonzept festhalten. Sie erfahren sich als jemand, der handelt, aber nicht auf dem Wege der Selbstreflexion.

Was veranlasst Jugendliche zu Stabilisierungen mit einem aggrandisierten Selbst? Unabhängig von der sukzessiven Desidealisierung der Elternbilder der Kindheit pendelt der Jugendliche im Ablösungsprozess von den realen Eltern zwischen deren Idealisierung und Entwertung. Häufiger gerät dabei die Mutter als primäres Objekt und aufgrund ihrer familiären und sozialen Situation in die Position der Entwerteten (Spieler 1992). Die Entwertung der Mutter dient dazu, dem Abhängigkeitssog und der Gefahr der Wiederverschlingung durch das mütterliche Objekt zu entgehen – je bedrohlicher die Nähe, umso mehr. Familiäre und gesellschaftliche Strukturen, die sich am klassischen Rollenverständnis der Frau und Mutter orientieren, unterstützen diese Entwertung einer Mutter, die sich familiär und sozial zumeist in untergeordneten Abhängigkeitsverhältnissen bewegt. Der Vater, auch wenn er im alltäglichen Umgang auf Abstand gehalten oder abgewertet wird, erscheint als Vorbild für Befreiung und Autonomie sowohl für männliche als auch weibliche Jugendliche.

Die Verbindung zum insgeheim idealisierten Vater schützt den Jugendlichen vor Entwertung. Durch ein aggrandisiertes Selbst klammert er entwertete Selbst- und Objektanteile – und damit auch die Mutter – aus seiner Selbststabilisierung aus bzw. verleugnet sie (vgl. Hite 1994).

Andere Jugendliche können, weil die Trennung von der Mutter noch nicht vollzogen ist, demgegenüber leicht von Selbstentwertungen, die oft auch das Körperselbst betreffen, überschwemmt werden und geraten dann in depressive Zustände. Die Entwertung der Mutter hat erhebliche Folgen für das Selbst des Jugendlichen, besonders bei weiblichen Jugendlichen, da in wichtigen Teilen zwischen Mutter und Tochter eine narzisstische Einheit entweder noch besteht (Chodorow 1987) oder aber durch die körperliche Reifung neu belebt wird.

»Es ist furchtbar«, sagte eine 17-jährige weibliche Jugendliche, die mit beginnender Adoleszenz eine Essstörung entwickelte, »wenn ich mich im Spiegel angucke, dann sehe ich seit einiger Zeit genau das Bild meiner Mutter. Früher sah ich ganz anders aus.«

Die Suche der weiblichen Jugendlichen nach dem idealisierten Vater soll der Heranwachsenden aus der Entwertung helfen, in die sie in Konfrontation mit ihrem Frauwerden und ihrer Geschlechtlichkeit sowie der jetzt neu belebten Einheit mit der Mutter geraten ist. Parallel dazu gewinnen gleichgeschlechtliche Personen, oft ältere Frauen, zur differenzierenden Auseinandersetzung mit Weiblichkeit eine hervorgehobene Bedeutung. In der Liebe zum Vater, der sie im günstigen Fall ebenso wie die Mutter als Frau mit sexuellen und phallisch-expansiven Bestrebungen erkennt, versucht sie die eigene Entwertung wie auch die der Mutter zu überwinden. Möglich ist auch die Abwehr des Weiblichen, die sich zum Beispiel in der Genderdsyphorie zeigt.

In dieser Phase das Bild einer nicht zerstörbaren Mutter bzw. eines nicht zerstörbaren Vaters in neuerlicher Auseinandersetzung mit ihr bzw. ihm bewahren zu können, ist Voraussetzung für eine gelungene Ablösung in der Adoleszenz. Es gilt, eine Balance zwischen Identifikation und Ablösung, Anerkennung der Bindung und Rivalität mit der Mutter einschließlich ihrer Körperlichkeit und Geschlechtlichkeit zu entwickeln. Oft gelingt es erst am Ende der Adoleszenz – mitunter aber auch dann nicht –, die Mutter aus der Entwertung und den Vater aus der Idealisierung zu entlassen. Hierzu ist es für die Jugendlichen nötig, sich mit den realistischen Bildern von Mutter und Vater auseinanderzusetzen und zu versöhnen. Dabei handelt es sich um Wiederbelebungen ödipaler Dreieckskonstellationen, die vor dem Hintergrund der fantasierten Urszene der Kindheit (vgl. King 1995b) erfahren werden und im Wechsel zwischen wiederholender Inszenierung und Neuschöpfung den Adoleszenzverlauf maßgeblich bestimmen. Im günstigen Fall koexistieren positive und negative Formen des Ödipuskomplexes in einer gesellschaftlich akzeptablen dialektischen Beziehung nebeneinander (Laplanche u. Pontalis 1972). Bei Störungen in der Identifikation mit der Mutter, die zum Teil auch aus veränderten Weiblichkeitsidealen oder einem forcierten »disidentifying« (Greenson 1965) resultieren, entstehen Brüche innerhalb der weiblichen Persönlichkeit mit einer Neigung zu vordergründiger Anpassung, Transformationswunsch und Verlust von kreativem Potenzial. Zugleich führen eigene Unzulänglichkeiten, die mit der Ablösung und dem Verlust bisheriger Sicherheit spendender Übereinkünfte zunehmend erfahren werden, zu einer neuen Suche nach Einheit und Vollkommenheit, die neue Perspektiven eröffnen oder in Sackgassen münden können. Flaake (2003) hat mit einer empirischen Studie die Veränderungen in den Beziehungskonstellationen von Mutter, Vater und Töchtern untersucht. Darin zeigte sich, wie massiv nicht nur auf Seiten der Jugendlichen Unsicherheiten aktiviert wurden, sondern das gesamte Familiensystem labil wurde. Vor allem Vätern fällt es schwer, mit den Verunsicherungen, dem Begehren und den Verführungen durch ihre Tochter umzugehen (Flaake 2003).

Kommt es in dieser Phase nicht zu wichtigen strukturbildenden Begegnungen mit den elterlichen Objekten, etwa weil die Jugendgruppe zum Elternersatz geworden ist, oder fehlen positive Bestätigungen in Schule, Beruf oder Gleichaltrigengruppe, kann das narzisstische Durchgangsstadium auch zu einem defensiven Dauerzustand werden. Dabei wird der ursprünglich elternbezogene Ablösungskonflikt oft auf das gesellschaftliche Umfeld übertragen.

Besondere Begabungen, Fähigkeiten, kognitive Möglichkeiten, präsente entwicklungsfördernde Eltern und neue tragende Objekte können die Adoleszenz zu einer zweiten Chance werden lassen. Denn sie übernehmen durch neue Wir-bildende Kategorien »niveauanhebende Funktionen« für die Strukturbildung. Ungünstige Bedingungen wie schwere Familienkrisen, anhaltendes Leistungsversagen oder der Einfluss destruktiver Kulte, die mit einem generalisierten Verlust des graymaking einhergehen, wirken sich demgegenüber niveauabsenkend aus und können zum psychischen Zusammenbruch führen.

Übersicht:
Unterschiede zwischen adoleszentem und pathologischem Narzissmus

	adoleszenter Narzissmus	pathologischer Narzissmus
Aggrandisierte Form	Größenselbst (vorübergehend) Störung der Realitätsprüfung (vorübergehend) Mangelnde Wahrnehmung und Empathie für die andere Person (vorübergehend) Selbstkohärenz	Größenselbst Ich-strukturelle Störungen auch im Bereich der Realitätsprüfung Verleugnung der anderen Person Unterschiedliche States Ggf. Tendenz zu Realitätsverlust mit psychotischen oder psychosenahen Episoden
Dissoziierte, vulnerable Form	Partieller Rückzug, Schamangst, Schüchternheit, depressiver Rückzug (vorübergehend) Gut erhaltene Ich-Fähigkeiten	Genereller Rückzug Selbstentwertung Eingeschränkte Ich-Fähigkeiten Anhaltende Depression
Turbulente Form	Deutliches Pendeln zwischen den beiden o. g. Zuständen bei gut erhaltenen Ich-Fähigkeiten	Borderline-Störung?

1.6.4.4 Neue Fähigkeiten zu mentalisieren

Mentalisieren meint die Fähigkeit, das Verhalten anderer Menschen oder das eigene Verhalten durch die Annahme mentaler Vorgänge oder Zustände zu interpretieren (vgl. Fonagy et al. 2004). Dabei wird nicht nur auf das Verhalten des Gegenübers Bezug genommen, sondern auf die eigenen Vorstellungen und Fantasien über dessen innere Welt, wie z.B. Gedanken, Überzeugungen, Wünsche, Absichten und Einstellungen, die dieses Verhalten hervorbringen. Mentalisisieren ist eine Form der sozialen Kognition (Fonagy, Luyten 2009). Die Entwicklung des Mentalisierens ist kein biologischer Ausreifungsprozess, sondern von dem affektiven Austausch mit den Objekten der frühen Kindheit abhängig. Die Interaktion zwischen einem Säugling und seiner primären Pflegeperson bestimmt die Entwicklung der Affektregulierung, die sowohl das Mentalisieren als auch die Muster des Bindungsverhaltens beeinflussen (Fonagy et al. 2002). Eine sichere Bindung ist Folge einer angemessenen Gefühlsregulation mit der primären Pflegeperson. Frühe Erfahrungen mit der Bezugsperson werden verinnerlicht und unterstützen den Aufbau der Repräsentanzenwelt. Die dadurch entstandenen sekundär repräsentierten Selbstzustände sind die Bausteine eines reflektierenden oder mentalisierten inneren Arbeitsmodells. Die Internalisierung sekundärer Repräsentanzen innerer Zustände (Selbstzustände) ist von der feinfühligen Affektspiegelung der Betreuungsperson abhängig. Durch Integration verschiedener Modi des Umgangs mit innerer und äußerer Realität wird die Fähigkeit zu mentalisieren zur selbstreflexiven Betrachtung von sich selbst und anderen entwickelt.

Fonagy et al. (2004) konzentrieren sich auf zwei Reifungsprozesse in der Adoleszenz,

- den Sprung zu formalen Denkoperationen, der das Bedürfnis nach interpersonalem Verstehen verstärkt und
- den Drang nach Separation von den äußeren und innerlich repräsentierten Eltern.

Im Alter zwischen 12½ und 16½ Jahren verbessert sich die Fähigkeit, die Perspektive eines anderen Menschen einzunehmen, reicht allerdings auch bei einem 17-Jährigen noch nicht an die Fähigkeit des Erwachsenen heran (Dumontheil et al. 2010). Eine kontinuierliche Verbesserung der Fähigkeit zur Reflexion ist mit der Erweiterung des Erfahrungshintergrunds erst im frühen Erwachsenenalter erreicht. Durch das erhöhte Arousal (»Aufruhr der Gonaden«) wird das Mentalisieren erschwert (Fonagy, Luyten 2009; Luyten, Fonagy 2015). Aufgrund der Entwicklungsverläufe der verschiedenen Hirnregionen dominiert bei Jugendlichen das funktional reifere limbische System gegenüber dem präfrontalen Cortex (vgl. Casey et al. 2008). Unzulängliche Mentalisierungsfähigkeiten aufgrund der adoleszentären Hirnentwicklung begründen trotz normaler Biographie eine risikoreiche Lebensphase. Insbesondere die Sexualität erschwert das Mentalisieren, weil der Ausdruck infantiler sexueller Gefühle zu den wenigen infantilen Emotionsäußerungen zählt, die noch nicht einmal von den sensibelsten Bindungsfiguren gespiegelt werden (Fonagy 2008). Das hormongesteuerte Auftauchen der Psychosexualität kann psycho-physische Erfahrungen hervorrufen, für die der junge Mensch noch keine angemessene sekundäre (symbolische) Repräsentation besitzt, sodass Agieren und Inszenieren zu bevorzugten Ausdrucksformen des subjektiven Erlebens Jugendlicher werden. Zwar liegen dazu bislang nicht genügend empirische Daten vor, vorstellbar ist jedoch, dass extreme destruktive Aggressionen (einschließlich Neid und Eifersucht) auf ähnliche Weise ungespiegelt bleiben – so spekulieren Luyten und Foangy (2015) – und dass das Kind infolge dessen keine Repräsentation internalisieren kann, die dem Jugendlichen später die Regulation und Kontrolle erleichtern könnte. Es kann davon ausgegangen werden, dass die allgemeine Unfähigkeit, veränderte Körperzustände auf symbolischer Ebene zu repräsentieren, für diese Altersgruppe charakteristisch ist. Die Mentalisierungsfähigkeit wird durch diese bedeutsamen Veränderungen auf die Probe gestellt.

In der Adoleszenz müssen Bindungsqualitäten und frühkindliche Formen der Objektbeziehungen zwischen Eltern und Kind auf soziale Institutionen und »peers« übertragen und adaptiv aktualisiert werden. Die Adoleszenten verändern dabei ihre Identität, ihre Selbstwahrnehmung und ihre sozialen Beziehungen. In den Beziehungen zu Gleichaltrigen und aufgrund der wachsenden persönlichen Unabhängigkeit von den primären Bezugspersonen können Adoleszente progressive Entwicklungen durchlaufen und müssen dabei immer komplexere soziale Erfahrungen verarbeiten. Fonagy et al. (2004) verstehen adoleszente Krisen als Folge früherer Entwicklungsdefizite, die sich erst jetzt zeigen. Durch die Entwicklungsanforderung der Ablösung von den Eltern, der Anpassung an die Peer-Group und die bevorstehenden Anforderungen und Unsicherheiten in Studium und Beruf komme es leicht zu einer Reaktivierung früher Konflikte.

Aufgrund eines spezifischen Ungleichgewichts bei einem weiter gereiften limbischen System und einem noch nicht ausgereiften Kontrollsystem werde vermehrt gehandelt. Dieser Zusammenhang erklärt auch ein erhöhtes Risikoverhalten und mangelnde Reflexionsfähigkeit und Verhaltenskontrolle.

Die Fähigkeit zum Mentalisieren wird in der Adoleszenz bei bereits entwickelter Symbolisierungsfähigkeit durch neue kognitive Potenziale erweitert. Die entwicklungsbedingte Hypersensibilität für mentale Zustände kann den Jugendlichen überfordern, so dass er, statt auf Gedanken und Gefühle zurückzugreifen, sich durch körperliche Symptome und Aktionen ausdrückt. Innere Kohärenz und mentale Separation von Selbst und Objekt setzen die physische Anwesenheit des anderen voraus. Einem Jugendlichen, der Affekte in sich selbst und anderen zunehmend wahrnimmt, stellt sich die Welt wesentlich komplizierter dar. Er braucht Zeit. Die verbesserten kognitiven Funktionen erweitern das Mentalisieren, was potenziell unerträgliche Gefühle mobilisiert. Zusammenbrüche in der Adoleszenz resultieren aus einer unzulänglich entwickelten Reflexionsfunktion (Fonagy et al. 2004).

1.6.4.5 Zur Bedeutung von Tagtraum-, Rettungs- und Größenfantasien – Möglichkeitsräume zur Entwicklung des Neuen

Die Entmachtung der realen Eltern bringt das Selbstsystem zum Wanken. Die jetzt wichtig werdenden Tagtraum- und Omnipotenzfantasien übernehmen selbst-erhaltende Funktionen bei real erlebter Mangelhaftigkeit und Unzulänglichkeit. Sie sind ein Bereich spielerischer Entfaltung bzw. ein Übergangsraum für expansive, machtvolle und sexuelle Bedürfnisse, die probehandelnd in diesen Tagträumen gelebt werden. Wenn man die Tagtraumfantasien von Jugendlichen genau untersucht, kann man erkennen, dass sie sich vor allem um innere ideale Elternobjekte und ideale Selbstobjekte zentrieren. Diese sind jetzt kompensatorisch besonders wichtig, um bei äußerer Abwendung von den Eltern einem inneren Selbst- und Objekt-Verlust zu entgehen und um die Entwicklung der inneren Ideal-Selbst- und Ideal-ObjektRepräsentanzen auf dem Wege der Ablösung voranzutreiben. Die Tagtraum- und Omnipotenzfantasien dienen als Entwicklungsprogramm zum Großwerden (Chasseguet-Smirgel 1981) und sind Vorläufer von depersonalisierten Ich-Ideal-Bildungen. In ihnen werden Verschmelzungssehnsüchte mit idealen elterlichen Objekten auf unterschiedlichen Triebebenen gelebt. Sie dienen als Transformationswege zu einem neuen integrierten und reifen Ich-Ideal. Solche Transformationswege zum reifen Narzissmus und zur Genitalität können jedoch scheitern, gelingt es nicht, das Realselbst mit den idealen Selbst-Objekten in ein kreatives Spannungsfeld zu bringen.

Tagtraum- bzw. Omnipotenzfantasien haben eine physiologische Bedeutung: Sie sind mit Wünschen verbunden, Retter, Nachfolger oder Erbe der wichtigen, allmächtig erlebten elterlichen Objekte dieser Zeitspanne zu werden, mit denen sich der Jugendliche auseinandersetzt, und sie helfen dabei, den ödipalen Konflikt zu bewältigen:

Erdheim (1983) beschreibt eine zentrale Tagtraumfantasie, die seine Adoleszenz bestimmt hat, in der er sich mit der Wiederherstellung der österreichisch-ungarischen Monarchie beschäftigt. Kaiser Franz-Joseph als Untertan treu zu dienen, wäre ihm eine besondere Erfüllung gewesen.

Die zentrale Tagtraumfantasie der 15-jährigen Anna Freud rankte sich um einen gefangenen 15-jährigen Knaben, der einen finsteren gewalttätigen Burggrafen durch seine Standhaftigkeit gegenüber Folterungen und Quälereien bezwang und dessen Güte und Mitleid erregte. Diese Tagtraumfantasie sponn Anna Freud in ihrer Jugendzeit über längere Zeit sehr intensiv aus (A. Freud 1922/1980).

Beide Fantasien ranken sich um bewunderte, hoch stehende männlich-väterliche Objekte. Nach meiner Erfahrung spielen solche männlich-väterlichen Objekte bei männlichen und weiblichen Jugendlichen gleichermaßen eine wichtige Rolle. Warum dies so ist, gibt Raum für Vermutungen: Möglicherweise eignen sich väterliche Ideal-Objekte in unserer Gesellschaft immer noch eher zur Ich-Ideal-Bildung. Jacobson sieht darin eine Barriere für die Entwicklung des weiblichen Ich-Ideals: »Häufig kann man beobachten, dass das weibliche Ich-Ideal die Fantasie eines illusionären Penis absorbiert und für immer ersetzt. … Das weitere Reifen des weiblichen Ich-Ideals wird dadurch unterbrochen, dass es seine weiter bestehenden Wünsche nach Wiedererlangung seines Penis auf den Vater richtet« (Jacobson 1973).

Die abgespaltenen weiblichen Rettungs- und Größenfantasien der Adoleszenz bringen anschaulich zum Ausdruck, wie weibliche Jugendliche als ganze Person mit ihren weiblichen, auch sexuellen, und männlichen Bestrebungen gesehen und erkannt werden möchten und nicht – was oft missverstanden wird – nur als Sexualobjekt. An der Rettungs- und Sexualfantasie der Adoleszenz von Anna Freud (1922/1980) wird beides deutlich (Peters 1979).

Freud (1919) sah in dem Tagtraum seiner Tochter Anna, in dem sie als 15-jähriger Knabe den finsteren, gewalttätigen Burggrafen durch ihre Standhaftigkeit bezwingt, die Strafe für einen verpönten genitalen Beziehungswunsch und seinen regressiven Ersatz. Freud bringt dabei eine auf sexuelle Konflikte beschränkte Sicht zum Ausdruck. Dass Anna sich als Knaben fantasiert, qualifiziert Freud, orientiert an damaligen Konstruktionen von Männlichkeit und Weiblichkeit, als Bruch mit der weiblichen Rolle infolge eines Männlichkeitskomplexes. Eine über den Ödipuskomplex hinausgehende Individuation findet danach in der weiblichen Entwicklung nicht statt (Rohde-Dachser 1990). Benjamin (1993) sieht demgegenüber in der Fantasievorstellung Annas, Vaters Sohn zu sein, den zentral enttäuschten Wunsch nach einer auch homoerotischen, identifikatorischen Liebe zum Vater. Vor diesem Hintergrund ist bemerkenswert, dass Anna Freud diese Bedeutung ihrer Sexualfantasie für die Adoleszenz in einer Arbeit (»Schlagephantasien und Tagtraum«, A. Freud 1922/1980) niederschreibt, die sie am 31. 05. 1922 in der Wiener Psychoanalytischen Vereinigung vorträgt, um dort am 13. 06. 1922 als Mitglied aufgenommen zu werden. An den Sitzungen der Vereinigung hatte sie seit 1918 – ab dem Alter von 23 Jahren – als schweigsame Zuhörerin teilgenommen.

Nicht nur in der Fantasie, sondern tatsächlich erreicht Anna Freud es damit, bei ihrem Vater und seinen Schülern erkannt und anerkannt zu werden, bevor sie selbst anfängt, Psychoanalyse zu praktizieren (siehe Briefwechsel: Freud – Lou Andreas Salome am 23. 03. 1923). Sie zeigt damit ihre Standhaftigkeit einem Vater gegenüber, dem sie am Ende ihrer Adoleszenz ein eigenes Verständnis ihrer Entwicklung entgegensetzt (die Lehranalyse bei ihrem Vater beendete sie 1922). Zugleich macht sie damit deutlich, wie bestimmend der Konflikt der Suche nach Anerkennung ihrer bisexuellen Orientierung für ihr Leben ist. Blos (1973) beschrieb solche Konfliktlösungen, die in der Adoleszenz regelmäßig festzustellen sind, als Ich-syntone Bewältigung eines infantilen Resttraumas. Bei Anna Freud war es ein Konflikt, von dem man annehmen kann, dass er aus einer verzerrten Anerkennungsbalance resultierte, die eine nach Autonomie und Potenz strebende Weiblichkeit als akzeptierte Seinsform nicht selbstverständlich existieren ließ.

Schöpfungs-, Rettungs-, Urszenen- (King 1995b), Onanie- (Laufer 1980) und Größenfantasien schaffen einen Bereich zur spielerischen Entfaltung von sexuellen, expansiven und schöpferischen Bedürfnissen. Dieser Spielraum oder Möglichkeitsraum der Adoleszenz wird gleichsam von Schamgefühlen, die eine Art Schutzmembran bilden, umgrenzt, die eine Selbst- und Bewusstseins-konfigurierende Funktion haben. Beim Bestreben, den Blicken eines Fremden standzuhalten und die Subjekthaftigkeit der dualen Natur – Subjekt und Objekt zu sein – nicht zu verlieren, erschaffen sich Jugendliche nach außen oder innen abgeschirmte Handlungsräume und -kompetenzen.

Ihr Ringen um Anerkennung ihrer Geschlechtlichkeit und von Leib und Seele ist in der Auseinandersetzung mit sich selbst, den verinnerlichten elterlichen Objekten und vor allem mit den realen Objekten extrem leicht störbar. Entsprechend dem Grundplan ihres Körpers sind sie von Ängsten bestimmt, die sich infolge ihrer unsicheren Körpergrenzen bei weiblichen Jugendlichen um Eindringen und Diffusion zentrieren (Bernstein 1993) und bei männlichen Jugendlichen um Kastration.

Poluda-Korte (1992) untersuchte an Märchen, wie dort die männliche und weibliche Adoleszenz dargestellt werden: Der Junge entdeckt die Höhe, das Mädchen die Tiefe des Geschlechts. Er steigt, sie stürzt (z. B. führt das Spinnen zu Blutungen, Sturz und Trennung). Diese Darstellungen verweisen einmal mehr auf die unterschiedlichen narzisstischen Stabilisierungen von männlichen Jugendlichen, bei denen Selbstvergrößerung überwiegen, und solchen weiblicher Jugendlicher, bei denen eher Selbstentwertung überwiegen.

Indem zentrale Wissens- und Interessensgebiete, Dichtung, Geschichte, physikalische Gesetze der naturhaften Weltordnung oder schriftstellerische Aktivitäten durch solche Fantasien erschlossen werden, gelingt es dem Jugendlichen, eine Verbindung zu seinen realen Fähigkeiten und Möglichkeiten herzustellen. Der Abstand zwischen idealen Selbst- und idealen Objektvorstellungen zum real erlebten Selbst verringert sich. Allmachts-, Rettungs- und Masturbationsfantasien (Laufer 1980) dienen somit der Integration von verschiedenen Triebstadien bis hin zur Genitalität. Diese Fantasien wirken sich nur so lange entwicklungsfördernd aus, wie nicht die Hoffnung aktiviert wird, die Spanne zwischen dem Ich und den idealen Partialobjekten auf einem anderen Weg als dem der Entwicklung überbrücken zu können (Chasseguet-Smirgel 1981).

Tagtraum-, Rettungs- und Schöpfungsfantasien führen indirekt zum Erwerb von Ich-Zielen und Ich-Interessen. Beispielsweise vertieft der Jugendliche sich – geleitet von seinen Fantasien – in Interessensgebiete. A. Freud bringt dies mit ihrer Tagtraumfantasie zum Ausdruck: »Sie bahnt sich so den Rückweg aus dem Fantasieleben in die Realität« (A. Freud 1922/1980). Die Fähigkeit des Jugendlichen, schöpferisch tätig zu sein, auch in seinen Versuchen zu dichten (Bernfeld zit. nach A. Freud 1922/1980), ist zumeist eine Auswirkung seiner Tagtraumfantasien. Sie sind der Angelpunkt für die Entwicklung des Neuen in der Adoleszenz.

1.6.4.6 Die Schamschleuse

Diese Spielräume der Adoleszenz werden gleichsam von Schamgefühlen umgrenzt, die eine Selbst- und bewusstseinkonfigurierende Bedeutung haben. Sie haben die Funktion eines Schutzschildes, einer Grenze zwischen innen und außen und den Blicken des Fremden.

Jedoch nur dann, wenn es gelingt, sich den Schamgefühlen zu stellen bzw. die narzisstischen Konfigurationen zum Zweck der Schamvermeidung aufzugeben. Indem die Schamgefühle durch die Schamschleuse (s. Abb. 1-3) gleichsam sozialisiert werden, können die Größenfantasien zu Ich-Zielen ausgestaltet werden.

Bei der aggrandisierten Konfiguration wird mangelnde Selbstreflexivität zum Problem. Es kann zu rücksichtlosem und schamlosem Verhalten bei gleichzeitiger Verleugnung oder Entwertung des anderen auftreten. Im Fall der dissoziierten Form wird vermieden, sich zu zeigen, sich expansiv zu bewegen, weil dies mit

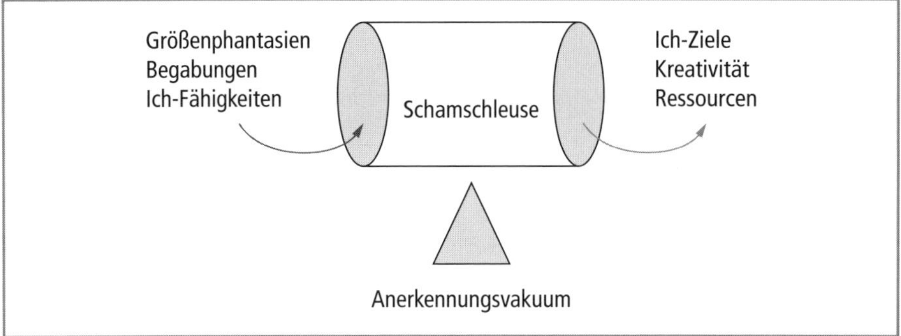

Abb. 1-3 Der Weg durch die Schamschleuse als Entwicklungsprogramm zum Großwerden.

Schamgefühlen konfrontiert. Beide Formen müssen ihre Schamproblematik in einer Schamschleuse an die jeweilige Realität anpassen, um eine wechselseitige Anerkennungsbalance zu erreichen. Letztlich geht es um die Herstellung einer Spannung zwischen Anerkennung des anderen und der Selbstbehauptung, ohne von Scham überwältigt zu werden.

1.7 Spätadoleszenz

1.7.1 Phase der Entwicklung realistischer Selbst- und Objektbilder

Mit der Spätadoleszenz werden Ablösung und Identitätsfindung zu einem vorläufigen Abschluss geführt und realistische Selbst- und Objektbilder entwickelt. Identität ist dabei eine nie abgeschlossene Konstruktion in einem fortwährenden dialektischen Zusammenspiel von innen und außen.

Nachdem der Jugendliche das narzisstische Durchgangsstadium überwunden hat und weniger auf narzisstische Abwehrstrategien zurückgreift, ändert sich sein Verhältnis zu anderen und sich selbst. Er wird sich seiner Getrenntheit und Andersartigkeit im Verhältnis zu seinen Eltern bewusst. Mit dem zugrunde liegenden Wunsch, Harmonie und Übereinstimmung wiederherzustellen, setzt er sich mit seinen realen Eltern auseinander und erfährt jetzt verstärkt – weil er nicht mehr verleugnet und ausblendet – die Unterschiede und Diskrepanzen zwischen sich und ihnen. Das Bewusstsein von seiner erreichten Eigenständigkeit und Autonomie verursacht ambivalente Gefühle und Schmerz – sowohl beim Jugendlichen (»Meine Eltern verstehen mich nicht.«) wie oft auch bei den Eltern. Die jetzt folgenden Auseinandersetzungen mit den realen Eltern führen zu einer allmählichen Entidealisierung der infantilen idealisierten Elternbilder. Die wahrgenommenen mangelhaften, negativen Seiten der realen Eltern werden mit den idealisierten inneren Elternbildern verbunden, es bilden sich wieder kohärente Selbst- und Objekt-Repräsentanzen. Mit zunehmender Auseinandersetzung treten die primitiveren Abwehrformen wie Spaltung und Projektion mit mangelnder Trennung von Innen und Außen zurück; ein Konsolidierungsprozess beginnt. Der Jugendliche söhnt sich im Zuge des Erwerbs von zunehmender

Kompetenz und positiven Bestätigungen immer mehr mit seinen realen Möglichkeiten, seiner neuen körperlichen Erscheinung und seinen tatsächlichen kognitiven wie affektiven Fähigkeiten aus. Unter der Voraussetzung, dass der Jugendliche in zwischenmenschlichen Kontakten, im Leistungsbereich, im Beruf oder in der Sexualität überwiegend positive reale Erfahrungen machen kann, werden Omnipotenz-, Masturbations- und Rettungsfantasien immer bedeutungsloser. Ein realistisches Selbst entwickelt sich, getragen von einem Selbstwertgefühl mit positiver Selbstwertregulation. Dieses Selbst lernt, Unzulänglichkeiten und Mangelhaftigkeiten auf dem Hintergrund eines reifen Ich-Ideals zu relativieren. Mit Überwindung des narzisstischen Durchgangsstadiums werden das Ich-Ideal und damit das reife Über-Ich zur handlungsleitenden Instanz. Indem der Jugendliche sich mit seinem Selbstbild aussöhnt, ideale Selbstaspekte und reale Selbstaspekte integriert, gelingt es ihm auch, als Objekt eigener und fremder Betrachtung zu bestehen. Schamgefühle treten zurück und können als den sozial interaktiven Bereich regulierende Affekte (Seidler 1995) bzw. Signalaffekte verwendet werden.

Mit dem integrierten Selbstgefühl ist der Prozess der Ablösung und Individuation von den Selbst- und Objektvorstellungen der Kindheit weitgehend abgeschlossen. Diese Selbst- und Objektvorstellungen der Kindheit sind durch die interaktiven Erfahrungen mit den äußeren Objekten verändert und überformt. Mit Hilfe neu erworbener affektiv-kognitiver Strukturen betrachtet der Jugendliche sich und seine Beziehung zu den Eltern im Spiegel der Vergangenheit. Seine Kindheit wird von ihm nachträglich interpretiert und neu gelesen (Erdheim 1990). Identitätsbildung wird als ein nachträglicher Akt verstanden, dem eine äußere oder eine innere mentale Handlung vorausgeht (Berger 2000, Bohleber 1999). Die infantilen Selbst- und Objektrepräsentanzen werden damit endgültig verinnerlicht. Die jetzt entwickelte Fähigkeit zur Selbstdistanz führt zu einem neuen Niveau der »Organisationstätigkeit des Ichs«. Die Fähigkeit zur Selbstdistanz fließt in die Fähigkeit zur therapeutischen Ich-Spaltung (Sterba 1934) ein. Piaget (1977) spricht von einem Prozess der kognitiven, sozialen und moralischen Dezentrierung in der Adoleszenz. Die Fähigkeit zur Selbstdistanz oder Selbstreflexivität zeigt sich unter anderem in der Fähigkeit zur Übertragungsdistanz, die ermöglicht, zwischen innerer und interpersoneller Realität zu unterscheiden (Streeck-Fischer 1992). Die Fähigkeit zur Rollendistanz (Winnicott 1965/1974) oder – wie es hier besser heißen sollte – zur Übertragungsdistanz, die sich in der Adoleszenz erst allmählich entwickelt und die es ermöglicht, zwischen innerer und interpersoneller Realität zu unterscheiden, ist ein wichtiger Entwicklungsschritt und ein Maßstab für das erreichte Entwicklungsniveau des Jugendlichen. Der soziologische Begriff Rollendistanz meint den Abstand zwischen Person und sozialer Rolle. Winnicott (1965/1974) spricht vom falschen Selbst beim Gesunden: »Viel hängt von der Fähigkeit des Individuums ab, auf Omnipotenz und den Primärvorgang allgemein zu verzichten« (S. 186).

Die Fähigkeit zur Übertragungsdistanz oder zur therapeutischen Als-ob-Beziehung kann sich beim Jugendlichen erst entwickeln, wenn die Ablösung endgültig bewältigt und damit die infantilen Objekte verinnerlicht sind. Das modifizierte therapeutisch-technische Vorgehen ist darin begründet. Fonagy et al. (2004) nennen das die neue Form der Mentalisierungsfähigkeit.

Die erreichte Kohärenz liegt in der Fähigkeit des Selbst, neue und gegebenenfalls Ich-fremde Erfahrungen persönlich anzueignen und als zum Selbst zugehörig zu akzeptieren (Helbing-Tietze 2004).

Der Jugendliche verharrt nicht in Abwertung und Besetzungsabzug von den Eltern, wie in Adoleszenztheorien vielfach dargestellt, vielmehr entwickelt er im günstigen Falle tiefe, positive und warme Beziehungen zu seinen Eltern (vgl. Shellstudie 2019).

Die gesellschaftlichen Bedingungen und Veränderungen von Adoleszenz als einem Möglichkeitsraum (King 2003, 2013) für psychisches Experimentieren und Entwickeln sind ebenso wie die sozialen Wandlungen der Geschlechter- und Generationenbeziehungen zu beachten. Denn Adoleszenz kann charakterisiert werden als ein gesellschaftlich und intergenerational hergestellter Möglichkeitsraum für jene psychischen und sozialen Entwicklungs- und Bildungsprozesse, bei denen im günstigen Fall die körperlichen Veränderungen integriert und die Selbst- und Elternbilder im Prozess des Abschieds von der Kindheit entsprechend modifiziert werden. Die adoleszenten Wandlungen münden daher, wiederum im günstigen Fall, in die Fähigkeit, die eigenen Ressourcen und Begrenzungen in konstruktive Lebensentwürfe als erwachsener Mann oder erwachsene Frau umzusetzen. Ein solcher adoleszenter Möglichkeitsraum ist von daher, soziologisch betrachtet, ein in historischer Veränderung begriffenes Produkt der modernen westlichen Industriegesellschaften.

1.7.2 Die Reinszenierung infantiler Konflikte und ihre ich-syntone Bewältigung

Zentrale Kindheitskonflikte beeinflussen als Wiederholungen alle Lebensphasen. Dabei bestimmt zum einen das Ausmaß der neurotischen Störung bzw. der frühkindlichen Traumatisierung, inwieweit infantile Konflikte wiederholt werden oder ob neue Erfahrungen bzw. kreative Bewältigungen möglich sind. Zum anderen spielen die aktuellen Bedingungen der Adoleszenz eine Rolle, die dann zu einer zweiten Chance (Eissler 1966) werden kann, wenn die Eltern und andere Erwachsene für Auseinandersetzungen, Identifikationen und Neuerfahrungen zur Verfügung stehen und die jetzt entwickelten affektiv-kognitiven Strukturen (Piaget 1977) progressive Lösungen ermöglichen. So bieten sich dem Jugendlichen Möglichkeiten, infantile zentrale Konflikte kompromisshaft zwischen progressiven Strebungen und regressiven Wünschen zu bewältigen. Gelingt es dem Jugendlichen nicht, seine bisher unbewältigten präödipalen und ödipalen Konflikte im Umgang mit den realen Eltern und anderen Erwachsenen auszutragen – was ermöglichen würde, reale elterliche und gesellschaftliche Widersprüche zu akzeptieren –, kommt es an der Schwelle von der Familie zur Gesellschaft zur »Veröffentlichung« solcher Konfliktinhalte. Diese können nun verallgemeinernd auf gesellschaftliche Missstände und politische Verhältnisse übertragen werden. Die Umwandlung konkreter Erfahrungen in politische Weltbilder ist bei Jugendlichen nicht ungewöhnlich (Heitmeyer 1989). Solche Veröffentlichungen sind unter anderem jedoch dann gefährlich, wenn es in der Familie eine Art »Nazi-Milieu« gibt. Das ist der Fall, wenn dort Nazi-Ideologien tradiert werden, in einer Festungsfamilie eine massive Feindlichkeit gegenüber Fremden vorgelebt wird oder der Jugendliche in der Familie als Versager die Position des feindlichen Ausländers schon immer innehatte.

Das Ausmaß der neurotischen Störung bzw. der frühkindlichen Traumatisierung bestimmt, inwieweit infantile Konflikte wiederholt werden oder neue Erfahrungen möglich sind. »Je neurotischer (oder traumatisierter, meine Ergänzung) die Person, umso stärker der Drang zur Wiederholung, je gesünder, umso mehr Erlebnishunger« (A. Freud 1965/1971, S. 45).

Das ist bei Jugendlichen nicht grundsätzlich anders als bei Erwachsenen, was die Bedeutung der Adoleszenz als zweite Chance (Eissler 1966) mit Selbstheilungsmöglichkeiten (Ladame 1991, 2004) relativiert. Zentrale infantile Konflikte wirken sich auf die Lebensentwürfe aus, mit denen der Jugendliche im Fantasie- und Handlungsspielraum experimentiert, um seine sexuelle, berufliche und soziale Identität zu finden.

Je vorbelasteter der Jugendliche ist, umso eher neigt er dazu, seine unbewältigten präödipalen und ödipalen Konflikte im Umgang mit den realen Eltern bei anderen Personen außerhalb der Familie und in gesellschaftlichen Bedingungen wiederzufinden und zu wiederholen. Für seinen weiteren Lebensweg ist es entscheidend, ob solche unbewältigten Konflikte und Traumatisierungen – z. B. frühe Erfahrungen, von der Mutter alleine- und fallengelassen worden zu sein – in Familie und Gesellschaft wiederholt oder aber in sozialen Rollen bewältigt und verarbeitet werden, indem der Jugendliche beispielsweise über eine Helferfantasie einen sozialen Beruf ergreift und sich sozial Fallengelassenen widmet.

Grundsätzlich wird der Ablösungsprozess sowohl durch die wiederbelebten frühen Trennungs- und Loslösungserfahrungen als auch durch die gegenwärtigen Loslösungsbedingungen bestimmt. Anders als in der Kindheit vollzieht sich die Ablösung des Jugendlichen vor dem Hintergrund eines bereits erreichten Standes der Ich-Organisation und der Selbst-Objekt-Differenzierungen. Die Bedingungen der Adoleszenz sind aber auch mit der frühen Loslösungsperiode vergleichbar: Ähnlich wie bei der frühen Trennung wird der Jugendliche im Trennungsprozess der Adoleszenz mit den sich erweiternden affektiv-kognitiven Fähigkeiten in eine jetzt noch breitere soziale Realität entlassen, für die er noch mangelhaft ausgestattet ist. Eine sichere emotionale Verankerung durch die Eltern ist in dieser Phase ebenso bedeutsam wie in der frühen Kindheit und Voraussetzung für die gelungene Ablösung des Jugendlichen. Das wird oft zu wenig gesehen. Eine Folge kann sein, dass allein gelassene Jugendliche zu Selbsthilfemaßnahmen greifen, die sich ungünstig auf die weitere Entwicklung auswirken. Darüber hinaus werden beim Loslösungsprozess auch die Erfahrungen der Eltern in Bezug auf ihren eigenen Ablösungsprozess reaktiviert. Sie bestimmen die Art, wie sie diesen Prozess begleiten. Oftmals erschweren heutzutage Eltern ihren jugendlichen Kindern die Ablösung, indem sie sich selbst adoleszente Verhaltensmuster aneignen und ihre bisherige Lebensgestaltung infrage stellen.

Die Eltern verändern ihre Rollenerwartungen schrittweise, abrupt oder so gut wie gar nicht und entlassen so den Jugendlichen in die Selbstbestimmung, Selbststeuerung und Selbstverantwortung (vgl. Lample de Groth 1981). An dieser Stelle zeigt sich dann, inwieweit die von den Eltern übernommenen Ich- und Über-Ich-Funktionen konfliktfrei internalisiert werden können, also zu diesem Zeitpunkt bereits einen relativen Grad von Depersonifizierung und Verallgemeinerung erreicht haben oder ein konfliktbedingter oder struktureller Mangel vorliegt.

Je mehr es dem Jugendlichen gelingt, seine auf Familie und gesellschaftliches Umfeld übertragenen und gelebten zentralen Konflikte zu relativieren, umso günstiger sind seine weiteren Entwicklungsbedingungen und umso eher ist er in der Lage, seine Adoleszenzaufgaben zu bewältigen. Eine solche Entlastung geht der Phase der Entwicklung realistischer Selbst- und Objektbilder voraus. Mit der Entlastung kann die Beziehung zu den realen Eltern sich auf einem neuen Niveau einpendeln, während die infantilen Objekte endgültig verinnerlicht werden.

Aufgrund der Beobachtungen, dass Jugendliche dazu neigen, Kindheitskonflikte in Wort und Tat wiederzubeleben und auf andere Beziehungen als die zu den Eltern auszuweiten, werden Jugendliche manchmal mit erwachsenen Borderline-Patienten verglichen. Die Bereitschaft der Jugendlichen, innere Konflikte zu projizieren und nach außen zu verlagern, ist groß. Dazu gehört auch die Neigung, familiäre Beziehungen in sozialen Rollen wiederzufinden. Jeammet (2004) sieht im Agieren Jugendlicher auf einer äußeren Bühne den Versuch, das zu kontrollieren, was sie auf der Ebene des Ichs nicht repräsentieren können. Überwältigt von der Stärke der Affekte in einem zerstörten psychischen Raum wird das subtile Spiel der Verschiebungen von Repräsentationen abgelöst von archaischen Mechanismen der Projektion, der Verkehrung ins Gegenteil und der Wendung gegen das Selbst. Es ist der Versuch, Grenzen und eine bedrohte Identität durch die Verleugnung von Verlangen und inneren Objektbindungen sowie durch die Kontrolle des äußeren Objekts wieder aufzubauen.

Deshalb sind in Behandlungen von Jugendlichen auch therapeutisch-technische Modifikationen nötig. Besonders wichtig ist es hier, die Arbeits- und Realbeziehung zu beachten. Durch die weitreichenden körperlichen, kognitiven und affektiven Veränderungen bei Jugendlichen sind die narzisstische Besetzung des Selbst und damit die narzisstische Gleichgewichtsregulierung labil. Das wiederum hat Verzerrungen im Bereich der Wahrnehmung von innerer und äußerer Realität zur Folge; die Fähigkeit zur Realitätsprüfung ist in den äußeren Schichten instabil (Hartmann 1960).

Ein besonders wichtiger Schritt für die Bewältigung und das Schicksal zentraler Kindheitskonflikte ist die ich-syntone Bewältigung des infantilen Resttraumas am Ausgang der Adoleszenz. Die Bewältigungsstrategien, die hier für zentrale Konflikte gefunden werden, sind letztlich ein Kompromiss zwischen regressiven Wünschen und progressiven Strebungen. Die infantile Bedürftigkeit wird nicht mehr wie bis dahin vom Jugendlichen wiederbelebt und externalisiert. Vielmehr setzt die Ich-syntone Bewältigung des infantilen Traumas die Verinnerlichung der gesamten Szene voraus. Das führt zu einer relativen Ich-Stärkung.

Es handelt sich um eine Art Selbstheilung und -versorgung. Diese Ich-syntone Bewältigung des infantilen Resttraumas findet sich beispielsweise in Orientierungen bei jungen Erwachsenen wieder, die nach dem Motto leben: »Ich helfe anderen (z. B. Behinderten), so wie mir selbst hätte geholfen werden sollen als schwieriges Kind, das ich war« oder »Ich mache aus meiner früheren Not eine Tugend« oder »Ich sorge für Gerechtigkeit wegen meines erlittenen Unrechts.« Vergleichbares finden wir in Märchen wie dem des Tölpel-Hans, der mit seiner komplizierten Art zu denken König wird. Die Ich-syntone Bewältigung des infantilen Resttraumas verdichtet sich auch in Berufszielen und in allgemeinen Lebensmaximen (Blos 1973).

Damit das möglich ist, muss der Jugendliche sich mit der Erwachsenenrolle identifizieren und einen inneren Positionswechsel vollziehen von einem Passiv-erfahren-haben zu einem Aktiv-gestalten-wollen. Mit der Ich-syntonen Bewältigung wird der Kindheitskonflikt in die konfliktfreie Sphäre des Ichs verlagert.

Neben der Stärkung per Selbstheilungsaktivität werden zentrale infantile Beziehungskonflikte verschlüsselt oder chiffriert. Primäre Liebesobjekte werden in wichtigen Bereichen desymbolisiert und bleiben weiterhin als Klischees (Lorenzer 1970) wirksam. Sie sind in ihrer Bedeutung damit aber vom Bewusstsein in stärkerem Maße ausgeschlossen. Abhängig von der Trieb-Ich- und Objektbeziehungsproblematik, die in Verbindung mit der Wiederbelebung zentraler Konflikte sichtbar wird, werden die Adoleszenzaufgaben zu Schwellensituationen. Werden in Verbindung mit den vorherrschenden Konflikten die Entwicklungsaufgaben nicht bewältigt, kann man von einer pathologischen Adoleszenz sprechen. Der Konflikt zur Bewältigung des infantilen Resttraumas kann in gewissen Grenzen unabhängig von der Persönlichkeitsentwicklung des Jugendlichen gelingen. Insofern bietet die Adoleszenz tatsächlich eine zweite Chance, ungünstige, infantile Konfliktbewältigungen zu revidieren und neue zu finden.

1.8 Eltern in der Adoleszenz

Die vielfach herrschende Vorstellung von Eltern, wenn der Jugendliche erst einmal in der Adoleszenz ist, sei alles »gelaufen« und man könne dann nichts mehr tun, muss vor dem Hintergrund der neurobiologischen Forschung revidiert werden. Zwar sind in der frühen Entwicklung basale Prägungen erfolgt, jedoch ermöglichen die neuropsychosozialen Umstrukturierungen auch eine zweite Chance, wie Eissler (1966) dies bereits in seiner Arbeit ›Bemerkungen zur Technik psychoanalytischer Behandlung Pubertierender …‹ betont hat. Nicht zuletzt die Befunde der Hirnforschung verweisen auf die wichtige Bedeutung des Umgangs der Eltern mit ihrem heranwachsenden Sohn bzw. ihrer Tochter.

Was sind gute Eltern in der Zeit der Adoleszenz? Der Jugendliche befindet sich in einem Spannungsfeld von »ich kann alles, aber ich weiß noch nicht wie«. Wenngleich für den Jugendlichen Gleichaltrige als Ratgeber an erster Stelle stehen, sollten Eltern es nicht dabei bewenden lassen, dass sich ihr Sohn/ihre Tochter von ihnen zurückzieht. Selbst wenn der Jugendliche die Vorstellungen der

Eltern nicht hören will, »bescheuert findet«, was sie zu sagen haben, ist es ungemein wichtig, mit ihm die Auseinandersetzung zu suchen – nach dem Motto »hier bin ich mit meiner Lebenserfahrung und meinem Wissen, und ich hoffe und wünsche, dass du dich darauf einlassen kannst. Aber letztlich musst du deinen eigenen Weg finden.« (vgl. auch Kap. 1.1.2)

Nicht selten kollidiert die Adoleszenz der Kinder mit dem Klimakterium der Mutter. Die Ablösung des eigenen Kindes konfrontiert mit dem eigenen Alter und der Frage, inwieweit die Familie und die Paarbeziehung der Eltern auch nach dem Weggang der Kinder noch Bestand hat. Konfrontiert mit dem eigenen Kind im jugendlichen Alter werden darüber hinaus nicht selten eigene nicht gelebte Tendenzen virulent: Die Mutter etwa, die im Grunde keine eigene Adoleszenz hatte, weil sie noch im jugendlichen Alter geheiratet und Kinder bekommen hat. Oder der Vater, der möglicherweise von der erwachenden Sexualität der Tochter mobilisiert, nun außerhalb der Familie eine jüngere Frau sucht – um nur einzelne Beispiele zu nennen. Wünsche werden wach, eventuell fehlende adoleszente Erfahrungen nachzuholen, das Älterwerden zu leugnen, sich frei von Verantwortung und Verpflichtungen fühlen, sich selbst noch einmal als Jugendlicher zu erfahren und sich ähnlich auszuprobieren, wie es die eigenen Kinder im Jugendalter gerade vormachen. Familien lösen sich jetzt unter Umständen auf, Bedingungen, die dazu führen, dass die Heimatbasis labilisiert ist bzw. verlorengeht und die es dem Jugendlichen erschweren, seinen eigenen Weg zu gehen. Sinnfragen stellen sich, wenn der Sohn oder die Tochter nicht mehr im Mittelpunkt des familiären Lebens stehen.

Auch transgenerationale Konflikte können virulent werden, etwa bei bis dato abgewehrten Traumatisierungen, die plötzlich aktiviert werden, wenn etwa die Tochter geschlechtsreif wird, oder wenn sie einen außereuropäischen Freund nach Hause mitbringt, der überwunden geglaubte nationalsozialistische Vorstellungen der Vergangenheit mit Fremdenhass mobilisiert. Oder es werden unerfüllte eigene Erwartungen auf den Sohn oder die Tochter übertragen. Sie/er soll einmal etwas Besonderes leisten, sie/er soll den sozialen Aufstieg schaffen.

Mit der zunehmenden Ablösung werden Ängste wach – der Sohn, die Tochter könnte auf eine schiefe Bahn geraten, Drogen nehmen oder Kontakt zu zweifelhaften Kreisen haben. Oder die Ablösung des eigenen Kindes gerät zu einem Horrorszenarium, weil der Jugendliche als der eigentliche Partner die Familie verlässt.

Veränderte Wertvorstellungen führen zu heftigen Konflikten. Genderdysphorie, Homosexualität, neue Formen des Zusammenlebens haben Auseinandersetzungen mit tiefen Enttäuschungen zur Folge oder münden im Beziehungsabbruch. Fragen werden laut wie: »Was habe ich falsch gemacht?« Das Verhalten des eigenen Jugendlichen wird gleichsam zu einem Spiegel bis dahin unerkannter eigener Konflikte in der Elterngeneration. Familiale Dynamiken, in denen adoleszente Töchter etwa funktionalisiert und dadurch an ihrer Selbstabgrenzung und Selbstbehauptung gehindert werden, werden sichtbar. Durch Formen des Manipulierens, Einengens, Eindringens und Instrumentalisierens kann es zu einer Enteignung des adoleszenten Entwicklungsspielraums kommen. Eltern, die sich entmachtet fühlen und keine pädagogischen Funktionen mehr übernehmen, können resignieren und aufgeben.

Jugendliche brauchen jedoch Eltern, die präsent sind und die sich mit ihnen reiben. Es sind Eltern gefragt, die wegweisende Funktionen übernehmen, ohne dass die Autonomie des Jugendlichen und auch die Notwendigkeit, aus eigenen Erfahrungen klug zu werden, abgeschnitten werden. Gute Eltern der Adoleszenz akzeptieren die Generationsschranke und versuchen nicht, es ihren Kindern gleich zu tun oder Geschwisterpositionen einzunehmen. Sie achten auf Grenzen und unterstützen den Jugendlichen in seinen in dieser Zeit mangelhaft funktionierenden exekutiven Funktionen, wie Antizipationsfähigkeit, mangelnder Fähigkeit zum Triebaufschub und Wahrnehmung von Realitäten. Sie sind Eltern, die den Jugendlichen begleiten und darauf aufmerksam machen, wenn er sich zu sehr zurückzieht, wenn er kaum noch zu Hause ist, wenn er sich in Extremsituationen begibt, wenn er keine Kontakte hat, oder wenn er sich hinter dem Computer verliert.

2 Adoleszenz zwischen Krise und Störung

Im Folgenden geht es um Problematiken im Grenzbereich zwischen Krise und Störung. Dabei wird auf einzelne krisenhafte Verläufe eingegangen, ohne damit ein vollständiges Bild »normaler« und pathologischer Bewältigungen der Adoleszenz darzustellen. Die hier aufgegriffenen Problematiken mit ihren unscharfen Grenzen zwischen Normalität und Pathologie (vgl. auch Seiffge-Krenke 2011) sollen verdeutlichen, dass sich Störungen allein aus dem krisenhaften Geschehen in der Adoleszenz entwickeln können. Zunächst soll der Begriff der Adoleszenzkrise noch einmal ausführlicher diskutiert werden. Ein krisenhafter Verlauf der Adoleszenz sollte weder bagatellisiert werden – etwa nach dem Motto, dass sich »das schon von selbst auswachsen« werde –, noch sollte ein solcher Verlauf der Adoleszenz dramatisiert werden. Die Gefahr der Chronifizierung mit langfristigen krankheitswertigen Verläufen sollte in keinem Fall aus dem Blick geraten. In jeden Fall sollte auf die Krise frühzeitig angemessen reagiert werden.

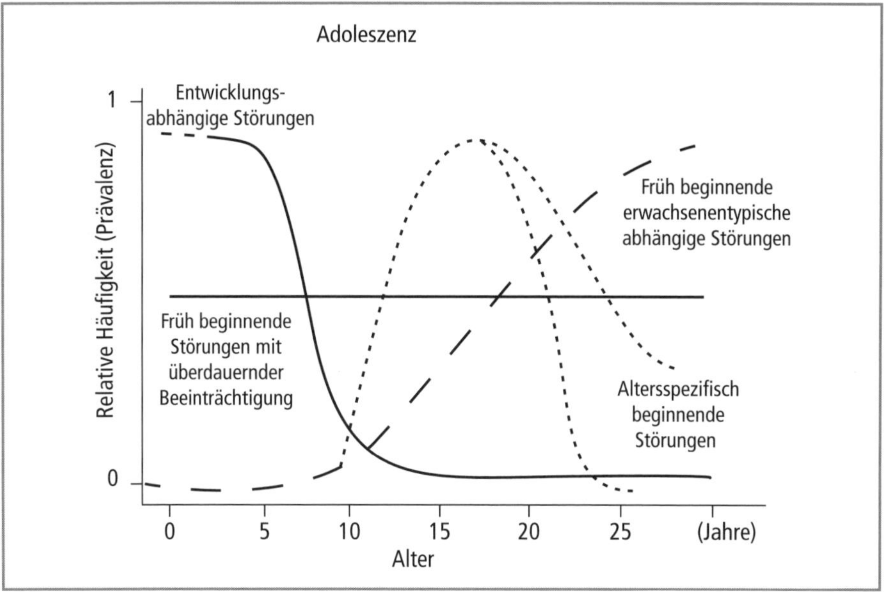

Abb. 2-1 Verlaufstypen psychischer Störungen nach Remschmidt und Schmidt 2000.

Wie aus Abbildung 2-1 hervorgeht, treten Störungen in Abhängigkeit von den adoleszenten Umstrukturierungen auf, die sich auf das Alter zwischen 11 und 23 Jahren erstrecken.

Im Folgenden stehen diese Übergangssymptomatiken und die Störungen im

Vordergrund. Die Bandbreite psychischer Störungen, die im Jugendalter beginnen und in das Erwachsenenalter fortdauern, wird hier nicht berücksichtigt – insbesondere nicht die Persönlichkeitsstörungen. Wie in Kapitel 1 dargestellt sind die Austragungsorte der Konflikte von Jugendlichen einmal mehr nach außen, auf das Soziale, gerichtet und ein andermal mehr auf die eigene Person, gegen den eigenen Körper. Die Krisen weiblicher Jugendlicher verdichten sich vor allem am körperlichen Selbst, während sich die Krisen männlicher Jugendlicher tendenziell eher am sozialen Selbst festmachen. Dies stimmt überein mit Studien, die zeigen, dass männliche Jugendliche eher an einem handlungsorientierten Selbst festhalten, während weibliche Jugendliche eher mit Innenwendung und einem selbstreflexiven Selbst reagieren. (z. B. Flammer 2009)

2.1 Noch einmal zur Adoleszenzkrise[7]

Der Begriff der Adoleszenzkrise wird in den letzten Jahrzehnten nur noch selten in psychiatrischen Schriften verwendet. Nachvollziehbar wird die kritische Einstellung zu diesem Begriff vor dem Hintergrund seiner Ausweitung in der älteren Literatur. Um das Jugendalter mit den zum Teil krisenhaften Umstrukturierungen nicht psychiatrischen Störungsbildern zuzuordnen, ist es sinnvoll, an dem Begriff der Krise festzuhalten, da es keine diagnostische Klassifikation gibt, die der Entwicklungsproblematik gerecht würde. Eine Pathologisierung der inneren und äußeren Austragungsorte noch nicht oder mangelhaft mentalisierter Konflikte sollte vermieden werden.

Zur Definition von Krise

Die Krise bezieht sich auf das altgriechische Verb Krinein, das trennen und (unter)scheiden bedeutet (Gredler 1992). Es bezeichnet »Ent-Scheidung«, entscheidende Wendung (Duden) und bedeutet eine schwierige Situation, die den Höhe- oder Wendepunkt einer gefährlichen Entwicklung darstellt. Dass es sich um einen Wendepunkt handelt, kann jedoch erst festgestellt werden, wenn die Krise abgewendet oder beendet wurde.

Die psychische Krise ist in der klinischen Psychologie und Psychiatrie eine durch ein Ereignis oder akutes Geschehen hervorgerufener schmerzhafter Zustand oder ein Konflikt zwischen mehreren beteiligten Personen, der dann entsteht, wenn sich eine Person oder eine Gruppe Hindernissen auf dem Weg zur Erreichung wichtiger Lebensziele oder bei der Bewältigung von Anforderungen des Alltags gegenübersieht und diese nicht mit den üblichen Problemlösestrategien bewältigen kann.

Die Krise in diesem Sinne äußert sich als plötzliche oder fortschreitende Verengung der Wahrnehmung, der Wertesysteme sowie der Handlungs- und Problemlösefähigkeiten. Eine Krise stellt bisherige Erfahrungen, Normen, Ziele und Werte in Frage und hat oft für die Person einen bedrohlichen Charakter. Sie ist zeitlich begrenzt.

7 Teile dieses Kapitels wurde zusammen mit J. Fegert und H. Freyberger im Handbuch der Adoleszenzpsychiatire (2009) veröffentlicht.

Adoleszenzkrise, normative Krise, Reifungskrise, adoleszente Identitätskrise und adoleszente Entwicklungskrise sind Begriffe, die synonym gebraucht werden. Sie kennzeichnen eine kritische Phase der Entwicklung, eine »normale« Krise, die keine Krankheit darstellt, sondern zu einem normalen Entwicklungs- oder Reifungsablauf gehört (vgl. Remschmidt 1992).

Als Adoleszenzkrise hat Remschmidt (1997) eine fehlgeschlagene Bewältigung der altersspezifischen Entwicklungsaufgaben definiert. DuBois, Resch (2006) sehen darin Störungen, die den Jugendlichen daran hindern, seine alterstypischen und situationsgemäßen Lebensvollzüge zu bewerkstelligen. Sie nennen biologische, genetische und psychosoziale Einflüsse, die zur Strukturbildung und während der Adoleszenz infolge des Risikoverhaltens in die Krise, Delinquenz oder Krankheit (DuBois, Resch 2006) führen können.

Mit dem Begriff der Adoleszenzkrise wird eine diagnostische Klassifizierung von psychischen und Verhaltensauffälligkeiten in dieser Zeitspanne vermieden, was der Unvorhersehbarkeit der Entwicklung angemessen ist. Verhaltens- und Erlebnisweisen, die potentiell in die Gruppe der Neurosen, der Persönlichkeitsstörungen oder der Psychosen gehören, werden mit einbezogen, um den Übergangscharakter adoleszenztypischer Auffälligkeitsmerkmale zu betonen, die der normativen Krise, in der sich Jugendliche befinden, immanent sind. Damit wird allerdings der Übergang von der Adoleszenzkrise in die psychiatrische Krise eigenartig unscharf.

Die Adoleszenzkrise geht mit Störungen einher, die zwischen normalen und krankhaften Verhaltensmustern angesiedelt sind und die im Rahmen der Adoleszenz auftauchen können. Remschmidt (1997) hat auf die problematischen Ausweitungen in der Verwendung des Begriffs der Adoleszenzkrise aufmerksam gemacht. Danach gebe es weder Abgrenzungen zu Lebensschwierigkeiten einerseits, noch zu psychiatrischen Erkrankungen andererseits. Im Extremfall könnten psychotische Entgleisungen, ebenso wie Dissozialität und Suchtverhalten, in ihrer akuten Phase noch einer Adoleszenzkrise zugeordnet werden. Eine solche breit angelegte Definition kann jedoch heute als obsolet gelten. Verwirrung besteht allerdings darin, was noch als Adoleszenzkrise angesehen werden kann.

Das Konzept weist gewisse Verbindungen zum Konstrukt der Anpassungsstörungen auf, die ebenfalls zeitlich limitierte Reaktionen darstellen, allerdings auf äußere Ereignisse. Die in den gängigen Klassifikationssystemen angegebenen Remissionszeiträume etwa für ängstliche und depressive Reaktionen auf äußere Belastungen umfassen maximal sechs Monate. Die wenigen existierenden Studien zum Langzeitverlauf der Anpassungsstörungen berichten allerdings mittlere bis hohe Übergangswahrscheinlichkeiten in andere psychische Störungen.

Im Kontext der Suizidforschung wurde von Henseler (1992) das Konzept sog. narzisstischer Krisen entwickelt, das zur Erklärung temporär begrenzter suizidaler Krisen bei individualspezifischen äußeren Belastungen mit guter langfristiger Prognose herangezogen wurde. Dieses Modell ist geeignet, auch als ein Erklärungsmodell für temporär begrenzte Krisen bei Personen herangezogen zu werden, die ansonsten über ein gutes psychosoziales Funktionsniveau verfügen und keine psychische Erkrankung im engeren Sinne aufweisen.

Konstrukte, Konstruktionen und Fakten zu einem Streitthema

Arbeiten zur Adoleszenzentwicklung betonen, dass Stimmungsschwankungen, Risikoverhalten, Konflikte mit den Eltern und externalisierende und internalisierende Formen von Auffälligkeiten in dieser Zeitpanne zur Normalität gehören (Resnick et al. 1997; Arnett 1999). Diese Sichtweise kommt den frühen psychoanalytischen Konzeptionen entgegen.

> »... *Unberechenbarkeit und Unverlässlichkeit gehören meiner Ansicht nach zum Bild des normalen Jugendlichen. Während der Dauer der Pubertät kann der Jugendliche nicht anders. Er wehrt seine Triebregungen ab, gibt ihnen aber auch nach, er vollbringt ein Wunder an Selbstbeherrschung, ist aber auch ein Spielball seiner Gefühle, er liebt seine Eltern und hasst sie zugleich, er ist gleichzeitig in volle Revolte und voller Abhängigkeit ... er hat mehr künstlerisches Verständnis, ist idealistischer, großzügiger als je vorher und nachher; aber er ist auch das Gegenteil: egoistisch, selbstsüchtig und berechnend*«.
>
> Anna Freud 1958, S. 1767

Im psychoanalytischen und psychiatrischen Verständnis der Adoleszenz des zwanzigsten Jahrhunderts wurde das Bild eines Jugendlichen gezeichnet, der durch den anstehenden Triebdruck und die wiederbelebten infantilen Konflikte beunruhigt, stimmungslabil, aufgewühlt und zumeist in heftigen Auseinandersetzungen befangen ist. Die Annahmen eines zwangsläufig krisenhaften Verlaufs wurden in der Regel aus der Arbeit mit psychisch auffälligen Jugendlichen gewonnen. Darüber hinaus beinhaltete die adoleszente Entwicklungskrise potentiell alle Störungsbilder dieser Zeitspanne, da erst am Ende der Adoleszenz von einem endgültigen Zustandekommen einer pathologischen Organisation gesprochen werden sollte (Laufer, Laufer 1989). Daraus folgte, dass keine klare Grenze zwischen krisenhaften und pathologischen Verläufen gezogen wurde. Selbst psychotische Episoden oder schwere dissoziale Verhaltensstörungen erschienen noch als krisenhafte Entwicklungen, die in Normalität münden konnten.

Diese weite Definition einer Adoleszenzkrise, die in das gesamte Spektrum zwischen Normalität und Psychose münden kann, wurde von verschiedenen Seiten, auch aus psychoanalytische Sicht (Lichtenberg 1998; Fonagy et al. 2004), kritisiert. Lichtenberg (1998) meinte, dass die Adoleszenz unter solchen Umständen pathologisiert werde und verwies auf die Fähigkeit zur Selbstkohärenz, über die gesündere Jugendliche verfügen und die bereits im früheren Entwicklungsalter entwickelt wird. Fonagy et al. (2004) sehen den Zusammenbruch (adolescent breakdown; Laufer 1989) im Jugendalter nicht als Folge der Adoleszenz, sondern als Folge früher Entwicklungsstörungen.

Offer und Schonert-Reichl (1992) verweisen vor dem Hintergrund ihrer Forschungsergebnisse auf fünf Mythen zur Adoleszenz. Der erste Mythos sei, dass die normale Adoleszenz von Aufruhr gekennzeichnet sei; der zweite Mythos: Die Adoleszenz sei von heftigen Gefühlen begleitet; der dritte Mythos: Die Pubertät sei ein negatives Ereignis; der vierte Mythos: In der Adoleszenz gäbe es eine erhöhte Suizidgefährdung, und der fünfte Mythos: Das Denken eines Jugendlichen ähnele dem eines Kindes. Ihre Untersuchungen haben ergeben, dass die Adoleszenz keine Zeit der schweren Störungen ist. 80 % der Jugendlichen, so die Autoren, mache keinen Aufruhr durch, habe gute Beziehungen zu den Eltern und den Gleichaltrigen und stimme mit sozialen und kulturellen Werten überein.

DuBois und Resch (2005) problematisieren in diesem Zusammenhang, dass das Gros der Verhaltensprobleme im Jugendalter heute als Störung des Sozialverhaltens eingeordnet wird, womit dem Umstand entsprochen würde, dass krisenhaftes Jugendverhalten oft von sozialen Auffälligkeiten begleitet sei. Kritisch vermerken sie, dass damit die Klassifikation der Störung des Sozialverhaltens eine ähnliche Leerformel geworden sei wie die freihändig diagnostizierten Pubertäts- und Adoleszenzkrisen.

Insgesamt vermittelt sich der Eindruck, dass weder die Tendenz zur Pathologisierung noch der »Vernormalisierung« dem Adoleszenzprozess, in dem sich der Jugendliche befindet, gerecht wird.

Der adoleszente Entwicklungsprozess ist fließend und dynamisch. Er geht mit spezifischen Schritten in der frühen, mittleren und späten Adoleszenz einher. Insbesondere die veränderte Körperlichkeit wird in Verbindung mit dem Einbruch des Selbstwertgefühls zu einer krisenhaften Herausforderung. Das Handeln Jugendlicher ist ein Spiel an und mit den Grenzen, sei es an den vorgegebenen sozialen Regeln, den Grenzen der eigenen Belastbarkeit, mit Blick auf ungewöhnliche Sinneserfahrungen oder auf körperliche Grenzerfahrungen. Die Faszination der Grenz- und Regelverletzungen ist vor allem bei männlichen Jugendlichen ein Bestandteil dieser Zeitspanne und damit ein Verhalten, das leicht der Störung des Sozialverhaltens zugeordnet werden kann. Zu spontanen oder auch momentanen Übertretungen sozialer Normen und Regeln kommt es besonders leicht, wenn der Jugendliche in Belastungssituationen seine Konflikte durch externalisiertes Handeln austrägt (vgl. dazu Bedingungen des adoleszenten Narzissmus Kap 1.6.4.1). Jugendliche, die demgegenüber in Belastungssituationen mit einer selbstkritischen Betrachtung der Situation reagieren, ziehen sich zurück und können sich nicht als Akteure ihrer jeweiligen spezifischen Lebensbedingungen erfahren. Sie geraten leicht in Selbstwertkrisen und der Körper wird zum Austragungsort ihres Befindens (z. B. Essstörungen). Hier spielt die jetzt verfügbare Fähigkeit zur Metakognition – die Fähigkeit, über sich selbst nachdenken zu können – eine wichtige Rolle.

Forschungsergebnisse zu krisenhaften Verläufen in der Adoleszenz

Eine Reihe von Autoren (Offer 1985; Douvan, Adelson 1955; Rutter 1992) betonen aufgrund ihrer Forschungsergebnisse, dass Teenager (Alter 13 bis 19) kaum aus dem Gleichgewicht geraten. Allerdings stellt sich dabei die Frage, inwieweit in diesen Untersuchungen die in den Studien verwendeten Fragebögen, die von den Jugendlichen ausgefüllt wurden, deren innere Situation erreichten und sie bereit waren, sich darüber mitzuteilen. In Verbindung mit ihren neu entwickelten kognitiven Fähigkeiten sind die Jugendlichen in der Lage, eine äußere Fassade zu zeigen (Broughton 1981), so dass offen bleiben muss, inwieweit Jugendliche überhaupt eine verlässliche Informationsquelle sein können (Offer 1985). Das gleiche gilt für die Shellstudien 2014–19. Aus den dort durchgeführten Befragungen geht hervor, dass 90 % der Jugendlichen mit ihren Eltern gut klar kommen, davon 38 % sogar bestens; 71 % würden ihre Kinder irgendwie so oder genauso wie ihre Eltern erziehen; 73 % der Jugendlichen im Alter von 18 bis 21 Jahren leben noch bei ihren Eltern.

Andererseits liegt die Prävalenz für psychiatrische Störungen bei Jugendlichen bei etwa 21 %. Dabei ist allerdings zu berücksichtigen, dass die meisten epidemiologischen Studien weder zwischen Kindern und Jugendlichen, noch zwischen Jungen und Mädchen unterschieden haben. Darüber hinaus gibt es nur wenige Studien, die nach den verschiedenen Phasen der Adoleszenz (frühe, mittlere, späte) differenzieren. Verlaufsstudien von Holstra et al. (2002) haben ergeben, dass ein höherer Prozentsatz an Jugendlichen, die in der frühen Adoleszenz hohe Auffälligkeiten zeigten, im frühen Erwachsenenalter als gesund imponierte. Sie machten außerdem eine Gruppe von Jugendlichen ausfindig, die in der Adoleszenz auffällig wurde und im Erwachsenenalter eine deutliche Psychopathologie zeigten.

Untersuchungen zum Gefühlsleben Jugendlicher vermitteln, dass es in der frühen und mittleren Adoleszenz weniger depressive Störungen gibt, während in der späten Adoleszenz sich die Stimmungslage deutlich verschlechtert (Larsen, Lampman-Petraitis 1989). Die Pubertät scheint eher ambivalent erfahren zu werden und nicht primär als negatives Ereignis. Allerdings gibt es nur wenige Forschungsergebnisse zu diesem Ereignis (Brooks-Gunn, Petersen 1984; Rutter 1992).

Untersuchungen von Korenblum et al. (1990) verweisen darauf, dass 46 % aller 13-Jährigen und 33 % aller 16-Jährigen Persönlichkeitsauffälligkeiten mit verschiedenen Symptomatiken zeigen, die im Erwachsenenalter jedoch rückläufig sind.

Interessant sind in diesem Zusammenhang ältere katamnestische Untersuchungen von Langen und Jäger (1964), die ergaben, dass als Pubertätskrisen klassifizierte Jugendliche, die klinisch behandelt wurden, zu einem Drittel psychotische Erkrankungen, zu einem Drittel Persönlichkeitsstörungen entwickelten und zu einem Drittel einen unauffälligen Verlauf zeigten. Sie plädieren dafür, die Klassifikation der Jugendkrisen zu verbessern.

Auch Moffitts (1993) Verlaufsstudien an antisozialen Entwicklungen zeigen, dass es vorübergehende antisoziale Tendenzen in der Adoleszenz gibt, die rechtfertigen, die Diagnose der antisozialen Persönlichkeit nicht vor dem 18. Lebensjahr zu stellen.

Adoleszenz zwischen Lebensschwierigkeit und psychiatrischer Störung

In einem anderen Zusammenhang wurde vertreten (Streeck-Fischer, Fegert, Freyberger 2009), dass es sinnvoll und der Jugendlichenphase angemessen ist, an dem Begriff der Adoleszenzkrise festzuhalten. Eine dynamische Betrachtung von krisenhaften Verläufen bei Jugendlichen sollte beibehalten werden. Eine solche Betrachtung schließt ein, dass die Potenziale einer zweiten Chance in der Adoleszenz berücksichtigt werden. Wenn von Adoleszenzkrise gesprochen wird, sollten:

- der Zeitfaktor berücksichtigt werden,
- der jeweilige (adoleszenzspezifische) Auslöser für das krisenhafte Geschehen erkennbar werden, der den Jugendlichen daran hindert, die Entwicklungsaufgaben zu bewältigen und
- keine schwere psychische Dekompensation bzw. Psychopathologie vorliegen.

Das beinhaltet auch, dass der vorübergehende Status einer Krise anerkannt wird, die innerhalb eines befristeten Zeitraumes vom 13. bis 17. Lebensjahr überwunden werden sollte; andernfalls wäre von einer psychischen Störung zu sprechen. Auf die Adoleszenzkrise, die regulär durch die körperlichen Veränderungen im Jugendalter auftritt, indem die bisherige »Unaufdringlichkeit der Körpers« (King 2015) verloren geht, wird an anderer Stelle eingegangen (Kap 1.1.1 und Kap. 2.2).

Die Probleme in der Selbstregulation (vgl. Kap. 1.3) Jugendlicher, die sich sowohl auf die Kognitionen als auch die Affekte auswirken, finden in dem Bild von Dahl (2001, Kap 1.1) einen treffenden Ausdruck, der vom »starting of an engine« durch einen »unskilled driver« spricht. Dass es dabei Krisen und Unfälle gibt, ist naheliegend. Auch die neu verfügbare Fähigkeit zur Metakognition, die Fähigkeit, über sich selbst nachzudenken, kann die Zunahme der internalisierenden Auffälligkeiten erklären, ohne dass sie sogleich dem pathologischen Spektrum zugeordnet werden sollten.

Als Orientierungshilfe wird in Tabelle 2-1 zwischen normalen und krisenhaften Verhaltensweisen differenziert, die auf die auftauchenden sexuellen Interessen, die emotionale Intensität, die neuen Risiken im Umgang mit den Affekten und die Zunahme des Risikoverhaltens verweisen.

Beispiele für Adoleszenzkrisen

> Der 14-jährige Jugendliche wurde im Schulunterricht vom Lehrer dabei erwischt, wie er ein Pornoheft las. Dieser Lehrer beschimpfte ihn nicht nur, sondern führte ihn vor allen Mitschülern vor. In Reaktion auf diese heftige Konfrontation wurde der Jugendliche krank. Danach entwickelte er eine massive Angstreaktion mit Herzklopfen und Schweißausbrüchen, wenn er morgens in die Schule sollte. Da die Symptomatik andauerte, kamen deutliche Fehlzeiten zustande. Nach einem ausführlichen Gespräch mit dem Lehrer und einer kritischen Reflexion der Situation ließen die Ängste nach und er konnte wieder zur Schule gehen.

> Die 15-jährige Jugendliche trank, nachdem sie ins Internat kam, verführt durch andere etwas ältere Jugendliche, vermehrt Alkohol und war nächtelang unterwegs. Im Internat wurde offenbar nicht genauer kontrolliert – ganz entgegen den Bedingungen, in denen sie zuvor in der Familie gelebt hatte. Dort hatte es nämlich ständig Krach gegeben, wenn sie etwas anderes wollte als ihre Mutter. Dieser neue Freiraum erschien ihr befreiend. Gleichzeitig spürte sie mehr und mehr Gefühle von Traurigkeit und Leere, die sie mit dem Alkohol und dem Kontakt zu den Jugendlichen, die »high-life« machten, wegschieben konnte.

Die besorgte Mutter befürchtete, dass ihre Tochter den gleichen Weg wie ihr alkoholabhängiger Vater gehen könnte und veranlasste eine stationäre Behandlung. Die Jugendliche konnte dort die Problematik aufgeben. Nach Entlassung kam sie jedoch in das alte Milieu zurück. Es wird sich erst im Laufe der nächsten Jahre zeigen, ob es ihr gelingt, von der Problematik Abstand zu nehmen.

Als Fazit kann man festhalten, dass noch viele Fragen in dem Zwischenfeld zwischen unauffälliger und pathologischer Adoleszenz zu klären sind; der Forschungsbedarf ist erheblich. Es soll deshalb am Begriff der Adoleszenzkrise als einer normativen Krise festgehalten werden. Dabei erscheint es wichtig, die Adoleszenz nicht nur als eine individuelle Problematik zu sehen, sondern anzuerken-

Tab. 2-1 Normale und krisenhafte Verhaltensweisen.

Phase	Normale Entwicklung	Wege in die Krise
Frühe Adoleszenz	**Herausforderungen durch den sich änderden Körper** Biologische Veränderungen Menarche Pollution Sekundäre Geschlechtsmerkmale Wachstumsschub Triebdruck, z. B. anale, sexualisierte Sprache, aggressives Verhalten Orale Bedürfnisse	Erste massive Labilisierung Verlust der Eltern in ihren Stützfunktionen **Entwicklungsblockade**: Magersucht (Dornröschen, Peter-Pan-Syndrom) **Gender Dysphorie, Transgender** Forcierte Adoleszenz: **Suchtverhalten** (Zigaretten, Drogen, Alkohol) Promiskuöse Kontakte
Mittlere Adoleszenz	**Mangelhafte Selbstkontrolle, eingeschränkte Selbstregulation, Risikoverhalten** Handeln als Weg der Selbsterkenntnis Dysbalance zwischen Kognitionen und Emotionen Polarisierungsneigung in gut/böse Narzisstische Schutz-/Abwehrformen Zeitweilig verzerrte Realitätswahrnehmung Stimmungsschwankungen: Suche nach schnellen Befriedigungen Beschämungsängste vor anderen, Rückzug Identitätssuche – Pendeln zwischen den Kulturen	Suchtverhalten (Drogen, Alkohol) Ideologien als narzisstische Stütze **Gewalt, Kriminalität, Thrill-/Horrorsuche, selbstverletzendes Verhalten (SVV)** Als primäre Regulationen und Organisatoren von Identität Suizidneigung **Rückzug (soziale Phobie), Leben in Pararealität (Internet, Spielsucht)** Identitätskirse bei Migrationshintergrund **Borderland**
Späte Adoleszenz	Integration, Bewältigung infantiler Belastungen Geleitet von Ich-Zielen	Ggf. Weg in die chronifizierte oder zerbrochene Adoleszenz Eventuell zweite Chance

nen, dass sie in ihren Bildern und Ausprägungen entscheidend von den jeweiligen gesellschaftlichen Bedingungen abhängt. Als einem Ort, an dem gesellschaftliche Umstrukturierungen erfolgen, erscheint es sinnvoll, eine partielle Grenzverwischung zwischen Normalität und Pathologie zuzulassen.

2.2 Krisen – wenn der Körper zum Austragungsort wird

Psychopathologien der Adoleszenz stehen in einem engen wechselseitigen Zusammenhang zwischen der Konsolidierung des Körperbildes, der endgültigen geschlechtlichen Differenzierung und der Auflösung des Ödipuskomplexes (Laufer 1995). Wenn die Kontrolle über den Körper verlorengeht, wird er bekämpft.

2.2.1 Genderinkongruenz – Genderdysphorie – Transgender: ein Leben im falschen Körper?

Freud betonte die bisexuelle Anlage eines jeden Menschen: »Es ist bekannt, daß es zu allen Zeiten Menschen gegeben hat, die Personen des gleichen wie des anderen Geschlechts zu ihren Sexualobjekten haben nehmen können, ohne daß die eine Richtung die andere beeinträchtigt. Wir heißen diese Leute Bisexuelle, nehmen ihre Existenz hin, ohne uns viel darüber zu verwundern. Wir haben aber gelernt, daß alle Menschen in diesem Sinne bisexuell sind, ihre Libido entweder in manifester oder in latenter Weise auf Objekte beider Geschlechter verteilen« (Freud GW XVI, S. 89). Diese Auffassung mag als Hintergrund für eine weitere Auflösung gelten, nämlich das binäre Geschlechtssystem, das in vielen Kulturen tief verankert ist (Quindeau 2014, 2019), zu relativieren. Die Vorstellung einer Zweigeschlechtlichkeit, was bedeutet, eine Person zu sein, die durch ihr biologisch angeborenes Geschlecht determiniert ist, entweder Mann oder Frau zu sein, wird in westlichen Gesellschaften zunehmend infrage gestellt (Möller, Romer 2014; Rauchfleisch 2019). In allen Schichten des Selbst, ob im Geschlecht, dem Geschlechtskern und der Geschlechtsrollenidentität, sind weibliche und männliche Teile verankert (Quindeau 2019; s. Abb. 2-2).

Es gibt immer mehr Personen, die ihre Geschlechtsidentität unabhängig von ihrem biologischen Geschlecht erleben und Wege in Richtung Trans- oder Intersexualität gehen. Dabei erscheint offen, ob man sich mit dieser Kernfrage eher outet, nachdem Geschlechtsdiversität nicht mehr pathologisiert wird, oder ob daraus entstandene Wahlmöglichkeiten auch zu einer Zunahme von Entwicklungen in Richtung einer Transidentität führen (Garcia et al. 2014). Diese Frage stellt sich vor allem bei Jugendlichen.

Um die Wahlmöglichkeiten und daraus resultierende Problematiken für die Jugendlichen zu verstehen, sollen zunächst einige Begriffe geklärt werden.

Der Oberbegriff für Personen mit Geschlechtsinkongruenz ist die Bezeichnung *Transgender*. Der Begriff der *Geschlechtsinkongruenz* meint eine mangelnde oder beeinträchtigte Übereinstimmung zwischen den Geschlechtsmerkmalen des Körpers sowie dem Geschlechtsidentitätserleben. *Geschlechtsdysphorie* bedeu-

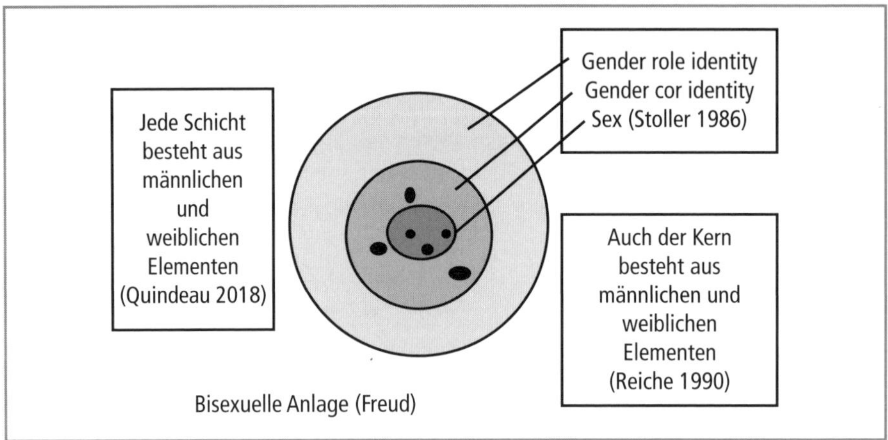

Abb. 2-2 Weibliche – männliche Anteile in den verschiedenen Schichten des Selbst.

tet, dass die Inkongruenz mit einer Geschlechtsdysphorie bzw. einer -missstimmung einhergeht.

Unter dem Begriff der *Transsexualität* werden geschlechtsspezifische Merkmale bezeichnet, die mit dem eigenen Erleben der Geschlechtszugehörigkeit nicht übereinstimmen. Der Begriff der *Geschlechtsidentität* schließt Unsicherheiten im Geschlechtsidentitätserleben, bei Geschlechtsinkongruenz, sowie bei Intersexualität, mit ein. Das heißt, dass die Geschlechtsentwicklung nicht eindeutig männlich oder weiblich erfolgt (Nieder, Briken, Richter-Appelt 2013).

Eine *Transfrau* bezeichnet eine Trans*person mit weiblicher Geschlechtsidentität und meist einem zugewiesenen männlichen Geschlecht, während *Transmann* eine Trans*person mit männlicher Geschlechtsidentität und meist zugewiesenem weiblichen Geschlecht bezeichnet. Zugewiesen bedeutet hier, dass der jeweiligen Person aufgrund ihres Körpers dieses Geschlecht bei der Geburt zugeordnet wurde.

Durch die Entkoppelung des geschlechtsspezifischen Status laut Personenstand von dem geschlechtsspezifischen Status des Genitalbereichs vor dem Hintergrund von Urteilen des Bundesverfassungsgerichts (BVerfG) gelten transsexuelle Erlebens- und Verhaltensweisen im DSM-5 nun offiziell nicht mehr als krankheitswertig oder behandlungsbedürftig. Sollte allerdings die Person unter der mangelnden Übereinstimmung von Körper und innerem Erleben leiden, wird dies als Geschlechtsdysphorie und somit auch als eine krankheitswertige Störung aufgefasst – was insbesondere dann an Bedeutung gewinnt, wenn die Person psychologische Hilfe in Anspruch nehmen möchte (Nieder et al. 2013).

Auch die Dichotomie in Bezug auf Transsexualität hat sich verändert. Inzwischen wird die Existenz von mehr als zwei eindeutig weiblichen oder männlichen Erscheinungsformen akzeptiert.

In Bezug auf die psychotherapeutische Behandlung hat sich ebenfalls ein wichtiger Wandel vollzogen. Während man noch im 20. Jahrhundert glaubte, die Hilfesuchenden von ihrer Transsexualität heilen oder befreien zu müssen, also die Person von den Wünschen nach einer Geschlechtsumwandlung abzubringen, ist es nun die Aufgabe der Psychotherapie, die Geschlechtsdysphorie, also das Leiden unter der mangelnden Übereinstimmung von Psyche und Körper, nachhaltig zu reduzieren (Nieder et al. 2013).

Die Genderdysphorie insbesondere bei Jugendlichen ist ein Phänomen, das seit einigen Jahren stark zunimmt (Pauli 2017) und Angehörige wie Professionelle mehr oder weniger beunruhigt und ratlos macht. Dabei ist die Genderdysphorie ein physiologisches Problem, dass Jugendliche in ihrem körperlichen Transformationsprozess zumeist vorübergehend durchleben. Als mögliche Begründung für die Zunahme der Prävalenz nennen Arcelus et al. (2015) mehrere Faktoren, wie beispielweise die erhöhte Sichtbarkeit von TransMenschen in den Medien, die gesteigerte Verfügbarkeit von Internet und Informationen über Transsexualität und Genderdysphorie, sowie die erhöhte Bekanntheit möglicher biomedizinischer Behandlungen.

> Es war etwa 1998, als die damals 16-jährige B. wegen Schulvermeidung, Rückzugs, aggressiver Durchbrüche sowie ausgeprägter Kontakt- und Beziehungsstörungen in stationäre Psychotherapie kam. Sie war nicht hübsch, sie hatte vielmehr ein herbes Äußeres. Im Rahmen der Therapie wurde deutlich, dass sie ein Mann werden wollte. Den damaligen Auffassungen entsprechend, orientiert an den zu dieser Zeit geltenden Konzepten der Sexualentwicklung in der Adoleszenz, die besagten, dass die definitive genitale Sexualorganisation erst am Ende der Adoleszenz ausgebildet ist (Laufer, Laufer 1989), wurde B. in der Therapie nahegelegt, doch erst einmal die weiteren Entwicklungen abzuwarten: Vielleicht bekomme sie ja auch ein anderes Gefühl zu ihrem Körper, als das, das sie derzeit habe. Daran könne man in der Therapie arbeiten. Sie möge versuchen, doch auch herauszufinden, warum sie ihr Geschlecht ändern wolle und was die (unbewussten) Hintergründe dafür seien. Es schien klar, dass die Ablehnung insbesondere ihres Körpers durch die Mutter das zentrale Problem war. Die damalige Annahme war, B. wolle durch das Männlich-Werden Kontrolle über sich und andere erlangen. Sie wolle nicht hilflos Situationen ausgesetzt sein, sondern in der männlichen Rolle diejenige sein, die bestimmt. Versuche, sie zur Reflexion ihres Wunsches zu bringen, scheiterten. Im Gegenteil, B. nahm diese Versuche als feindseligen Affront wahr. Sie kleidete sich martialisch als Punker mit Lederbekleidung, aufgerissenen Klamotten und Irokesenschnitt. Sie verfolgte trotz der Gegenreaktionen ihr Ziel konsequent. Sie wurde schließlich ein Transmann und soll, wie zu erfahren war, im Ausland leben.

Die Entwicklung einer Transidentität war bei B. folgerichtig. Die Therapeuten fühlten sich damals hilflos und ohnmächtig und waren massiver Aggression der Jugendlichen ausgesetzt. Scheinbar in der Position der feindseligen Mutter brachten die Therapeuten ihr/ihm die Ablehnung entgegen, die sie/er immer schon kannte. Aber er ging konsequent seinen Weg und machte deutlich, wie stark er war.

> C. kam 13-jährig zur ambulanten Psychotherapie. Sie war offensichtlich ein Mädchen, sah jedoch sehr jungenhaft aus mit ihrem kurzen Haarschnitt und ihrer Kleidung. Die Brüste waren abgebunden. Ihr zentrales Thema war, nicht Frau werden zu wollen. Die Frage einer

transidenten Entwicklung stand im Raum. Sie war durch Internetforen und Chatrooms sehr gut informiert. Es wurde mit ihr eine Kurzzeittherapie vereinbart mit dem Fokus auf der Frage, wohin die Entwicklung gehen solle: »Will ich mich outen als Junge in der Schule, will ich Toiletten für Männer nutzen, will ich die ganzen Konsequenzen einer körperlichen Veränderung auf mich nehmen? Was verbinde ich mit männlich, was mit weiblich?« Die Eltern von C. zeigten sich sehr offen für diese Problematik. Es stellte sich die Frage, ob sie beide mit ihrer eigenen Lebensführung bereits Kompromisse gemacht hatten. Die Mutter hatte ein eher männliches Äußeres und war die dominante Person in der Familie, der Vater war der weichere, hatte lange Haare und setzte sich von dem damals üblichen Männerbild sichtbar ab. C. lernte während einer Schulreise einen Jugendlichen kennen, mit dem sie sich anfreundete, Zeit verbrachte und auch körperlichen Kontakt hatte.
Am Ende der Kurzzeittherapie hatte C. sich mit ihrem Körper ausgesöhnt. Sie wollte keine eingreifende Veränderung, hielt aber daran fest, ihre Brüste abzubinden und eine eher jungenhafte Erscheinung zu haben. Bei ihr lag im Rahmen der Pubertät eine ausgeprägte Genderdsyphorie vor, die sie weitgehend überwinden konnte.

Die 15-jährige A. kam zur stationären Aufnahme, weil sie unter tiefen Verzweiflungszuständen und Panikanfällen litt. Der Schulbesuch war für sie nicht möglich. Sie erlebte die körperlichen Veränderungen als eine existentielle Bedrohung und wollte sofort Maßnahmen eingeleitet wissen, die in Richtung einer Geschlechtsumwandlung gehen. Es gab für sie keinen Raum des Innehaltens und des Nachdenkens. Hinweise, dass sie sich doch Zeit geben könnte, und dass Termine in die Wege geleitet würden, konnten sie nicht beruhigen. Hormonblocker und die schnelle Testosterongabe schienen die einzige Lösung. Die Problematik war mit der Pubertät aufgetaucht.

Ob es irgendwelche Zusammenhänge, Hintergründe für die massive existentielle Bedrohung gab, blieb im Dunkeln. Die Zuordnung zu einer transidenten Entwicklung mag zutreffen, erscheint aber auch wie ein Ausweg aus einer grundsätzlicheren Bedrohung zu sein. Letztlich konnte man A. nur folgen, tatsächlich verblieben Therapeuten und Mitarbeiter rat- und hilflos. Könnte es sein, dass statt der Entwicklung einer Anorexie, die die Veränderung blockiert, mit den Möglichkeiten der Geschlechtsumwandlung ein neuer Austragungsort am Körper auftaucht?

Die 16-jährige S. kommt zur ambulanten Behandlung im Rahmen einer Therapie-Studie zur Bordeline-Problematik bei Jugendlichen. Mit ihren selbst- und fremddestruktiven Durchbrüchen, ihrem selbstverletzenden Verhalten, ihren gravierenden Kontakt- und Beziehungsstörungen und ihren multiplen Ängsten besteht kein Zweifel an der Diagnose. Eine Lehrerin meinte jedoch, sie solle sich auf eine Autismusspektrumstörung untersuchen lassen, was ihr freigestellt wird, aber auch ärgerlich war, weil die Arbeit im Rahmen einer Borderline-Studie damit infrage gestellt wurde. In der Therapie sind die Kontaktaufnahme und das Miteinanderreden schwierig. Langsam wird deutlich, dass S. sich im falschen Körper fühlt. Sie kann nun mehr aus sich herausgehen.
Bis zur Pubertät war offenbar alles gut gelaufen. Dann hatte sich der Vater, der besonders wichtig für sie war, zurückgezogen. Schulprobleme setzten ein bis hin zu dem Punkt, dass S. nicht mehr zur Schule gegangen ist und sie sich völlig zurückgezogen hat – scheinbar infolge einer Schulphobie. Sie will nun Peter heißen und outet sich. Sie geht unter dem

neuen Namen zur Schule, findet dort Anklang; sie sucht Kontakt zu Gleichgesinnten und Beratung, um Transmann zu werden. Mit ihren kurzen und farbigen Haaren sieht sie nach wie vor eher weiblich aus. Es ist noch unklar, wo sie landet. Die Mutter meint, sie habe damit gerechnet, dass ihre Tochter transgender sei. Wie sie dazu kommt, ist noch unklar.

Ist die Entwicklung von S. im Gefolge der Pubertät auf die Transgenderproblematik zurückzuführen und war die Borderline-Diagnose falsch positiv, oder ist die Entwicklung zum Transmann eine Lösung ihrer Identitätsdiffusion? Oder handelt es sich um eine Entwicklung mit Komorbidität? Viele Fragen stehen im Raum. Offenbar geht es S. jedoch deutlich besser, nachdem die Transentwicklung offiziell geworden war. Irritierend erscheint der – auch sexuelle – Kontakt zu einem jungen Mann, den sie über das Internet kennengelernt hat und der ihr offenbar keine Probleme bereitet. Auch hier scheint noch unklar, wohin die Reise geht. Das Outing, männlich zu sein, gibt S. zumindest viel Sicherheit.

Die 18-jährige J. ist osteuropäischer Herkunft. Sie ist unter einem strengen, von Leistung gekennzeichneten Regiment ihrer Eltern aufgewachsen. In der frühen Adoleszenz macht J. mehrere traumatische Erfahrungen. Der Yogalehrer missbraucht sie sexuell. Die Mutter glaubt ihr nicht. Zusammen mit Jugendlichen ist sie dabei, wie ihre Freundin von einem Auto überfahren wird und stirbt. Als Folge dieser Traumatisierungen gerät sie in flashbacks, verletzt sich selbst, wird suizidal und wird in eine Kinderpsychiatrie eingeliefert. Von dort läuft sie weg, ist zunächst nicht auffindbar und wird dann doch gefunden, äußerlich völlig verändert mit kurzen Haaren – bis dahin hatte sie lange Haare – und in weiter, Männlichkeit betonender Kleidung. Sie kommt in eine Wohngemeinschaft und wird in einer Bordeline-Therapiestudie vorgestellt. Sie zeigt eine Borderline-Problematik bzw. komplexe Posttraumatischen Belastungsstörung (komplexe PTBS) mit selbstverletzendem Verhalten, unterschiedlichen States (dissoziativen Zuständen), sozialem Rückzug und Schulabbruch. Sie will Therapie. Jedoch wird diese schnell infrage gestellt, da Betreuer ihr empfehlen, sich an eine Beratungsstelle zu wenden und sich eine Therapeutin zu suchen, die den Prozess der transidenten Entwicklung unterstützt und begleitet. Diese auf Gendertherapie ausgerichtete Therapeutin sagt: »Na, das sieht man ja gleich eindeutig, dass du ein Mann sein willst.« Während J. noch mit multiplen Problemen zur Therapie kam, verengt sich jetzt der Blick völlig auf die Schritte der transidenten Entwicklung. Die Therapeutin in der Borderline-Studie sieht sich damit konfrontiert, selbst entsprechende Angebote der therapeutischen Begleitung zu machen, um sie nicht zu verlieren. Es wird erforderlich, sie jetzt mit der männlichen Form ihres Vornamens anzureden und einzuräumen, dass auch die Therapie bei ihr als Voraussetzung für eine transidente Entwicklung zählen würde und ihr zuzusichern, dass sie, die Therapeutin, sich um erforderliche Kontakte zur Beratung kümmern würde. J. outet sich als Mann, erfährt in der Schule Unterstützung, nimmt nun deutlich männliche Verhaltensweisen an, geht Konflikte mit Unterstützung von Alkohol an und entwickelt burschikos-aggressive Verhaltensweisen. Es bleibt anhaltend schwer, mit ihm über Probleme zu sprechen. Probleme und Gefühle zu haben, entspricht nicht dem Bild eines Mannes aus seinem Kulturkreis. Dem liegt jedoch eine ausgeprägte Schamproblematik zugrunde. Er wurde von der Familie extrem bekämpft in seiner Entwicklung. Man weigerte sich, seine Männlichkeit zu akzeptieren.

Ein unerwarteter Wendepunkt trat ein, als sich die Eltern auf Betreiben des Vaters trennten. Der Vater akzeptiert zunehmend J.s Entwicklung. J. findet nun langsam Worte für sein

Innenleben und seine Gefühle. Seine sexuellen Wünsche und Kontakte beziehen sich auf gleichaltrige Frauen. Er besucht Treffen von Transen.

Auch hier stellen sich viele Fragen: Wurde J. zu früh in die transidente Richtung gedrängt? Wäre es nicht gut gewesen, ihm mehr Zeit zu geben, mehr an seiner Traumaproblematik zu arbeiten, war die Borderlineproblematik Folge der Traumatisierung oder stand sie im Zusammenhang mit der transidenten Entwicklung? Wie viel Raum sollte man dem Jugendlichen mit dieser Problematik geben, um sich zu entscheiden? Sind die wohlmeinenden Empfehlungen und Beratungen hilfreich, oder eröffnen sie eine schnelle Tür zu scheinbaren Konfliktlösungen? Und sind Jugendliche mit Identitätsdiffusion vielleicht besonders ansprechbar für transidente Entwicklungen?

Die hier aufgeführten Beispiele zeigen, dass die Transgender-Problematik verschiedenen Entwicklungen aufruhen kann, die von Reifungskrise bis hin zu komplexen Traumafolgen und strukturellen Störungen reicht.

In der Behandlung gerade von Jugendlichen mit Genderdysphorie ist es wichtig, diese in ihrem Leiden, den Ängsten und den Zweifeln ernstzunehmen. Wenn nur Konflikte, die mit dem Wunsch der Geschlechtsumwandlung zusammenhängen, im Vordergrund stehen, handelt es sich eher um ein Coaching als um eine Psychotherapie (Rauchfleisch 2019). Die Möglichkeit einer somatomedizinischen Behandlung sollte mit all ihren Vor- und Nachteilen angesprochen werden. Auch der Zeitpunkt des sozialen Coming-Out kann eine wichtige Rolle spielen und sollte mit allen Folgen sorgsam bedacht werden.

Als medizinische Maßnahmen gibt es drei Möglichkeiten: die hormonelle Pubertätsblockade, eine geschlechtsangleichende Hormonbehandlung, sowie der am weitesten reichende Eingriff der geschlechtsangleichenden Operationen. Letztere »sollten nach den SOC der WPATH nach dem 18. Geburtstag durchgeführt werden offenbar mit Ausnahme der Mastektomie bei Trans*Männern, bei denen ein Eingriff auch früher durchgeführt werden kann« (Zucker, Bradley 1995; Pauli 2017, S. 539).

2.2.2 Selbstverletzung – wenn der Körper attackiert wird

Das selbstverletzende Verhalten reicht von oberflächlichen Verletzungen auf der Haut, zugefügt durch Kratzen mit spitzen Gegenständen, Fingernägeln usw. bis hin zu tiefen Schnittverletzungen an Armen, Beinen, Brust, Bauch und Oberschenkel oder Verbrennen mit ausgedrückten Zigaretten oder Feuerzeug. Bislang weiß man über das selbstverletzende Verhalten noch relativ wenig. Das betrifft insbesondere die Zeit der Transition vom Jugendalter in das junge Erwachsenenalter. Selbstverletzendes Verhalten tritt bei 17 % der Jugendlichen auf (Plener et al. 2016); 10 bis 12 % der Jugendlichen verletzen sich mehrmals (Brunner et al. 2014). Im Verlauf der letzten Jahre ist eine deutliche Steigerungstendenz erkennbar (Resch 2017, Hawton et al. 2003). Selbstverletzung scheint eine zunehmend geläufige Austragungsform für Konflikte – ein Aktionsmuster (Resch 2017) – zu sein. Während Putnam (1997) dem selbstverletzenden Verhalten keine pathognomonische Bedeutung für die Zuordnung zu einer bestimmten psychiatrischen Erkrankung zuteilt, sondern selbstverletzendes Verhalten als Extremform, Affekte auszudrücken und zu verarbeiten, ansieht, wurde aufgrund der regelmäßig anzutreffenden Vergesellschaftung mit anderen Symptomen versucht, einen syndromalen Überbegriff zu finden. Von Patton et al. (2007) wurde das »deliberate self-harm«-Syndrom (DSH) beschrieben, das durch multiple Episoden und Formen direkten selbstverletzenden Verhaltens gekennzeichnet ist.

In einer repräsentativen australischen Studie (Moran et al. 2012) von Jugendlichen im Alter von 14 bis 19 Jahren berichteten über 8 % – das sind 149 von 1802 Jugendlichen – von selbstverletzendem Verhalten, davon 10 % Mädchen und 6 % Jungen. Schneiden und Brennen waren die häufigsten Formen der Selbstverletzung. Im weiteren Verlauf wurde in der späten Adoleszenz eine deutliche Reduktion bis ins junge Erwachsenenalter erkennbar. Von den 8 % gaben 7 % das selbstverletzende Verhalten im jungen Erwachsenenalter spontan auf – bei 1 % (dabei deutlicher bei weiblichen Personen) bestand die Problematik weiterhin.

Bedingungen der mittleren und späten Adoleszenz aktivieren offenbar ein solches Verhalten in besonderem Maße. Selbstverletzendes Verhalten ist nicht generell als ein schweres pathologisches Ereignis zu werten, sondern tritt in verschiedenen Kontexten und bei verschiedenen Entwicklungsbedingungen auf – etwa als psychisches Ansteckungsphänomen, als Ausdruck einer Reifungskrise bzw. Anpassungskrise bis hin zu schweren Psychopathologien, bei denen die Symptomatik in verschiedene andere Störungen eingebettet ist. So hat Selbstverletzung mit einem superfiziellen und moderaten Schädigungsbild im Sinne dissoziativer Automutilationen erst in den letzten Jahren ein besonderes wissenschaftliches Interesse hervorgerufen (Hawton et al. 2003; Kapur et al. 2006; Sourander et al. 2006; Yates et al. 2008). Grundsätzlich kann man davon ausgehen, dass vor dem Hintergrund der neurobiologischen Umstrukturierungen im Jugendalter die Kontrolle von Emotionen erschwert und Risikoverhalten häufiger ist. Selbstverletzung hat eine selbstbezogene Funktion, eine kommunikative bzw. interpersonelle Bedeutung und eine Funktion der »peer identifikation« (Resch 2017), um Zugehörigkeit und Anerkennung zu erfahren. Vor allem bei Mädchen ist der Körper ein Austragungsort für Zustände und Konflikte. Es können damit negative Gefühle wie Selbsthass, Wertlosigkeit, Kränkungen, unerträgliche Spannungen oder Entfremdungsgefühle abgeleitet werden. Vermehrt spielen Symptome von Angst und Depression oder Täter-Opfer-Dynamiken eine Rolle. Während es bei gravierenden strukturellen Störungen wie bei der Borderline-Persönlichkeitsstörung oder der komplexen Traumatisierung offensichtlich ist, dass unerträgliche bis vernichtende Spannungszustände durch Selbstverletzung als Selbsthilfemaßnahme abgeführt werden, stellt sich die Frage, was weniger schwer gestörte Jugendliche dazu bringt, in gleicher Weise ihren Körper zu attackieren. Eine zentrale Rolle scheint hier die noch mangelhaft entwickelte Fähigkeit der Beziehungs- und Selbstregulation zu spielen. Im Jugendalter werden infantile Objektbeziehungswünsche wiederbelebt. In den ersten intimen Beziehungen zu peers oder auch zu älteren Personen werden hohe Erwartungen und Wünsche aktiviert, die kaum erfüllbar sind. Sie erfahren tiefe Kränkungen und Belastungen (z. B. durch Beziehungsabbruch, Beschämungen in der Öffentlichkeit), für die sie noch nicht gewappnet sind. Diese Konflikte können noch kaum versprachlicht werden, sondern kommen handelnd zum Ausdruck. Die Selbstverletzung kann dabei als Ausdruck, Kontrolle und Regulation von Gefühlen, Erleichterung, Beruhigung, Entspannung, als Abnahme von innerem Druck, Selbstbestrafung und Selbstfürsorge fungieren. Zugleich kann sie die Zuwendung wichtiger Personen sichern, ermöglicht Gruppenzugehörigkeit und setzt andere unter Druck.

> Die 16-jährige F. hat seit drei Monaten einen Freund, auf den sie sich auch sexuell eingelassen hat. Sie sieht ihn beinahe täglich und sucht seine Nähe. Er lässt sie jedoch immer häufiger warten, verabredet sich mit Freunden, zieht andere Aktivitäten ihr vor. F. ist verzweifelt und reagiert auf diesen Zustand der Ohnmacht, indem sie sich seinen Namen in den linken Oberarm ritzt. Erst langsam gelingt es ihr, sich aus dieser für sie unerträglichen Situation herauszulösen.

Zusammenhänge mit chronischen posttraumatischen Stressstörungen und Persönlichkeitsentwicklungsstörungen vom Borderline-Typ sind bei selbstverletzendem Verhalten häufig. Vor allem Jugendliche mit psychiatrischen Störungen zeigen selbstverletzendes Verhalten signifikant häufiger. Sie erfüllen zumeist die Kriterien einer Borderline-Persönlichkeitsstörung.

> Die 15-jährige T. verletzte sich an den Armen und Oberschenkeln schwer. Kaum gab es noch Bereiche, die nicht vernarbt oder von offenen Wunden übersät waren. Wegen ihres instabilen Zustandes wurde sie immer wieder stationär in der Kinder- und Jugendpsychiatrie aufgenommen. Sie geriet in dissoziative Zustände, hörte zeitweilig Stimmen und war kaum in der Lage zu reden und sich über ihre Zustände mitzuteilen. Erst nach einer längeren Therapie wurde deutlich, dass sie verschiedene Traumata, auch sexuelle Überwältigungen, erfahren hatte und in der Zeit danach zu vielfältigen Drogen gegriffen hatte – Bedingungen, die ihren gegenwärtigen Zustand erklären konnten. Selbstverletzungen dienten ihr dazu, einerseits aus dissoziativen Zuständen herauszufinden, andererseits wurde sie immer wieder überwältigt von unerträglichen Zuständen, ausgelöst durch Rückblenden mit traumatischen Inhalten, die sie durch selbstverletzendes Verhalten beenden konnte.

Bei wiederholtem selbstverletzenden Verhalten konnte ein erhöhter Spiegel von endogenen Opiaten festgestellt werden. Dies führte zu der Annahme, dass wiederholtes selbstverletzendes Verhalten durch die Freisetzung von Opiaten suchterzeugenden Charakter (Doctors 2004) haben könnte. Opiatantagonisten zeigten jedoch keine Wirkung, so dass mittlerweile eher angenommen wird, dass selbstverletzendes Verhalten ein regulatives und kein Abhängigkeit erzeugendes Verhalten darstellt (Resch 2017).

Piercing und Tätowieren ist heutzutage eine allgemein akzeptierte Form der Selbstdarstellung geworden, die nicht pathologisiert werden sollte. Es handelt sich letztlich um Schmerzerfahrungen, die aktiv herbeigeführt werden und nicht immer der Selbstoptimierung dienen; vielmehr werfen sie auch die Frage auf, welche Bedeutung die Schmerzerfahrung an der Körperoberfläche hat. Schmerz verbunden mit bildhaften Darstellungen kann identitätsstiftend sein, als Accessoire Zugehörigkeit signalisieren oder auch eine Form der Selbstaffirmation sein als Kunstwerk oder Ort, der Verbundenheit schafft, etwa durch Bilder der eigenen Familie auf der Brust. Weiter können damit auch destruktive Fantasien konkretisert werden und Männlichkeit hervorgehoben, Narben verborgen werden u. a. Hier sind der Kreativität und Selbstdarstellung keine Grenzen gesetzt.

2.2.3 Essensverweigerung – Entwicklungsstillstand als Notmaßnahme

Die Veränderungen des Körpers im Zuge der Pubertät lösen oft mehr bei Mädchen als bei Jungen schwer erträgliche Ängste aus, oft einhergehend mit sozialem Rückzug. Insbesondere bei solchen Mädchen, die sich bislang eher jungenhaft verhalten haben, führt der zunehmend weiblich werdende Körper zu massiver Irritation. Geradezu traumatisch kann es sein, mit weiblicher Sexualität konfrontiert zu werden, die mit Passivität verbunden wird. Den lüsternen Blicken von männlichen Personen ausgesetzt, der Menstruation unterworfen und der Gedanke an Penetration können geradezu selbstvernichtende Vorstellungen sein – insbesondere dann, wenn die Selbstgrenzen noch mangelhaft einwickelt sind (vgl. Kap 1.1). Bisherige Kontakte werden oftmals aufgegeben. Depressive Zustände mit massivem Selbsthass sind die Folge. Zugleich werden hohe Erwartungen an das eigene Aussehen und die eigene Körperfigur gestellt. Der Blick in den Spiegel konfrontiert Mädchen damit, der Mutter zu ähneln, von der gerade Trennung oder Differenzierung gesucht wird (King 2013). Durch Hungern und Abnehmen kann dieser Prozess aufgehalten werden. Die Monatsblutungen sistieren und die sekundären Geschlechtsmerkmale sind rückläufig.

Autonomie kann nicht in der äußeren Realität erfahren werden, jedoch in der Beherrschung des Körpers. Der Wille oder der Geist sollen die körperlichen Bedürfnisse bestimmen und damit Autarkie gewährleisten. Unterstützt wird das Hungern noch durch Vorstellungen von Selbstoptimierung.

> Die 15-jährige W. zog sich entgegen ihrer bisherigen Art immer mehr zurück, weil sie nicht an den Jungengeschichten ihrer Mitschülerinnen teilnehmen wollte. Sie war eine Spätentwicklerin. Anders als bei ihren Klassenkameradinnen hatte ihre Menarche erst vor einem halben Jahr eingesetzt. Sie hatte Probleme, sich mit ihrem Körper einverstanden zu erklären. Wegen ihres Rückzugs und ihrer arroganten Art wurde sie zunehmend »gemobbt«. Sie entwickelte immer mehr Ängste und reagierte mit Schulvermeidung. Sie wurde depressiv und begann, mit dem Essen zu experimentieren. So nahm sie an Gewicht ab. Dies wurde von den Eltern sehr rasch bemerkt und sie suchten zusammen mit ihrer Tochter einen niedergelassenen Kinderpsychiater auf. Nach einem halben Jahr war die Jugendliche wieder in der Schulklasse integriert. Sie hatte die Essproblematik überwunden und es ging ihr gut. Es handelte sich bei dem Störungsbild um eine vorübergehende anorektische Reaktion.

Solche durch Adoleszenzkrisen hervorgerufenen anorektischen Entwicklungen können jedoch aufgrund der psychosomatischen Eigendynamik der Anorexie auch zu schweren Krankheitsverläufen führen.

In der Regel ist die Autonomieentwicklung mangelhaft (Reich, von Boetticher 2019), da Mütter diese durch ihr kontrollierendes und vereinnahmendes Verhalten behindert haben. Indem sie sich einmischend und kontrollierend verhalten, fehlen der Jugendlichen Erfahrungen des Kräfteerprobens und des Umgangs mit Niederlagen und Enttäuschungen, so dass die Jugendliche mangelhaft ausgestattet und nicht hinreichend kompetent ist, um mit den Herausforderungen der Adoleszenz umzugehen. Dann wird es schwierig, für eigene Wünsche und Gefühle einzutreten; Bedürfnisse anderer dominieren die eigenen. Die Familienatmosphäre ist häufig von Harmonie bestimmt, Konflikte werden vermieden. Zugleich gibt es oftmals hohe Erwartungen im Hinblick auf Leistung und Aussehen, die nicht offen, wohl aber untergründig vermittelt werden. Mit der Essensverweigerung wird Kontrolle und Beherrschung des eigenen Körpers mit seiner Triebhaftigkeit erreicht, letztlich wird der adoleszentäre Entwicklungsspielraum darauf reduziert.

2.3 Scham und digitale Medien: Rückzug aus dem Sozialen

Als versteckter Affekt ist Scham bei auffälligen Entwicklungen mehr und mehr in den Blick gerückt. Wenn die Signalfunktion des Schamaffektes, seine Funktion als Schutzschild zu wirken, nicht entwickelt oder zerstört wurde und massive Beschämung und Demütigung eintreten, werden Erfahrungen von Scham mit existentiellem Überleben verbunden.

Das Internet kommt dieser Problematik entgegen. Es kann ein Leben in einer teils realen, teils virtuellen Welt, geschützt vor den Blicken der anderen und der erwarteten Beschämung, bieten. Es kann aber auch zum Ort des »Prangers« werden durch Cybermobbing, Beschämungen, die angesichts der Öffentlichkeit im Internet extreme Ausmaße annehmen können.

Am Beispiel eines 18-jährigen Jugendlichen zeigen sich die Folgen von pathologischer Scham in Verbindung mit den digitalen Medien, einer Scham, die zu Entwicklungsblockaden mit ausgeprägtem Rückzug führte:

> P. lebte seit vier Jahren zu Hause, ohne zur Schule zu gehen oder Gleichaltrige zu treffen. Er hatte auch keine Hobbys, außer am Computer zu sitzen und in einer virtuellen Welt zu leben. P. war sechs Wochen in einer stationären Psychotherapie, ohne dass sich sein Verhalten verändert hatte. Auch der Versuch, ihn in ein Arbeits- und Schulprogramm zu integrieren, scheiterte. Eine ambulante Behandlung ließ keine Anzeichen einer Veränderung erkennen. P. war im Begriff, ein ISO-Syndrom zu entwickeln, ein beunruhigendes Phänomen, das mit einer Kombination von Internetabhängigkeit (I), Schulvermeidung (S) und Fettleibigkeit (O) einhergeht. Dies ist nicht nur für die psychische, sondern auch für die somatische Gesundheit gefährlich. Menschen mit einem ISO-Syndrom entwickeln leicht einen Diabetes und Bluthochdruck. Ein noch schwerwiegenderes Problem besteht darin, dass die Betroffenen an ihrer Situation kaum leiden, was sich auf ihre Motivation zur

Therapie auswirkt. Sie verspüren kein Bedürfnis, etwas zu verändern. Hinzu kommt, dass adoleszenzspezifische Erfahrungen fehlen, die den Rückzug noch verschärfen. Dies schien auch bei P. der Fall zu sein.
Als Grund für seine Schulvermeidung gab er an, dass er einem schweren Mobbing ausgesetzt war. Das hinderte ihn immer weiter daran, sein Zuhause zu verlassen. Es wurde eine schwere soziale Angststörung diagnostiziert. Letztlich verursachte seine massive Scham einen anhaltenden Rückzug mit Schamvermeidung.

Jugendlichen, die sich hinter ihren Computer zurückziehen und dort in eine andere Welt abtauchen, fehlt zunehmend die Erfahrung mit der äußeren Wirklichkeit. Es sind nicht immer suchthafte Neigungen, sondern häufiger die sozialen Ängste, die Beschämungsangst, die sie in den Rückzug treiben. Indem sie sich die Welt per Computer in ihr Zimmer holen, sind sie scheinbar in der Welt verankert. Tatsächlich kaschieren sie ihre immer massiver werdenden Ängste. Es entwickelt sich ein Teufelskreis der Beschämungsangst, der den Rückzug legitimiert und unfähig macht, wichtige Adoleszenzaufgaben zu bewältigen. Sie werden zum Nesthocker. Gewaltfantasien, die in seltenen Fällen umgesetzt werden, können die Folge sein.

Auf der anderen Seite gibt es die Jugendlichen, die andere erniedrigen, beschämen und fertig machen, letztlich um damit eigene Schamgefühle zu bewältigen und entsprechende eigene Erfahrungen abzuwehren. Durch die pathologische Verschränkung prägenitaler und genitaler Triebziele kann die Gewalttätigkeit darüber hinaus sexualisiert werden. Sadistische Triebwünsche werden am erniedrigten anderen befriedigt und bezwungen. Solche Auswüchse kann man zunehmend und in beunruhigender Weise in den neuen Medien beobachten.

Die 14-jährige T. hatte sich von ihrem damaligen ersten Freund überreden lassen, ein Oben-ohne-Foto von sich zu machen und hatte ihm das Bild geschickt. Er habe dieses Bild im Internet veröffentlicht. Außerdem habe er sie entjungfert, was sie eigentlich nicht gewollt habe. Von einem Tag auf den anderen sei sie völlig anders geworden. Sie habe sich zurückgezogen, begonnen, sich selbst zu verletzen, keinerlei Kontakte mehr gepflegt, sei in der Schule schlechter geworden, trank vermehrt Alkohol, schließlich sei es zu einem Schulwechsel gekommen. Zuletzt habe sie auf den Bahnschienen gelegen, jedoch in ihrer Not den Vater angerufen, der eine Zwangseinweisung in die Psychiatrie veranlasste. T. zeigte sich als ein tieftrauriges Mädchen mit leeren Augen und wenig Affekten. Sich selbst war sie völlig egal, sie warf sich nur vor, den Eltern Unannehmlichkeiten zu bereiten. Einzig wichtig ist ihr der Vater, der sie jedoch nicht versteht und der nicht erträgt, dass sie sich selbst verletzt. T. zeigte das, was auch Seelenmord genann wird.

Schamgefühle spielen eine wichtige, wenn nicht zentrale Identitäts- und strukturbildende Rolle im Adoleszenzprozess (s. Kap. 2.4.1; 2.3). Sie werden in ihrer Bedeutung oft nicht genügend wahrgenommen. Frühadoleszente, die Fähigkeiten der Schamregulierung noch nicht entwickelt haben, sind besonders gefährdet, insbesondere im Umgang mit dem Internet gefährdet, massiven Beschämungen und schamlosen und rücksichtslosen Verhaltensweisen ausgesetzt zu werden. Der virtuelle andere im Internet steht für Schamregulierungen nicht zur Verfügung (Löchel 2019). Im Gegenteil besteht die Gefahr, dass Selbstentblößungen, die der Anerkennung dienen sollten, verbreitet und vermarktet werden – mit traumatischen Folgen für den Einzelnen bis hin zu Gefahren der Selbstvernichtung, seltener auch einer Untergangsinszenierung (vgl. dazu den Amoklauf von Winnenden).

Neben der Schamabwehr kann das Internet verschiedene Funktionen im Entwicklungsverlauf und in Abhängigkeit der vorliegenden Problematiken des Jugendlichen übernehmen (vgl. van Loh 2018). Digitale Medien können nicht nur die Bedeutung eines Spiel- und Übergangsraumes bekommen, sondern auch eines Objekts, das Sicherheit gewährt und kontrollierbar ist. Zugleich bietet die virtuelle Welt Wahlmöglichkeiten durch eine Vielfalt von Möglichkeiten im Kontakt und interpersonellen Austausch, einen Ersatz für das Leben in der Außenwelt, das mit Ängsten, negativen Erfahrungen wie schwierigen Elternbeziehungen, Mobbing oder Leistungsproblematiken, um nur einige zu nennen, verbunden ist. Kontakt- und Beziehungsstörungen, mangelnde Fähigkeiten der Regulation im Umgang mit anderen, Selbstwertstörungen und Ängste bleiben zumeist für andere unerkannt und können scheinbar unter Kontrolle gehalten werden.

2.3.1 Suchtverhalten oder Verlorengehen in einer Pararealität

Scheitern an der Entwicklungsaufgabe: Suchtmittelkompetenz

Die Gefahr, eine durch Alkohol und Drogen bedingte Sucht zu entwickeln, ist in der Adoleszenz relativ groß. Auch Störungen wie Selbstverletzung, Magersucht und Internetgebrauch wird eine Suchtkomponente zugeschrieben. Was als Problembewältigung oder Krisenmanagement beginnt oder auch als Ablenkungsmanöver hilfreich ist, kann zu einer manifesten Sucht führen.

Erhöhtes Risikoverhalten, die Suche nach sozialer Anerkennung, aber auch Angststörungen oder Depression, schließlich auch genetische Faktoren können Auslöser für suchthaftes Verhalten sein. Die Zahlen zum Alkoholgebrauch bei Jugendlichen und jungen Erwachsenen sind alarmierend (s. Kap. 1.1.6). Ähnliches zeigt sich bei Cannabis. Davon sind vor allem männliche Jugendliche ab 18 Jahren betroffen (Bilke-Hentsch, Lamenager 2019). Die Gefahr einer Abhängigkeitsentwicklung korrespondiert mit neuropsychobiologischen Ungleichgewichten in der Adoleszenz. Statt Befriedigungsaufschub (vgl. Kap 1.3) wird bei mangelnder Steuerung des kognitiven Kontrollsystems nach schneller Belohnung gesucht. So lassen tierexperimentelle und Humanstudien vermuten, dass ein ausgeprägter Konsum von Cannabis in der Adoleszenz zu dauerhaften kognitiven und hirnstrukturellen Veränderungen führen kann, die stärker ausgeprägt sind als bei erwachsenen Konsumenten (Hoch et al. 2019).

Auch mit dem Computer wird die Qualität eines Suchtmittels in Verbindung gebracht; er kann zu einem Ort der Spielsucht werden. Nach einer europaweiten Studie zeigen in Deutschland 0,9 % der Jugendlichen Merkmale einer Internetspielsucht und 9,7 % gelten als gefährdet. Als Risikofaktoren wurden männliches

Geschlecht, niedrige Bildungsgeschichte und eine Präferenz für Online-Computerspiele oder Glücksspiele genannt (Dreier et al. 2014). Die Autoren unterscheiden zwischen vier verschiedenen Nutzertypen: demjenigen, der im Netz gefangen ist, demjenigen, der alles auf die Reihe bekommen will, dem, der selbst erfolgreich reguliert und dem, der die Zeit totschlägt. Am problematischsten ist danach der im Netz gefangene User.

Suizidalität

Im Jugendalter steigen die Raten von Selbstmord und Selbstmordversuchen an. Selbstmord gehört zu den dritthäufigsten Todesursachen bei Jugendlichen im Alter von 15 bis 19 Jahren. Suizidales Erleben und Handeln sind für diese Phase paradigmatisch (Gerisch 2012), denn es geht um die Auseinandersetzung mit sich und dem Körper. Hinzu kommt eine auffallende Geschlechtsspezifität in Bezug auf Selbstmord und Selbstmordversuch. Während männliche Jugendliche zu einem finalen Selbstmord tendieren, unternehmen Mädchen eher Selbstmordversuche. Außerdem unternehmen weibliche Personen doppelt so häufig wie Männer Suizidversuche. Dies gilt insbesondere für die Altersgruppe von 13 bis 17 Jahren. Als äußere Stressoren spielen unter anderem Mobbing in der Schule, Probleme mit anderen, ein niedriges Selbstwertgefühl, schlechte Problemlösungsstrategien oder Perfektionismus eine Rolle. Nicht-heterosexuelle Orientierungen sind ein weiterer deutlicher Risikofaktor für Suizidversuche im Jugendalter (Wichstrøm, Hegna 2003). Angststörungen, Alkohol und Drogen sind ebenfalls bedeutsam. Die zunehmende Radikalisierung von Selbstoptimierung und Perfektion betrifft vor allem weibliche Jugendliche in ihrer Auseinandersetzung mit ihrem Erscheinungsbild (Gerisch 2012). Auch werden infantile Objektbeziehungen im Kontakt mit Gleichaltrigen und Erwachsenen wiederbelebt und aktivieren regressive Wünsche, die bei Zurückweisung tiefe Enttäuschungen zur Folge haben und suizidales Verhalten begründen können.

Die Aneignung des Lebens ist eine wichtige Entwicklungsaufgabe der Adoleszenz (Ladame 2012). Um sich als Subjekt wahrnehmen zu können, müssen drei grundlegende Aufgaben bewältigt werden: die Aneignung des Körpers, des Denkens und der Triebe. Die Aneignung des Körpers ist eine wie schon deutlich wurde schwierige Aufgabe. Der sich verändernde Körper zerstört die illusionäre narzisstische Einheit mit dem mütterlichen/väterlichen Körper. Der Körper wird gegebenenfalls zum verhassten Objekt, das im Suizidversuch attackiert oder zerstört werden will. Sich zum Objekt der eigenen Reflexion zu machen, bedeutet, einen Raum zum Nachdenken über Leben und Tod und über Ursprünge des Lebens zu öffnen. Wenn dieser Raum mit Leere, Traumata oder unerträglichen Lebensbedingungen konfrontiert, dann kann der fantasierte oder reale Suizid ein Ort der endgültigen Ruhe darstellen. Die Aneignung der eigenen Triebe bedeutet, Sexualität, sexuelles Begehren und Aggressivität als zugehörig zu erleben. Die Ablehnung dieser Triebe kann mit weitgehenden Infragestellungen einhergehen. Ein Suizidversuch beinhaltet eine Ablehnung des sexuell reifen Körpers und hilft bei der fantasierten Aufrechterhaltung eines idealisierten entsexualisierten Körpers. Eine wichtige Frage ist, unter welchen Umständen die Gedanken durch Handeln ersetzt werden. Tiefe Verzweiflungszustände, zu denen es in Zuständen der Einsamkeit kommt, können eine Rolle spielen. Die Selbsttötung ist dann ein radikaler Bruch mit dem Leben und seinen Ausformungen. Suizidale Handlungen wie auch der Bilanzselbstmord gehen über adoleszenzbezogene Auseinandersetzungen mit dem Körper und dem Auftauchen eines neuen Bewusstseins hinaus. Sie haben zumeist mit einer schweren Depression oder anhaltenden Zuständen von Perspektivelosigkeit zu tun.

2.4 Wenn das Soziale bekämpft wird

2.4.1 Scham, Aggression und Gewalt

Die Untersuchungen von Offer et al. (1984) zeigen, dass die Adoleszenz kein homogener Prozess ist. Es gibt unterschiedliche Entwicklungswege in der Adoleszenz: den kontinuierlichen, den wechselhaften und den tumultuösen Weg (Offers et al. 1984). Die Adoleszenz geht mit der Entwicklung neuer Fähigkeiten, aber auch dem Verlust des inneren und äußeren Gleichgewichtes einher. Männlichkeit wird bei Jungen nun überbesetzt (King 2012). Infolge mangelnder symbolischer Repräsentanzen werden Agieren und Inszenieren zu Ausdruckformen von Affekten (Fonagy, Luyten 2009).

Zu den Anforderungen, die Jugendliche bewältigen müssen, gehört der Umgang mit aggressiven Affekten, die Gewaltpotenziale beherbergen. 8 % der Bevölkerung sind Jugendliche und die Hälfte aller Gewalttaten wird von Jugendlichen verübt. Die WHO bezeichnet Gewalt als einen tödlichen »rite de passage« für Jugendliche. »Rite de passage« bezeichnet die Übergangszeit des jungen Menschen von der Kindheit in das Erwachsenenalter. Werden in dieser Zeit ausgeprägte Erfahrungen mit Gewalt gemacht, ob als Opfer oder als Täter, kann das neben sozialen auch langfristige psychobiologische Folgen haben, die sich auf die Fähigkeit auswirken, Stressbelastungen zu bewältigen. Davon sind vor allem männliche Jugendliche betroffen. Je stärker das Ausmaß der Gewalt war, das der Jugendliche erfahren hat, desto ausgeprägter sind die Folgeprobleme. Eine frühe Bereitschaft zu körperlicher Gewalt sagt spätere Gewalt voraus (Farrington, Loeber 2000). Darum müssen Risikofaktoren bei Gewaltexposition und Gewaltausübung frühzeitig erkannt werden, um präventive Maßnahmen ergreifen zu können.

Jugendliche haben häufig Schwierigkeiten mit der Kontrolle ihres Verhaltens und ihrer Emotionen. Die Zunahme von Gewalt und Dissozialität in der Adoleszenz verdeutlicht, dass sich viele Jugendliche in dieser Zeitspanne außerhalb der Grenzen sozialer Normen bewegen, Bedingungen, die sowohl in der Therapie als auch in anderen gesellschaftlichen Bereichen, etwa im Rechtswesen, berücksichtigt werden müssen. Diese Dysregulationen werden oftmals nicht ausreichend gewürdigt (Dahl 2004); stattdessen werden adoleszenz-physiologische Verhaltensweisen pathologisiert. Auch hier ist der Hinweis auf die Adoleszenzkrise, der auf den Übergangscharakter mit seiner Unschärfe zwischen Krise und Pathologie hinweist, gerechtfertigt. Krisenhafte Verläufe ähneln in dieser Zeitspanne Persönlichkeitsstörungen.

In der Übergangsperiode der Adoleszenz ist eine deutliche Zunahme an aggressivem und gewaltbereitem Verhalten festzustellen, die im frühen Erwachsenenalter meist, wenn auch nicht immer, abnimmt.

Farrington & Loebers' (2000) empirische Studien (vgl. auch Moffit 1998; Hofstra et al. 2002) verweisen auf drei verschiedene Typen aggressiver Jugendlicher:

- den lebenslangen Typ, der bereits früh in der Kindheit Aggressionen entwickelt und dessen Problematik zunehmend aggraviert,
- den zeitlich begrenzten Typ, der entweder in der Vor- und Grundschule, in der späten Adoleszenz oder im frühen Erwachsenenalter auftaucht und schließlich
- den späten Typ, den überkontrollierten Gewalttäter, der keine Hinweise auf frühes aggressives Verhalten erkennen lässt.

Pratt et al. (2000) haben ein übersichtliches Schema zur Beziehung zwischen Gewalt, normalem und gewaltbereitem Verhalten entwickelt. Diese Arbeitsgruppe sieht in Aggression und Gewalt ein Kontinuum des Verhaltens von normaler Aggression bis zum Mord. Gewaltverhalten wird als eine schwerere Form von aggressivem Verhalten verstanden. Die Autoren unterscheiden zwischen Aggression als normalem Verhalten, als antisozialem Verhalten und als gewalttätigem Verhalten. Demgegenüber sieht Fonagy (2008) Gewaltverhalten als ein Signal für eine Fehlentwicklung, während Aggression Bestandteil der normalen Entwicklung sei. Diese Unterscheidung ist hilfreich, geht es doch in der Entwicklung darum, aggressive Potentiale zu sozialisieren, was mit Hilfe von Mentalisierungsprozessen (Taubner, Curth 2013) möglich wird.

Gewalt wird als Resultat mehrerer Faktoren aufgefasst: Biologische, entwicklungsabhängige, soziale, kulturelle, interpersonelle und medienbedingte Einflüsse spielen dabei ebenso eine Rolle wie die genetische Ausstattung, das Temperament, die hormonellen Bedingungen, die Folgen biologischer Beeinträchtigungen wie ein niedriges Geburtsgewicht oder prä- und perinatale Komplikationen. Bei den psychosozialen Einflüssen werden vernachlässigendes und misshandelndes Verhalten der Eltern, ungünstige soziale und ökonomische Bedingungen und Gewalt in der Familie als Risikofaktoren angesehen.

Zahlreiche Studien belegen den engen Zusammenhang von Misshandlung in der Kindheit und späterer Gewaltbereitschaft (Lewis et al. 1989; Lewis 1992; Wetzel 1997; Taubner, Curth 2013). So haben z. B. Levinson und Fonagy (1998, zitiert nach Fonagy 1998) festgestellt, dass 82 % der Straffälligen, 36 % der psychiatrischen Kontrollgruppe und 4 % der Unauffälligen als Kinder misshandelt worden waren.

Mehr als 87 % derjenigen, die im ersten Jahr einer Untersuchung aggressives Verhalten gezeigt haben, zeigen dies auch noch nach fünf Jahren.

Untersuchungen zur Entstehung und Fortführung von Verbrechen und von Teufelskreisen der Gewalt verdeutlichen, dass Gewaltzirkel transgenerational weitergegeben werden (Widom 1987; Wetzel 1997). Hier scheint es gleichsam biologisch determinierte Wiederholungszwänge zu geben, die schwer oder kaum auflösbar sind.

In der Psychoanalyse stehen sich zwei Auffassungen zu Aggressivität gegenüber:

a) Einmal wird Aggressivität als fundamentaler, primärer menschlicher Trieb, zu verletzen und zu zerstören, spontan und ohne Ursache, verstanden. Freud vertritt diese Auffassung, modifiziert haben diese Position auch Melanie Klein (1972) und Kernberg vertreten. Kernberg (1978) meint, Aggressivität sei ein ungerechtfertigtes, verzerrtes, vorstrukturiertes Set von Anlagen.
b) Der zweiten Position zufolge tritt Aggression als eine reaktive, defensive Antwort auf familiäre Pathologien und frühe Deprivationen auf, etwa bei Angst, Empathiestörungen und Desintegration eines kohäsiven Selbst. Kohut (1973) ist Hauptvertreter dieser zweiten Auffassung.

Der ersten Position zufolge gehört Aggression zum inneren Kern des Menschen, bei der zweiten zur Peripherie, das Basale ist hier die narzisstische Verletzung.

Mitchell (1995) versuchte, diese Perspektiven zu integrieren. Danach ist Aggression biologisch veranlagt, ein individuell vorgegebenes, konstitutionsabhängiges, genetisch angelegtes Potential, das allerdings in einem *Beziehungskontext* auftaucht und durch Umstände evoziert wird, die als bedrohlich erlebt werden. Mitchell (1995) schlägt vor, die Polarität zu überwinden, wonach Aggression entweder als Trieb in den Kern des Selbst oder als sekundäre Reaktion verstanden und in die Peripherie des Selbst lokalisiert wird. Er fasst Aggression als eine biologisch begründete und extrem mächtige Antwort auf eine subjektiv wahrgenommene Gefahr auf. Aggression ist hier eine biologisch determinierte Reaktion, die der Selbsterhaltung und Selbststabilisierung dient und die die Integrität des Selbst stützt. Aggression tritt als Folge von Furcht und Mangel an Empathie und in Zuständen auf, in denen das Selbst von Desintegration bedroht ist. Das Ausmaß der wahrgenommenen Bedrohung ist abhängig von der Qualität der frühen Erfahrungen von Bemutterung und der durch sie vermittelten Umweltbedingungen.

Erfahrungen mit Gefahren, mit Wut und Destruktivität spielen eine wichtige Rolle in der Entstehung des Selbst. Eingebettet in soziale Kontexte hat Aggression im Sinne des »ad-gredi – herangehen, angreifen« konstruktive und vitalisierende Funktionen.

Unter bestimmten Umständen wird Aggression zu einer habituellen Verteidigungsmaßnahme bei einem bedrohten Selbst, beispielsweise dann, wenn eine rahmengebende Struktur des Selbst (Green 1975), die aus ausreichend guten Erfahrungen mit den primären Objekten entsteht, nicht entwickelt werden konnte oder brüchig geraten ist.

Eine rahmengebende Struktur des Selbst bildet gleichsam einen Behälter, der den psychischen Raum umgrenzt und Repräsentanzenbildung, Mentalisierung und Symbolisierung ermöglicht. Fehlt dieser Rahmen als Folge negativer oder bedrohlicher Interaktionserwartungen, reagiert das Kind wie reflexhaft mit unterschiedlichen Formen von Betäubung oder Erregungszuständen, die die Entwicklung der Repräsentanzen des Selbst und der Objekte beeinträchtigen oder blockieren. Infolge dessen kommt es zu deformierten Wahrnehmungen, Veränderungen in der Affektdifferenzierung, der Selbst-, Affekt- und Impulssteuerung. Der von Dodge et al. (1986) beschriebene »attribution bias« bei aggressiven Kindern und Jugendlichen, der die Aufrechterhaltung dysfunktional gewordener Aggression fördert, ist vor dem Hintergrund solcher komplexen Beeinträchtigungen zu verstehen. So wie die Integrität dieser Kinder und Jugendlichen bedroht wurde, bedrohen und verletzen sie die Integrität anderer.

In der Psychoanalyse wurden präsymbolische, gehandelte und verkörperte Botschaften des kindlichen und jugendlichen Verhaltens – dazu gehören etwa auch puppet-eyes, periorale Wundheit, Soldatengesichter – wenig beachtet, integriert und in einen Beziehungskontext übersetzt. Primitive Abwehrmechanismen wie projektive Identifikation, Projektion und Verleugnung sind dagegen bereits Ausarbeitungen eines frühen und beeinträchtigten Ichs, das durch »shutdown«-Mechanismen (Mandler 1984) und durch Dissoziationen in seinen affektiv-kognitiven Funktionen und Wahrnehmungsfähigkeiten beschädigt wurde. Dabei handelt es sich um implizite gehandelte und verkörperte Botschaften, die durch Traumatisierungen eingeprägt wurden. Solche Täter-Opfer-Implantate sind dem Bewusstsein nur mangelhaft zugänglich und werden per Handeln zur Geltung gebracht. Diese Kinder und Jugendlichen verweisen in ihrem Verhalten, mit dem sie andere bedrohen, auf ihr eigenes bedrohtes Selbst.

Bateman & Fonagy (2008) sehen Gewaltverhalten als eine Folge mangelnder Mentalisierung. Sie beziehen sich auf epidemiologische Studien, wonach körperlich aggressives Verhalten im Alter von zwei Jahren am stärksten ausgeprägt ist und mit zunehmendem Alter abnimmt. Je mehr es gelingt, im Rahmen einer sicheren Bindungsentwicklung mit frustrierenden Reizen durch Mentalisierung umzugehen, umso weniger wird auf körperliche Gewalt zurückgegriffen (Taubner, Curth 2013). Die Gefahr von körperlicher Gewaltanwendung hat unmittelbar damit zu tun, ob mentalisiert werden kann oder nicht. Körperliche Gewalt und destruktives Verhalten werden mit zunehmender Fähigkeit zu mentalisieren ebenso zum Tabu wie der Inzest. Wenn die Mentalisierung von aggressiven Affekten misslingt, tritt Gewaltverhalten auf.

Bohleber (2006) benennt drei Modelle, die Gewaltverhalten mit Hilfe psychoanalytischer Annahmen erklären können: Gewalt könne ein Versuch darstellen, zwischen sich und dem anderen Distanz zu schaffen bei drohender Überwältigung und Verschlingung durch das primäre Objekt; zum anderen könne Gewalt der Befreiung von einem inneren Fremdkörper dienen, der sich unintegriert im Selbst befindet und unmentalisiert verbleibt; bedrohlich unerträgliches Erleben wird projektiv in einem anderen Menschen untergebracht und dort bekämpft. Und drittens komme es zu Gewalt, wenn auf einer inneren Bühne zwei Imagines agieren, das hilflose Selbst, das verlassen worden ist, und die tödliche Figur, die das hilflose Selbst angreift; Destruktivität ist hier eine Notfallreaktion auf ein primäres traumatisches Desaster. Abreaktionen durch Gewalthandlungen, ohne dass ein Innenraum, ein triadischer Raum der Selbstbetrachtung entstehen könnte, sind auf pathologische Scham zurückzuführen. Scham wird zum Anstifter von impulshaften Handlungen wie suizidales, selbstverletzendes Verhalten, Gewalt, binge eating, Alkoholmissbrauch und Parasitenleben, so Lansky (2005). Daraus können sich dann Scham-Wut-Spiralen (Levin 1971) entwickeln. Solche Spiralen der Erniedrigung mit Fixierung auf die eigene Verletzung und Verletzung anderer, die ebenso gedemütigt oder vernichtet werden sollen, verhindern die Entwicklung zur Symbolbildung (symbolic formation) und Mentalisierung. Als Folge von Brutalisierung in Bindungserfahrungen kommt es zu einer Ich-destruktiven, nicht mentalisierten Form der Scham.

> In dem Gespräch mit dem Therapeuten gibt der Jugendliche S. an, dass es ihm guttue, sich zu verletzen. Nach einer Helferkonferenz, in der es um Zukunftsplanung ging, hatte S. auf die Wand eingeschlagen. Zusammen mit einem Psychologiepraktikanten erarbeitete er, dass das mit seinen früheren Erfahrungen der Misshandlung zu tun habe. Er habe sich so misshandelt, wie er das erlebt habe. Tatsächlich verbleiben seine Schamgefühle über die offenbar kränkende und demütigende Situation im Verborgenen. Allenfalls wird die Beschämung in dem kurz erkennbaren verzerrten Gesicht deutlich, also körperlich ausgedrückt. Im Gespräch macht S. den Eindruck, als könne er sein Verhalten reflektieren – nachträglich. Jedoch ist diese Reflexion aufgesetzt, im Nachhinein kognitiv überarbeitet. Er hat den Schritt der Selbst-Objekt-Differenzierung und der Betrachtung seiner selbst aufgrund seiner desolaten Entwicklungsbedingungen mit Misshandlung und Demütigung nicht nehmen können. Die Fähigkeit, sich durch Schamgefühle im anderen zu erkennen und reflektieren zu können, konnte er nicht entwickeln. So bleibt ihm nur die Abreaktion.

Beim destruktiven Narzissmus wird Scham durch verletzte Selbstachtung und Enttäuschung narzisstischer Wünsche hervorgerufen. Dahinter steht jeweils die Gefahr, als schwach angesehen oder mit Verachtung konfrontiert zu sein.

Die Gewaltbereitschaft und Gewalttätigkeit von Jugendlichen sind Maßnahmen gegen den inneren Notstand. Diese Notstandsmaßnahmen dienen dem Einzelnen zur Angst- und Schambewältigung und zur narzisstischen Reparation. Sie gehen über die in der Adoleszenz geläufigen Stabilisierungen hinaus und verweisen darauf, wie bedroht diese Jugendlichen sind. Unter Umständen geraten sie in militante Gruppierungen, die mit ihren Gewaltaktionen und Freund-Feind-Schablonen ein Borderline-Milieu bieten und durch Scham-Wut-Gewaltaktionen das bedrohte Selbstgefühl integrieren. Allen Modellen ist gemeinsam, dass die Grenze zwischen sich und anderen unsicher bzw. aufgelöst ist und im anderen fremdes Eigenes bzw. externalisierte Introjekte bekämpft werden, ohne dass dieses blinde Handeln je mentalisiert wird.

Gewaltverhalten ist ein körperliches Geschehen, das mit unterschiedlichen affektiven und kognitiven Bereitschaften zusammenhängt. Erklärungen solcher Aktionen, die in unterschiedlichen Kontexten auftreten, bleiben ob ihrer Komplexität immer bruchstückhaft, da sie von normalem bis hin zu pathologischem Verhalten reichen und sich der Sprache des Jugendlichen zumeist entziehen.

Die auffällige Neigung zu Aggression und Gewalt im Jugendalter nimmt später ab. Indem sich die Mentalisierungsfähigkeit ausweitet, kann der Jugendliche der affektiven Imbalance zunehmend Herr werden. Bei klinisch auffälligen Jugendlichen sind der Raum der Kommunikation und die Fähigkeit zur Selbstregulation durch Traumatisierungen und Intrusionen beschädigt. Ihre Störungen, die sich kommunikativ abbilden und ihre primären Antwortmuster wie Kampf, Flucht und Erstarrung führen zu unterschiedlichen Ausformungen von Gewaltbereitschaft. Es sind Jugendliche, die um ihr existentielles psychisches Überleben kämpfen und manchmal innerlich schon tot sind.

2.5 Jugendliche im Borderland – Identitätssuche in verschiedenen Welten

Jugendliche mit Flucht- oder Migrationserfahrungen sind eine besonders risikobelastete Gruppe. Scheitert ihre Integration in die Gesellschaft, besteht die Gefahr, dass sie zu einem Schmelztigel für gefährliche Entwicklungen beitragen – in Richtung Dissozialität, Militanz oder Drogen bis hin zu destruktiven Parallelwelten. Die Identitätsentwicklung jugendlicher Migranten wird nicht nur von einer sog. zweiten Individuationsphase (Mahler et al. 1978; Blos 1973) bestimmt, sondern zusätzlich noch durch eine dritte Individuationsphase, wie Akhtar (1999) die Migrationsbewältigung beschrieben hat. Im Zuge ihrer Identitätssuche geraten Jugendliche oftmals in Rollenkonfusionen (Erikson 1976). Sehen sie sich darüber hinaus unterschiedlichen kulturellen Milieus gegenüber, kann es für sie in besonderem Maße schwierig sein, sich sozial zu verorten, ganz besonders dann, wenn es, vermittelt durch Migrationserfahrungen und vor dem Hintergrund familiärer Bindungen, zu einer kulturell bedingten Identitätskonfusion kommt (Jensen et al. 2011).

2.5.1 Identitätsfindung bei Migrationshintergrund

Zwar gilt Identitätsbildung als lebenslanger Prozess, jedoch sind gerade die Schritte in der Adoleszenz wegweisend für die weitere Entwicklung. Die Entwicklung einer individuellen und ethnischen Identität ist komplex und resultiert aus einer Mischung von biologischen, sozialen, kulturellen und Umgebungsfaktoren (Mann 2006). Die Identität des Jugendlichen ist dabei nicht einfach die Summe seiner Kindheitsidentifizierungen, sondern eine Kombination von früheren und neuen Identifizierungen (Erikson 1950). Dieser Prozess ist krisenreich und kann – bei mangelnder Fähigkeit zur Selbstregulation und zu komplexem sozialen Funktionieren – gefährliche Entwicklungen zur Folge haben.

Die eigene Vergangenheit wird mit der Gegenwart und der Zukunft verbunden. Im günstigen Fall entwickeln sich daraus identitätsstiftende Narrative und Ziele.

Wie bereits in Kap. 1.4 dargelegt, unterscheidet Marcia (1966) vier verschiedene Stufen der Identitätsfindung, die insbesondere den Adoleszenzverlauf kennzeichnen, aber auch darüber hinaus Bedeutung haben können: Die *erreichte Identität (achievement),* das *Identitätsmoratorium* (vgl. Erikson 1950), die *Identitätsabschottung (foreclosure)* und die *Identitätsdiffusion*. Diese vier Stufen bilden eine Art Raster für Identitätsverläufe.

Unter den Bedingungen von Migration werden diese Verläufe darüber hinaus durch verschiedene Akkulturationsstrategien (Berry 1997) bestimmt, die mit günstigen, aber auch problematischen Entwicklungen verbunden sein können.

Assimilation meint, dass eine Anpassung an die neue Kultur mit der Entwicklung einer dazu passenden Identität erfolgt. Die Identität des Herkunftslandes wird dabei aufgegeben. Ein Gap, ein Bruch innerhalb der Familie, entsteht dann, wenn die Eltern der Anpassung des Jugendlichen nicht folgen können oder wollen.

Bei einer *Integration* werden die originäre kulturelle Identität und Elemente der neuen Kultur miteinander verknüpft. Derartige Entwicklungen sind erwünscht, jedoch häufig kaum zu realisieren, zumal dann nicht, wenn die Wertvorstellungen der Kulturen weit auseinanderklaffen. Bei einer *Separation* verweigern sich die Betroffenen der neuen Kultur und grenzen sich davon ab. Zur *Marginalisierung* kommt es, wenn weder die Kultur des Herkunftslandes noch die neue Kultur für die Identitätsbildung Bedeutung gewinnen. Verbindet man Marcias Stufen der Identitätsentwicklung mit Berrys Thesen zur Akkulturation ist eine Vielfalt an Verläufen denkbar.

Angesichts der Globalisierung sind Jugendliche heute stärker denn je mit fremden Kulturen konfrontiert. Die Ausdehnung des Internets hat weltumspannende soziale Netzwerke entstehen lassen. Das kommt Jugendlichen entgegen, vermittelt aber leicht auch widersprüchliche Orientierungen und Werte (Jensen 2011). So kann es in Verbindung mit der Identitätssuche zu einem Wandern zwischen verschiedenen Kulturen kommen, das mit einem Lebensgefühl des In-between – des Dazwischenstehens – einhergeht.

Die Konfrontation mit fremden kulturellen Vorstellungen, Werten und Verhaltensweisen kann bei Jugendlichen auch zu einer dissonanten Akkulturation führen (Portes 1997), zumal dann, wenn sie Werte übernehmen, die mit den Vorstellungen der Gesellschaft, in der sie leben, schwer in Einklang zu bringen sind.

Die ethnische Herkunft der Familie des Jugendlichen spielt bei der transgenerationellen Weitergabe von kulturellen Idealen eine wichtige Rolle, insbesondere dann, wenn die Jugendlichen sich von der neuen Gesellschaft zurückgewiesen sehen. Findet der Jugendliche in den Eltern, die selbst Schwierigkeiten auf ihrem Akkulturationsweg haben oder noch wenig integriert sind, keine klare Orientierung, wird die Identitätsfindung zu einer besonderen Herausforderung.

In Deutschland sind insbesondere südeuropäische und türkische Jugendliche einem ausgeprägten Akkulturationsstress ausgesetzt. Migration als Stressfaktor wird verschiedentlich (z. B. Grinberg, Grinberg 1990) auch als ein traumatisches Geschehen aufgefasst. Zum einen wird Migration dann als sequenzielle Traumatisierung (Keilson 1979) verstanden, die aus Verfolgung und Gewalt in der Herkunftskultur und aus den Folgen des Einwanderungsprozesses mit Aufenthalten in Auffanglagern, Platzierung in fremden sozialen Umfeldern und erschwerter beruflicher Integration resultiert. Zum anderen wird der Migrationsprozess infolge seiner anhaltend hohen Belastung als kumulatives oder Spannungstrauma beschrieben (Grinberg, Grinberg 1990). Dabei erfahren Jugendliche im Migrationsprozess Entwurzelungen, die sowohl die Eltern als auch sie selbst betreffen. Gefühle der Nichtzugehörigkeit und der »Entortung« (Bhabba 2000) blockieren die Identitätsentwicklung. Daraus folgende Abschottungen der Jugendlichen haben die Funktion, einen Selbst- und Identitätsverlust zu verhindern.

2.5.2 Borderland-Problematiken bei bi-kulturellem Hintergrund

Ob Migranten häufiger psychische und psychosomatische Auffälligkeiten zeigen, wird widersprüchlich beantwortet. Während eine deutsche Studie (Glaesmer et al. 2009) keinen Unterschied in der Häufigkeit psychischer Erkrankungen bei Migranten erkennen konnte, wurden in den USA bei jugendlichen Migranten der ersten und zweiten Generation deutlich höhere Raten an Depression, Suizidalität, Angststörungen, Substanzmittelmissbrauch und Essstörungen festgestellt (Pumariegia, Rothe 2010; Pumariegia, Cagande 2013). Ergebnisse der deutschen KiGGS-Studie (2008)[8] sprechen dafür, dass ein Migrationshintergrund der Familie sowie ein niedriger sozio-ökonomischer Status Risikofaktoren für psychische Störungen sind. So liegt der Anteil derer mit grenzwertigen oder eindeutig auffälligen psychischen Befunden bei Migrantenkindern (21,3 %) beinahe genau so hoch wie bei Kindern aus Familien mit niedrigem Sozialstatus (23,2 %) und fast dreimal so hoch wie bei Kindern aus Familien mit hohem Sozialstatus. Das entspricht Ergebnissen der Pisa-Studie (2018)[9], aus der hervorgeht, dass Migrantenkinder in Deutschland, die in sozial schwacher Umgebung aufwachsen, nur mangelhaft gefördert werden und überwiegend niedrige Bildungsabschlüsse oder gar keinen Schulabschluss erreichen. Die daraus resultierende Perspektivlosigkeit und mangelnde soziale Integration hat für Jugendliche mit Migrationshintergrund fatale Folgen und kann äußerst problematische soziale Entwicklungen nach sich ziehen.

Die Probleme von Patienten mit einem bi-kulturellen Hintergrund, die nach psychiatrischer und psychotherapeutischer Behandlung nachsuchen oder in psychotherapeutischer Behandlung sind, wurden bislang noch nicht ausreichend beleuchtet. Anders als bei deutschstämmigen Jugendlichen ist es für die Behandlung dieser Patientenklientel wichtig, zusätzlich einen transkulturellen Übergangsraum (s. u.) anzubieten, um Phänomene der fremden Kultur zu verstehen, will man nicht die Therapie auf eine vordergründige und im Ergebnis brüchige Anpassung an die jeweiligen gesellschaftlichen Bedingungen reduzieren (Sharabani, Israeli 2008; Samuels 2002). Besonders Jugendliche, die in ihrer Adoleszenzentwicklung auf fremde und oft widersprüchliche infantile Beziehungserfahrungen zurückgreifen, brauchen bi-kulturelle Container.

---

8 KIGGS: Erkennen – Bewerten – Handeln: Zur Gesundheit von Kindern und Jugendlichen in Deutschland. Berlin.

9 Die OECD (Organisation for Economic Co-operation and Development), die die ökonomische und soziale Situation der Weltbevölkerung untersucht, initiiert alle drei Jahre die PISA-Studie (Program for International Student Assessment). Siehe www.oecd.org

Um vordergründige Anpassung zu vermeiden, hilft der Ansatz von Janine Puget (Berenstein, Puget 1997), die drei Übergangsräume beschrieb:

- den intrasubjektiven Raum, den die Mutter in der Kommunikation mit dem Kind zusammen schafft,
- den intersubjektiven Raum, den der Einzelne in seiner Umgebung, seiner Familie und seiner Gesellschaft vorfindet oder herstellt und
- den transsubjektiven oder transkulturellen Raum zwischen den verschiedenen Kulturen.

Dabei beziehen sich Puget und Berenstein auf Winnicott (1965), der den Übergangsraum als einen Zwischenbereich des Erlebens versteht, zu dem sowohl die innere wie die äußere Realität beitragen. Die innere Realität des Jugendlichen zu verstehen heißt, auch die Bedeutung tieferer und unbewusster Bedeutungen von fremden Ritualen, Symbolen und Praktiken (Nadig 2006; Kohte-Meyer 2006) zu verstehen und aufzugreifen. Der transkulturelle Übergangsraum kann dann zum Schutz- und Identitätsraum und Container werden, in dem symbolische Strukturen (Özbek, Wohlfahrt 2006) neu entwickelt werden können.

Borderland-Jugendliche: Drei Fallbeispiele

Drei Fallbeispiele sollen im Folgenden die besonderen Probleme von Adoleszenten mit Migrationshintergrund aufzeigen. Es sind Jugendliche, die an der Grenze zwischen zwei Welten leben und daher Borderland-Jugendliche genannt werden (Lamperberger 2017; Lampersberger, Streeck-Fischer 2020).

Zwei der drei Jugendlichen waren für vergleichsweise kurze Zeit in stationärer psychotherapeutischer Behandlung. In der Therapie von beiden ist es im Behandlerteam zu Konflikten gekommen, die mit dem Migrationshintergrund der beiden Jugendlichen in Verbindung standen. Die Therapeuten waren ratlos und irritiert, hatten Angst und sahen sich infrage gestellt. Die Probleme wurden zu einem Teil dramatisiert, zum anderen Teil verleugnet. Es waren vor allem drei Problemkonstellationen, die sich in der therapeutischen Arbeit herstellten:

- Abgleiten in glorifizierte militante Ideologien des Herkunftslandes
- Diagnostische Kolonisierung
- Kampf zwischen den Kulturen.

Alle drei Beispiele zeigten als Gemeinsamkeit die große Bedeutung des Herkunftslandes für die Ausprägung des Störungsbildes, sei es als Zielscheibe (Volkan 1988) einer narzisstischen Selbstvergrößerung wie im ersten Beispiel, sei es als »deponierter Konflikt« wie im zweiten Beispiel oder als Suche nach einem Anker in der Person des Imam wie im dritten Beispiel.

Zu 1. »Ihr Deutschen versteht uns nicht« – nationalistische rechtsextreme Ideologien der Herkunftslandes als Zielscheibe zur Selbststütze

C., ein 15-jähriger Jugendlicher, war der Sohn einer deutsch-osteuropäischen Mutter und eines türkischen Vaters, die beide als Jugendliche nach Deutschland gekommen waren und sich hier kennengelernt, aber nie geheiratet hatten. Neben einem jüngeren Bruder habe er angeblich zehn Halbbrüder, davon neun aus Verbindungen des Vaters. C. lebte bei der Mutter. Der Vater hatte sich von ihr getrennt, als C. sieben Jahre alt war. C. hatte sporadische Kontakte zum Vater, der immer wieder für längere Zeit unterwegs auf Montage war. C.'s äußere Erscheinung war auf den ersten Blick befremdlich: Er kleidete sich ungewöhnlich – ganz in Weiß. Er trug kurz geschnittene Haare, Mike Tyson ähnlich, und machte den Eindruck eines gewaltbereiten Machos bzw. eines rechtsextremen Jugendlichen, der sich an Regeln eines Gangmilieus orientierte. C. meinte im Erstgespräch: »Ihr Deutschen versteht uns nicht. Wenn man arm ist, dann geht man eben in den Supermarkt, um sich da zu holen, was ihr habt.« Multiple Symptome wie selbst- und fremddestruktives Verhalten, grenzen- und regelüberschreitendes Verhalten, erhöhte Reizbarkeit und eine geringe Impuls- und Affektsteuerung bestimmten sein Störungsbild. C. drohte eine dissoziale Entwicklung zu nehmen. Zugleich glorifizierte er die türkische Kultur. Sein Zimmer hatte er mit der türkischen Fahne und anderen landestypischen Emblemen geschmückt. Er idealisierte den Vater. Mit ihm verband er das Bild eines »starken Mackers« und meinte, in Identifikation mit dem Vater Stärke beweisen zu können. Die Mutter blieb in seinen Schilderungen blass und schien für seine Identitätsentwicklung keinerlei attraktive Berührungspunkte zu bieten. Zugleich war ihm aber die Familie heilig, wie er betonte.

C.'s Zuhause lag in einem sozialen Brennpunkt, wo Straßenkämpfe von türkischen und kurdischen Jugendbanden ausgefochten wurden. Die Integration in Schule und Beruf als Elemente gesellschaftlicher Erwartungen war für ihn nicht erstrebenswert; er musste sich an die Regeln der Straße halten, wo das Recht des Stärkeren galt. Infolge von Sprachproblemen und einer Lese-Rechtschreibschwäche drohte er, in der Schule zu scheitern. So suchte er als Stütze seines erschütterten Selbst (Streeck-Fischer 2006) Orientierungen in der Herkunftskultur, nämlich in der Ideologie der grauen Wölfe, einer türkischen ultranationalen rechtsextremen Vereinigung. Als türkischer Nationalist konnte er sich als jemand Besonderes fühlen. Er fand darin Kraft, Orientierung und narzisstische Aufwertung, um Diskriminierungen, die er in seinem Umfeld erfahren hatte, entgegentreten und überleben zu können. Ähnlich wie der Vater, der sich an veralteten Lebensformen seines Landes orientierte und mehrere Frauen hatte, griff C. auf Legitimationen zurück, die ihm erlaubten, Taten außerhalb von Recht und Ordnung des Landes, in dem er lebte, zu begehen, denn, so C., »wenn man arm ist, ist es erlaubt, sich zu bedienen.« Seine Identitätsbildung mündete in eine gefährliche Pararealität.

Das Beispiel zeigt auch, dass Jugendliche mit Migrationshintergrund und schulischem Scheitern allzu leicht verführbar sind. Nationalistische Ideologien des Herkunftslandes – in Deutschland sind es rechtsextreme faschistische Ideologien – dienen zur Selbstüberhöhung. Die Aktionsszene mit Straßenschlachten wirkt auf Jugendliche mit niedrigen Bildungsabschlüssen und ebenso geringen Zukunftsaspirationen anziehend. Alleine die Zugehörigkeit zu bestimmten Gruppierungen wertet narzisstisch auf. Solche Jugendliche suchen offen destruktive Bewältigungsstrategien, um Lähmungs-, Ohnmachts- und Leeregefühle zu überwinden. Ein anderer Weg für türkische Jugendliche ist die Orientierung am islamischen Glauben. Der Weg zum Gotteskrieger ist dann, wenn religiöse fundamentalistische Führer aktiv werden, nicht mehr allzu weit.

C. lief in seiner Identitätsentwicklung Gefahr, in eine marginalisierte Situation zu geraten. Im Sog der schnellen Befriedigung und Aufwertung verheißenden Pararealität geriet er sowohl in eine Individuelle als auch kulturelle Identitätsdiffusion.

Zu 2. Die Gefahr der diagnostischen Kolonisierung

Die 15½-jährige A. ist die Tochter einer Deutschen und eines Schwarzafrikaners. Sie kam in stationäre Psychotherapie, weil sie von optischen und akustischen Halluzinationen heimgesucht wurde. Sie hörte Stimmen von drei 16-jährigen Helfern, Jugendlichen mit weißer Hautfarbe, die ihr Tun und das Tun anderer kommentierten. Weitere Probleme waren, dass A. sich häufiger niedergeschlagen fühlte, Einschlafstörungen hatte, lust- und interesselos war und Stimmungsschwankungen mit hypomanen und depressiven Zuständen zeigte. A. war leicht reizbar und neigte zu Wutausbrüchen. Weiter bestand eine zwanghafte Symptomatik in Form eines Waschzwanges. Aufgrund ihrer komplexen Beschwerden hatten sich zahlreiche Fehltage in der Schule angesammelt.

Die Halluzinationen hatten vor dreieinhalb Jahren begonnen. Damals 12-jährig war A. kurz zuvor zusammen mit dem Vater allein für drei Wochen in dessen afrikanischem Heimatland gewesen. Dort hatte sie mit ihm in einer abgetrennten Wohnung auf dem Familienwohnsitz gewohnt, wo sie nachts ein Zimmer mit ihm geteilt hatte. Während der Zeit dort wurde sie mit eindrücklichen mystischen Glaubensritualen konfrontiert. Direkt nach der Reise, bereits geplagt von Halluzinationen, wechselte sie auf ein Internat weit entfernt von zuhause. Zeitgleich zog der Lebenspartner bei der vom Vater seit zehn Jahren getrennt lebenden Mutter ein.

Drei Monate nach Eintritt ins Internat kam es zu einem sexuellen Übergriff (ohne Penetration) durch einen schwarzafrikanischen Jugendlichen, mit dem sie eine intensive Freundschaft gepflegt hatte. Die Halluzinationen nahmen an Intensität zu; sie hatten imperativen Charakter. Es waren Stimmen, die sie mit großer Strenge zurechtwiesen oder sie aufforderten, sich schlecht zu benehmen.

Sehr bald stellte sich die Frage, wie ihre Problematik einzuordnen sei. Sie bot das Bild einer floriden paranoid-halluzinatorischen Psychose. Die Jugendliche selbst hatte die Befürchtung, an einer Schizophrenie erkrankt zu sein. Dagegen sprach, dass es sich um eine ausgesprochen vitale, im Kontakt affektiv bezogene, kreative und strukturell gut ausgestattete Jugendliche mit hohen kognitiven Kompetenzen und Fähigkeiten zur Symbolisierung handelte. Lag also eine dissoziative Störung vor? Zu der sexuellen Traumatisierung war es erst nach Beginn der Halluzinationen gekommen. Allerdings konnte man in den Ereignissen – allein mit dem Vater in dessen Herkunftsland, Wechsel ins Internat, Verlust des unmittelbaren Bezugs zu den Eltern und dem sexuellen Übergriff – eine kumulative Traumatisierung sehen.

Infolge ihrer guten Ausstattung hatte A. keinerlei Probleme mit der Integration in die Gleichaltrigengruppe. Im Gegenteil war sie dort sehr angesehen. Im Behandlerteam kam es zu Auseinandersetzungen über die zutreffende diagnostische Einschätzung von A.s Störungsbild. Sollte es erforderlich sein, sie mit ihren psychotischen Symptomen möglichst schnell medikamentös antipsychotisch zu behandeln? War es überhaupt angemessen, sie mit westlichen Diagnosekriterien zu klassifizieren? Die Gefahr schien darin zu liegen, A. kranker zu machen als sie tatsächlich war. Mit westlichen diagnostischen Instrumenten und Verstehensmodellen wurde A. möglicherweise in ein Prokrustes-Bett hinein kolonisiert.

Der Vater und seine Herkunftsfamilie sahen in A. die Reinkarnation der Großmutter väterlicherseits, war A. doch die nach dem Tod der Großmutter zuerst Geborene. Die Großmutter hatte als Matriarchin eine hervorgehobene Bedeutung in der Familie. Der Vater bezeichnete A. deshalb als seine Prinzessin. Während die Mutter arbeitete, war der Vater in den ersten Jahren von A. die wichtigste Bezugsperson gewesen.
Weil sich die Symptomatik unmittelbar nach dem Besuch in Afrika entwickelt hatte, kam der Verdacht auf, sie sei dort mit einem Fluch belegt worden, weil jemand sich an ihr habe rächen wollen. Nachdem sich der Zustand von A. verschlechterte, wurde der Verwandte des Vaters, ein katholischer Priester, beauftragt, ein Holzkreuz zu basteln, und dieses drei Tage lang zu bebeten und zu segnen. Während dieser Zeit erschien A. auf ihrem Fuß angeblich ein Holzkreuz. Sie habe versucht, so sagte sie, das Kreuz zu entfernen, das aber nicht weggegangen sei. Eine Viertelstunde später sei das Kreuz dann von selbst verschwunden.
Als Reinkarnation der Großmutter, der Matriarchin, wurde A. von Geburt an zu einem Reservoir von hoch bedeutsamen großmütterlichen und die Familientradition repräsentierenden Objektimagines (Volkan 2010). Darüber verblieben die tote Großmutter und die mit ihr verknüpften Traditionen für den Vater lebendig. A. war gleichsam ein »Ersatzkind« für die verstorbene Großmutter, eine ganz andere Form einer Ersatzperson als mit diesem Begriff in der westlichen Kultur gemeint ist, wo in das nachfolgend geborene Kind genau die Eigenschaften und Persönlichkeitszüge des zuvor gestorbenen Kindes hinein deponiert werden. Dieses Deponieren sehen Volkan (2013) als transgenerationale Transmission. Die Generationsgrenze ist dann aufgelöst. Die mangelnde Grenzziehung zwischen Realität und Fantasie, Vergangenheit und Gegenwart – ein Merkmal, das bei Traumatisierungen bekannt ist – scheint hier bereits angelegt und ständig durch ihre Sonderbehandlung als Prinzessin vom Vater intrusiv unterstützt worden zu sein.
Der Fluch, dem A. ausgesetzt war, galt ihr möglicherweise infolge der ihr zugewiesenen Rolle der heranwachsenden Matriarchin – aus Neid oder weil sie dem großmütterlichen Bild in keiner Weise entsprach, vielleicht sogar, weil sie als Reinkarnation der Großmutter einen Affront für die afrikanischen Verwandten darstellte. Möglicherweise tauchten bei ihrer Identitätssuche auch sexuelle Triebwünsche auf, die sie in Widerspruch zu den dortigen Erwartungen brachten. Vielleicht gab es auch Ereignisse, die traumatischen Charakter hatten, etwa zu viel Nähe zum Vater. Schließlich war auch vorstellbar, dass A. als Pubertierende innerlich gegen die familiären Intrusionen protestierte und dass der Fluch dem verräterischen Vater und seiner fremdländischen Familie galt.

Folgt man Vorstellungen der afrikanischen Kultur (Maiello 1999), dann ist die psychische Störung eine Folge von Störungen in den Beziehungen zu den Ahnen. Ihr Rückzug kann zu einem tödlichen Zauber durch Hexerei führen.

Dabei stellt sich nicht in erster Linie die Frage, was die Störung verursacht hat, sondern wer sie gebracht hat. In jedem Fall gibt es einen großen Unterschied zwischen Ahnen der afrikanischen Kultur und inneren Objekten im westlichen psychodynamischen Denken. Ahnen existieren konkret in der äußeren Welt, während in der westlichen Kultur das Konzept der inneren Objekte als eine Metapher entwickelt wurde, um intrapsychische Ereignisse zu beschreiben. Solange der Ahne in der afrikanischen Kultur als jemand angesehen wird, der Unterstützung und Rat gibt, hat er oder sie die Funktion eines guten internalisierten Objekts.

Bei der Jugendlichen A. haben sich – folgt man den in der afrikanischen kulturellen Umwelt von A. geltenden Vorstellungen – die Ahnen, die Großmutter, von ihr distanziert. Die Verbindung zu den Ahnen zu verlieren kann jedoch zu massiven Spaltungsprozessen, Angriffen auf Verbindungen oder psychotischen Phänomenen führen (Maiello 1999). Die Stimmen, die aufgetaucht waren und A. verwirrten, wären dann nur eine zwangsläufige Folge. Es wären Externalisierungen von gleichaltrigen Begleitern, die als verfolgende Objekte A.s bisheriges Bild von sich selbst bedrohten.

Durch die offenbar traumatische sexuelle Überwältigung wurden A.s ohnehin brüchige Grenzziehungen zwischen Realität und Fantasie vermutlich noch weiter gelockert. Wenn die Ahnen als die guten Objekte, insbesondere die Großmutter, auf Distanz gegangen waren und A. stattdessen von gefährlichen Objekten verfolgt wurde, dann musste in der Therapie das Ziel sein, den guten Objekten wieder einen Platz zu verschaffen oder sie an der Grenze zwischen Innen und Außen neu zu verankern. In den therapeutischen Sitzungen könnte das heißen, etwa die Großmutter virtuell anwesend sein zu lassen und danach zu fragen, was denn die Großmutter zu ihr, zu A., meinen und wie sie zu ihr stehen würde, wenn sie jetzt dabei wäre.

Die afrikanische Kultur unterstützt offenbar Grenzverwischungen zwischen Realität und Fantasie. Wird das pathologisiert, hat das zur Folge, dass man an solchen Jugendlichen in ihrer Identitätssuche vorbei geht. A. geriet infolge von unterschiedlichen kulturellen Welten, die in ihr aufeinander prallten, in Konfusionen.

Wird das westliche Verständnis von A.s Situation fraglos als gültig behauptet, liegt die Gefahr nahe, eine vordergründige Assimilation im Identitätsprozess zu forcieren statt die Integration zu unterstützen, in der beide Kulturen ihren Platz finden.

Zu 3. Im Kampf zwischen den Kulturen

Die 15-jährige A. kommt zur Psychotherapie wegen depressiver Zustände, Grübelzwängen, Panikattacken, nächtlichen Alpträumen und paranoiden Vorstellungen. Sie lebt in einer Einrichtung der Jugendhilfe zusammen mit ihrer jüngeren Schwester, die sie ständig überwacht, kontrolliert und einengt und die darauf mit heftigen aggressiven Durchbrüchen reagiert. A. stammt aus einem arabischen Land, lebte aber schon seit vielen Jahren zusammen mit ihrer Familie und drei Geschwistern in Deutschland. Sie ist eine sehr gute Schülerin und war sozial gut integriert bis zu dem Zeitpunkt, da ihr Vater plötzlich unter ungeklärten Umständen an Herzversagen in seinem Herkunftsland verstarb. Die Mutter kehrte mit den Kindern – A. war damals 12 Jahre alt – zurück nach Deutschland. Offenbar hilflos und wenig in der Lage, die neue Situation zu bewältigen, heiratete sie sehr schnell einen deutlich jüngeren Verwandten, der auf dem Fluchtweg erst kürzlich in Deutschland angekommen war und durch die Heirat auf ein Bleiberecht hoffte. Dieser Mann, ein Muslim mit strenggläubigen Vorstellungen, unterdrückte und terrorisierte die Mutter und die Mädchen, die bis dahin eher europäisch orientiert aufgewachsen waren. Sie mussten nun Kopftücher tragen, sich zuhause aufhalten und durften keine Kontakte knüpfen. Sie wurden drakonisch bestraft und verprügelt, wenn sie sich nicht an die vorgegebenen Regeln hielten. Auch die Mutter wurde unterjocht. So rasierte dieser neue Stiefvater ihr den Kopf zur Strafe, als sie sich nicht sofort unterwarf. Die Kinder wurden wie sein Eigentum behandelt. A. gegenüber zeigte er sexuell übergriffiges Verhalten. Weil die Mutter keine Anstalten machte, an der Situation etwas zu ändern, wandte sich A. an das Jugendamt, woraufhin die drei Mädchen in eine Unterkunft der Jugendhilfe kamen. Alle Mädchen und insbesondere A. waren zwar erleichtert, aber verstärkt durch die Vorwürfe der Mutter fühlte sich A. schuldig und als Zerstörerin der Familie. Wenngleich ihr Leben vor dem Tod des Vater scheinbar unauffällig verlief – inwieweit der Vater auch übergriffig gewesen war, blieb im Dunkeln –, so war sie seitdem vielfältig traumatisiert: durch den plötzlichen Tod, die Gewalt, den streng religiösen Lebensstil, die sexuellen Übergriffe und den radikalen Bruch mit der Mutter und den Verlust der Familie. Die Diagnosen wie depressive Episode, Panikstörung, zeitweiliges psychotisches Erleben, mit denen ihr Verhalten klassifiziert wurde, wurden ihrer Problematik nicht gerecht. Tatsächlich wurde sie nachts unter Bedingungen, wo sie sich von allen verlassen fühlte, von Verfolgungsängsten überwältigt. In diesem Moment glaubte sie, dass nur der Imam ihr helfen könne.

Aufgrund der trotz Migration bis zum Tod des Vaters anscheinend günstigen Entwicklungsbedingungen, die jedoch jäh und dann durch verschiedene Belastungen wie Verlust des Vaters, neuer Stiefvater oder die Unterkunft in einer Jugendhilfeeinrichtung zerstört wurden, konnte sie sich gut weiterentwickeln, nachdem sie wieder haltende soziale Bedingungen gefunden hatte.

Die drei jugendlichen Patienten waren der deutschen Sprache mehr oder weniger mächtig. Vordergründig gab es keine Verständigungsprobleme. Die beiden Jugendlichen mit afrikanischen bzw. türkischen Wurzeln waren in Deutschland aufgewachsen, erfuhren jedoch über ihre Eltern gleichsam eine halbierte Welt mit einem Mutterland und einem Vaterland. Diese verschiedenen Welten wurden in der Adoleszenz virulent. Ihre Herkunftswelt wurde für beide Jugendlichen zu einer Bedrohung, aber auch gefährlichen Verführung in ihrer Identitätsfindung. Folgt man Akhtar (Akhtar 1999), geht die Identitätsentwicklung bei fremdem kulturellen Hintergrund mit einer Labilisierung des Selbstkonzepts einher (dritte Individuationsphase). Diese Labilisierung kommt umso mehr zum Tragen oder wird gleichsam verdoppelt, wenn es sich um Jugendliche in ihrer zweiten Individuationsphase handelt. Die adoleszenzspezifische Neigung zur Polarisierung, zur Entwertung und Idealisierung, verbunden mit erhöhter Kränkbarkeit, kommt bei diesen Jugendlichen verschärft zum Tragen. Bisherige bedeutsame Bindungen werden aufgegeben. Das Verhalten kann zunehmend befremdlich erscheinen.

Hier liegt die Versuchung nahe, die bi-kulturell aufgewachsenen jugendlichen Patienten mit den dem jeweiligen Therapeuten vertrauten diagnostischen Etikettierungen in ein Prokrustesbett zu zwängen. Unter solchen Umständen droht die Therapie darauf hinauszulaufen, dass sich der Patient vordergründig an Erwartungen anpasst, die der Therapeut bewusst oder unbewusst vertritt, ohne dass die basalen, kulturell und subkulturell mitgeprägten Konflikte Gegenstand der therapeutischen Arbeit werden. Stattdessen kommt es zu Fehldiagnosen, einer brüchigen therapeutischer Allianz oder zum Therapieabbruch.

In die Gegenübertragungsantworten der Therapeuten können sich unter den geschilderten Bedingungen leicht wertende, manchmal imperiale Attitüden einschleichen. Da werden unter Umständen Fragen laut wie die, warum der Jugendliche eine Parallelwelt aufmacht statt sich zu integrieren, oder ob er nicht selbst

Schuld an seinem Zustand trägt, zumal seine Familie und auch er selbst doch finanziell unterstützt werden. Geraten jedoch solche Jugendliche in eine militante Marginalisierung, sind sie erheblich gefährdet, sich von islamistischen Heilsversprechungen verführen zu lassen.

Alle drei Jugendlichen wiesen Auffälligkeiten auf, die als Folgen traumatischer Belastungen verstanden werden können. Bei der Jugendlichen mit afrikanischen Wurzeln war die Grenzziehung zwischen Realität und Fantasie, zwischen mütterlicher und väterlicher Kultur brüchig; psychotische Intrusionen gingen mit einer Konfusion ihrer Werte einher. Ebenso reagierte die Jugendliche mit arabischen Wurzeln. Allein gelassen von der Familie und den Betreuern reagierte sie psychotisch und konnte nur Schutz finden in dem Gedanken an den Imam als Schutzobjekt. Der Jugendliche mit türkischem Hintergrund lief Gefahr, in eine von nationalistischen rechtsextremen Ideologien gekennzeichneten Fantasie- und Gewaltwelt seines Herkunftslandes abzudriften.

Um solchen Borderland-Jugendlichen therapeutisch gerecht zu werden, ist es erforderlich, einen transkulturellen Übergangsraum bereitzuhalten und sich dort auf das Fremde einzulassen, es aufzunehmen und dessen Bedeutung aufzuspüren. Das heißt auch, der Versuchung zu widerstehen, auf schnelle vertraute Kartierungen zurückzugreifen, sondern Unwissenheit und Unsicherheit Raum zu geben. Das bedeutet schließlich auch, das Ausmaß der Auswirkungen der kulturellen Faktoren auf den Patienten und den Analytiker zu erkennen. Da solche Jugendliche das Fremde in ihnen oft selbst nicht erkennen und benennen können, ist es auf therapeutischer Seite hilfreich, sich über die jeweilige fremde Kultur mit ihren Besonderheiten zu informieren, soweit das möglich ist.

Wenn es auf therapeutischer Seite gelingt, Einstellungen, die leicht in imperiale und kolonisierende Attitüden münden können, zu bemerken und zu korrigieren, und auf »fremde Gesten« (Winnicott 1965/74), die Anpassung, Protest oder Destruktion auslösen, zu verzichten, dann kann die Auseinandersetzung mit fremden Kulturen und deren unmittelbaren Auswirkungen auf den einzelnen jugendlichen Patienten zu einem fruchtbaren und kreativen Weg seiner Identitätsfindung werden.

3 Psychotherapie mit Jugendlichen

»Die analytische Behandlung von Jugendlichen ist von Anfang bis Ende ein gefährliches Unterfangen, bei dem der Analytiker sich auf Widerstände von ungewöhnlicher Stärke und Vielfalt einstellen muss«

A. Freud 1958., S. 261

Die psychodynamische Psychotherapie ist auf die pathologischen Objektbeziehungen und die damit verbundenen Konflikte und strukturellen Störungen ausgerichtet, was bedeutet, dass sie verschiedene Störungsbilder behandelt, ohne dass anders als bei der Verhaltenstherapie ein störungsspezifischer therapeutischer Ansatz abgeleitet werden muss. Bei Patienten in der Adoleszenz, bei denen die Grenze zwischen Normalität und Pathologie unscharf ist, erweist sich dieser psychodynamische Ansatz als vorteilhaft, weil sowohl leichtere als auch schwerere und komplexere Problematiken erfasst und behandelt werden können. Allerdings ist es wichtig zu prüfen, welche Ausrichtung die Therapie bei dem jeweiligen Patienten haben muss, ob konflikt- oder strukturorientiert. Hier ist eine sorgfältige Diagnostik hinsichtlich des jeweiligen Entwicklungsstandes des Jugendlichen, des Schweregrades und der Komplexität etwaiger struktureller Beeinträchtigungen sinnvoll.

Durch eine genaue Diagnostik sind fundierte Aussagen über die Indikation zur Behandlung, über das geeignete therapeutische Vorgehen, die Gestaltung des Behandlungsrahmens und des therapeutischen Prozesses möglich. Zuvor (s. Kap. 2.2) wurde bereits deutlich, dass Symptome wie selbstverletzendes Verhalten oder eine Essstörung bei ganz unterschiedlichen Schweregraden der psychischen Störung und auf ganz unterschiedlichen Entwicklungsniveaus vorkommen und ganz anders zu beurteilen sind. Indem das strukturelle Niveau des Jugendlichen bekannt ist, seine vorherrschenden Objektbeziehungen, der Stand der Entwicklung des Selbst, die jeweilige Triebproblematik und die Art und Weise, wie der Jugendliche in der Lage ist, am Zusammensein mit anderen teilzunehmen und Beziehungen zu gestalten, lassen sich auch Aussagen darüber treffen, ob eine neurotische Störung, eine Störung auf mäßig integriertem, niedrigem oder desintegriertem Niveau (gemäß OPD 1996; OPD-KJ 2003) vorliegt. Letztlich ergeben sich daraus jeweils unterschiedliche therapeutische Konsequenzen.

Vor allem bei einer Psychotherapie von jugendlichen Patienten mit strukturellen Störungen, deren Beeinträchtigungen sich vorrangig in den für die Entwicklung zentral wichtigen Beziehungen zu anderen zeigen, muss dem Erleben und der Gestaltung von interpersonellen Beziehungen besondere Aufmerksamkeit geschenkt werden. So bedarf es unter anderem der Klärung, wie sich der Jugendliche im Kontakt mit anderen Menschen fühlt, ob er sich etwa »autistisch« von anderen Menschen zurückzieht, seine Beziehungen vor allem der Selbstregulierung dienen oder aber auf Wechselseitigkeit gründen. Weiter gilt es zu klären, ob er andere als eigenständige Personen wahrnehmen kann oder aber als Extensionen seiner selbst erlebt, ob er sich ein differenziertes Bild von anderen Menschen macht und wie sein Bild von sich selbst aussieht. Es ist zu prüfen, ob er in der Lage ist, auch die Abwesenheit für ihn wichtiger anderer Personen, Frustration, Konflikte und Angst innerhalb der Beziehung auszuhalten, oder aber ob er dazu neigt, sich blande zurückzuziehen oder die andere Person fallen zu lassen, wenn sie sich nicht erwartungsgemäß verhält. Auch ist wichtig, ob er Gefühle, Impulse, Wünsche und innere Verbote insbesondere auch im Umgang mit anderen wahrnehmen kann und in der Lage ist, im Zusammensein mit anderen sich selbst als Akteur zu sehen und sein eigenes Verhalten und dessen Wirkung zu erkennen und zu reflektieren oder ob und wieweit er in der Lage ist, Grenzen zwischen sich und anderen zu ziehen und aufrechtzuerhalten (Streeck-Fischer, Streeck 2010).

3.1 Adoleszenz und Strukturbildung – ein Beitrag zur Differenzierung

Um zwischen noch normalen und krisenhaften Verläufen und psychischen Störungen zu differenzieren, ist die genauere Betrachtung der strukturellen Entwicklung erforderlich. Denn die basale Struktur des Selbst ist entscheidend dafür, ob die Adoleszenz problematisch verläuft. Sie entwickelt sich aus den frühen – vorrepräsentionalen – Interaktionen zwischen Mutter und Kind.

Jugendliche mit einer brüchigen Struktur sind nicht grundsätzlich bedroht. Verschiedene Faktoren sind hierbei zu berücksichtigen. Verdeutlichen lässt sich das mit einem Bild: Man kann auf verschiedenen Fundamenten Häuser bauen, die widrigen Bedingungen, Naturkatastrophen, z. B. Erdbeben, unterschiedlich gut standhalten. Das Ausmaß der äußeren Einwirkung auf ein solches Haus ist dabei ein Faktor für die Bedrohung, aber auch die Lage kann von Bedeutung sein. Wenig sicher gebaute Häuser können eventuell später durch äußere Schutzvorrichtungen stabilisiert werden oder mit Hilfe der benachbarten, stabileren Häuser gestützt werden.

Jugendliche, die eine rahmengebende Struktur des Selbst (Green 1975) entwickelt haben, stellen in der Regel die Beziehungen zu den Eltern weder völlig in Frage noch brechen sie sie ab. Obwohl sie sich in der Gleichaltrigengruppe an anderen Werten und Normen orientieren, bemühen sie sich, die Verbindung zu den Eltern und deren Werten zu erhalten. Der Jugendliche pendelt dann zwischen Familie und Gleichaltrigengruppe. Er experimentiert, testet Grenzen aus, provoziert Erwachsene mit Übertretungen, um zu überprüfen, inwieweit soziale Regeln und Normen tatsächlich Gültigkeit haben. Wie bereits erwähnt betont Plaut (1979), das die Adoleszenz beherrschende Spiel von Jugendlichen sei ein Spiel mit den Grenzen. Wenn Eltern und Lehrer keine Grenzen setzen, wird dieser Prozess erschwert.

Ob die Adoleszenz normal oder krisenhaft verläuft, hängt davon ab, ob es dem

Jugendlichen gelingt, in Verbindung mit seinem bisherigen inneren und äußeren Bezugssystem zu bleiben.

Infolge der Umbauvorgänge in der Adoleszenz ist es erforderlich, beides zu betrachten: das strukturelle Niveau eines Jugendlichen und die adoleszenzspezifische Dynamik (z. B. adoleszentäres Verhalten mit Borderline-Qualität [Giovacchini 1978] bei einem höheren strukturellen Niveau im Unterschied zu einer Borderline-Störung auf niedrigem Strukturniveau). Überdurchschnittlich oft werden Jugendliche diagnostisch dem mittleren bzw. mäßig integrierten Niveau der Strukturachse der Operationalisierten Psychodynamischen Diagnostik im Kindes- und Jugendalter (OPD-KJ, 2013) zugerechnet, was im Sinne von Erikson (1976) eine adoleszenzspezifische physiologische Problematik darstellt. Dies ist wesentlich mit den altersspezifischen Ablösungs- und Separationskonflikten zu erklären. Allerdings scheint das jeweilige Strukturniveau nicht der bestimmende Faktor für die Entwicklung einer Adoleszenzkrise zu sein, wenngleich ein höheres Strukturniveau eher schützt. Es können jedoch äußere Belastungsfaktoren auftreten, die einen Jugendlichen mit gut integriertem Strukturniveau vorübergehend aus der Bahn werfen. Grundsätzlich haben jedoch Jugendliche, die krisenhafte Verhaltensweisen entwickeln, bei einem niedrigen Strukturniveau keine guten Chancen, diese Problematik intrapsychisch oder interpersonell zu reflektieren und ohne massive äußere Hilfestellung zu überwinden.

Eine differenzierte Diagnostik hinsichtlich der strukturellen Entwicklung ist in der klinisch-psychotherapeutischen Arbeit mit Jugendlichen unumgänglich. Sie ermöglicht nicht nur ein vertieftes Verständnis, sondern hat auch den jeweiligen therapeutisch technischen Umgang mit dem Jugendlichen zur Folge. Andererseits stößt die Diagnostik an Grenzen, wenn die Folgen traumatischer Belastungen im Vordergrund stehen. Leicht kann jedoch die einseitige Betrachtung von chronifizierten Beziehungskonflikten mit ihren Folgen für die strukturelle Entwicklung traumatisch bedingte Störungen und ihre Reaktualisierungen im Hier und Jetzt übersehen.

Ehe die Operationalisierte Psychodynamische Diagnostik als standardisierte psychodynamische Diagnostik in Ergänzung zur ICD-10 entwickelt wurde, erfolgte eine differenzierende Diagnostik auf der Grundlage verschiedener psychoanalytischer Theorien, insbesondere der Ich- und Objektbeziehungspsychologie. Anhand der Entwicklungsebenen der Objektbeziehung, der Selbst-/Objekt-Differenzierung und -Trennung und der verfügbaren Ich-Fähigkeiten wurde der Schweregrad eines Störungsbildes definiert. Hierbei erwiesen sich die Arbeiten von Kernberg (1978, 1986) zu den unterschiedlichen Organisationsniveaus – neurotisch, Borderline, psychotisch – für die klinische Arbeit als hilfreich und prägend. Auch Pines (1990) Vorschlag, die verschiedenen psychoanalytischen Psychologien wie die Ich-, die Selbst-, die Objekt- und die Triebpsychologie in Diagnostik und Therapie zu verwenden, hat den Umgang mit schwer gestörten Patienten erleichtert (Pine 1990). Mit Hilfe dieser Konzepte können der jeweils erreichte Entwicklungsstand der Objektbeziehungen, der Abwehrmechanismen, der zentralen neurotischen Konflikte mit den verschiedenen Organisationsniveaus verbunden werden. Will man nicht auf die zeitaufwändigere Operationalisierte Psychodynamische Diagnostik (OPD-KJ 2013) zurückgreifen, ist es hilfreich, sich an den vier Psychologien zu orientieren (s. Tab. 3-1).

Tab. 3-1 Die vier Psychologien.

Ich-Psychologie
Die Persönlichkeit wird unter dem Gesichtspunkt von Ich-Fähigkeiten betrachtet (z. B. Anpassungsfähigkeit, Realitätsprüfung, Abwehrprozesse).
Triebpsychologie
Bedürfnisse und Wünsche werden durch frühe körperliche und familiäre Erfahrungen geformt und kommen in Handlungen sowie bewussten und unbewussten Fantasien zum Ausdruck. Unannehmbare Wünsche führen zu Kompromissleistungen und Bewältigungen, die Ursachen von neurotischen Symptombildungen sein können.
Selbstpsychologie
Das Befinden des Einzelnen wird angesehen im Hinblick auf Grenzziehung, Kontinuität und Wertschätzung. Der Grad der Ganzheit versus Fragmentierung, Kontinuität versus Diskontinuität und Wertschätzung des Selbst spielen eine wichtige Rolle.
Objektbeziehungspsychologie
Der Einzelne wird unter dem Gesichtspunkt eines aus der frühen Kindheit herrührenden Beziehungsdramas beurteilt, das bewusst oder unbewusst im Gedächtnis erhalten bleibt.

Jacobs (1988) hat diesen Zugang als Tagwissenschaft – im Gegensatz zur Nachtwissenschaft – bezeichnet. Die Tagwissenschaft ist ein denkerischer Versuch, bei dem die Beweisschritte wie ein Räderwerk ineinander greifen und die Erkenntnisse die Kraft von Gewissheit haben. Die Nachtwissenschaft hingegen ist ein blinder Irrer. Sie zögert, sie stolpert, sie stößt, kommt ins Schwitzen, schreckt auf. An allem zweifelnd sucht sie sich, befragt sich, setzt unaufhörlich neu an. Sie ist eine Art Werkstätte des Möglichen, in welcher der künftige Baustoff Wissenschaft ausgearbeitet wird. Der Geist wird in diesem Fall nicht durch Logik geleitet, sondern durch Instinkt, Intuition (Jacobs 1988). Beide Zugänge sind wichtig. Dabei bildet die Strukturdiagnostik den denkerischen Ansatz.

Verwendet man die vier verschiedenen Theorien, werden die Unterschiede in den verschiedenen psychodynamischen Dimensionen deutlich, die in Tabelle 3-2 aufgeführt werden.

Zum mittleren Bereich werden die besser funktionierenden narzisstischen Persönlichkeiten, einige infantile Persönlichkeiten und die passiv-aggressiven Persönlichkeiten gerechnet. Ermann (2002) sowie Lohmer et al. (1992) ordnen der mittleren Stufe darüber hinaus noch Persönlichkeiten mit vegetativen Neurosen und Angstneurosen zu. Demgegenüber gehören zur höheren Ebene der neurotische Typ der Charakterpathologie wie die depressiv-masochistischen und Zwangscharaktere.

Tab. 3-2 Einteilung der verschiedenen Strukturniveaus: Zur niedrigen Strukturebene gehören nach Kernberg (1978) die meisten Fälle von infantil-narzisstischen und praktisch alle schizoiden, paranoiden und hypomanischen sowie alle antisozialen Persönlichkeiten.

Integrierte Struktur	Mäßig integrierte Struktur	Gering integrierte Struktur	Desintegrierte Struktur
Selbst- und Objektrepräsentanzen getrennt	Selbst- und Objektrepräsentanzen getrennt	Gute/Böse Teilobjekte Selbst- und Objektrepräsentanzen nicht integriert	Undifferenzierte Selbstobjekte
Objektkonstanz	Objektkonstanz störbar, Objekte austauschbar	Keine Objektkonstanz, Objekte austauschbar	Keine Objektkonstanz
Ödipale Konflikte (Dreieckssituation)	Separations- und Individuationskonflikte	Sexualisierung prä-ödipaler Konflikte	Wahnideen
Triebimpulse kontrollierbar	Symbiotische, orale, narzisstische Strebungen im Vordergrund	Verlassenheitsdepression, Trennungspanik, Agieren	Autistischer Rückzug
Fähigkeit zu Trauer, Sorge, Anteilnahme	Angewiesen auf reale Präsenz eines guten Objekts		
Stabile Ich-Identität	Ausreichende Ich-Identität	Identitätsdiffusion	Fehlende Identität
Reife Abwehrmechanismen	Abwehrmechanismen eher unreif	Primitive Abwehrmechanismen	Tiefe Spaltung, Fragmentierung
Integriertes Über-Ich Trieb-Abwehrkonflikt	Strenges Über-Ich mit narzisstischer Balancierung	Archaisch strafendes Über-Ich	
Kastrationsängste Liebesverlustängste	Objektverlustängste	Angst vor Vernichtung	Zersplitterung von Erleben

Die Operationalisierte Psychodynamische Diagnostik (Arbeitskreis OPD 1996, OPD-KJ 2003, 2013) hat sich – im Unterschied zu den Konzepten Kernbergs – mit der Differenzierung von Integrationsniveaus unabhängig von den Diagnosen (neurotisch, Borderline, psychotisch) gemacht und bezieht Kenntnisse aus der Entwicklungspsychologie ein (Rudolf 2004). Diese diagnostischen Konzepte sind besonders für das Kindes- und Jugendalter hilfreich, da in diesen Lebensabschnitten charakteristische Störungsbilder, wie sie im Erwachsenenalter beschrieben werden, nicht selbstverständlich diagnostiziert werden können (z. B. Borderline-Störung). Die OPD-KJ hat die verschiedenen Altersstufen in Zeitfenster unterteilt, um spezifische Eigenarten einer jeden Entwicklungsphase zu berücksichtigen. Die Adoleszenz wird bei der dritten Altersstufe beschrieben und umfasst den Zeitraum vom 12. bis zum 18. Lebensjahr. Dieses Zeitfenster berücksichtigt die spezifischen Prozesse der Adoleszenz wie narzisstische Phänomene und passagere Störungen in den Grenzziehungen zwischen sich und anderen, innen und außen. Infolge der großzügig gewählten Altersspanne sind die komplexen Bedingungen der normalen Adoleszenz allerdings nur sehr grob einbezogen.

Am deutlichsten hält die Strukturachse das Ausmaß einer Entwicklungsstörung fest. Hier wird zwischen gutem, mäßigem, geringem und desintegriertem Niveau unterschieden (vgl dazu die Strukturachse im Manual der OPD-KJ 2 2013).

Die Strukturachse in der OPD für Erwachsene (Arbeitskreis OPD 1996) differenziert zwischen Selbst-/Objekt-Wahrnehmung, Selbststeuerung, Abwehr, Kommunikation und Bindung, um verschiedene Integrationsniveaus zu beschreiben. In der OPD für Kinder und Jugendliche gehen die primären Objekte als strukturell mitbestimmende Faktoren in die Diagnostik ein (Arbeitskreis OPD-KJ 2003). In der Strukturachse wird zwischen Identität, Steuerung und Interpersonalität sowie Bindung differenziert. Mit Hilfe von Beispielen zu den verschiedenen Integrationsniveaus, die sich an den jeweiligen Zeitfenstern orientieren, können Störungsbilder hinsichtlich ihrer strukturellen Ausstattung erfasst und differenziert werden. Diese Klassifikationen schärfen den Blick für die Konflikt- und Entwicklungspathologie, die als überdauernde Stile des Umgangs mit sich selbst und anderen angesehen werden können.

Neben der oben dargestellten Tabelle zu den Strukturniveaus, die eine schnelle Orientierung anbietet, ermöglicht die OPD-KJ eine differenzierende Diagnostik der Beziehungsgestaltung sowie unterschiedlicher Konflikt- und Strukturniveaus und bietet damit weitere Orientierungen für ein angemessenes therapeutisch-technisches Vorgehen (Arbeitskreis OPD-KJ 2003, 13).

Was es für das Verständnis von Patienten und ihre Behandlung bedeutet, wenn eine strukturelle Diagnostik vernachlässigt wird, hat Rudolf (2004) an Fallbeispielen aus der Literatur gezeigt. Nicht zuletzt hat das zur Folge, dass Interventionen des Therapeuten den Patienten nicht erreichen, wenn nicht berücksichtigt wird, auf welchem Niveau der Integration sich die Problematik des Patienten bewegt.

Die OPD verzichtet darauf, das Unbewusste und unbewusste intrapsychische Konflikte, die in der Übertragungs-/Gegenübertragungsbeziehung wahrgenommen werden, zu erfassen. Sie bezieht sich auf das beobachtbare Verhalten und auf manifeste Äußerungen des jugendlichen Patienten. Sie verzichtet auch darauf, lebensgeschichtliche Hintergründe zu untersuchen, z. B. in Zusammenhang mit der Frage, weshalb und vor welchem Hintergrund der Patient sich in einer bestimmten Art und Weise verhält und bestimmte Symptome zeigt. Die Bestandsaufnahme konzentriert sich auf die unmittelbar beobachtbaren Verhaltensweisen, ohne Ursachen und Hintergründe klären zu wollen. Dementsprechend wird der jeweilige Entwicklungsstand erfasst, der auf ein entsprechendes Struktur- oder Entwicklungsniveau verweist. Für eine Psychotherapie mit Jugendlichen ist diese Perspektive wichtig, jedoch nicht ausreichend, denn sie verbleibt an der Oberfläche, geht aber nicht in die Tiefe psychischen Erlebens.

3.2 Entwicklung von Adoleszenz-Psychotherapie

Noch bis in die 1970er Jahre gab es die weit verbreitete Vorstellung, Jugendliche seien nicht therapierbar. Hierzu wurden verschiedene Gründe geltend gemacht: Es sei eine Zeit, in der noch alles im Fluss sei; es gebe wenig Bereitschaft zur Selbstreflexion; Jugendliche seien unzuverlässig, willkürlich und brächten ihre Konflikte überwiegend handelnd zum Ausdruck, sie würden ihre eigentlichen Probleme aus Schamgründen nicht einbringen. Da sie Stunden einfach versäumen und in Schulferienzeit keine Lust zur Therapie hätten, habe der Therapeut deutliche finanzielle Verluste in Kauf zu nehmen. Im Übrigen sei bei den schwierigen ›borderlinigen Jugendlichen‹ ohnehin eher Pädagogik und damit eine Jugendhilfemaßnahme angezeigt. Darüber hinaus waren Vorstellungen verbreitet, dass sich in der Adoleszenz und auch noch später ohnehin »alles von selbst richtet«.

Unterstützt wurden diese Ansichten durch den frühkindlichen Determinismus, der den psychodynamischen Theorien innewohnt. Alles, was problematisch ist, sei durch die frühe Entwicklung festgelegt. Was sich jetzt in der Adoleszenz zeige, beruhe auf dieser Basis.

Psychoanalytischen Adoleszenztheorien wurde mit Skepsis begegnet, da sie die Adoleszenz pathologisieren und mit Verweis auf die umfassenden Umstrukturierungen der Persönlichkeit Störungen und Beeinträchtigungen hervorheben. Mittlerweile haben sich diese Vorbehalte erübrigt. Im Gegenteil: Die Adoleszenz wird zunehmend als eine Zeit der Weichenstellungen angesehen, in der es erstaunliche Entwicklungen zum Positiven gibt, aber auch chronische psychische Störungen auftreten. Frühzeitige Interventionen werden daher mehr und mehr befürwortet. Tatsächlich bedarf diese risikobelastete Zeit besonderer Angebote, sei es in Bezug auf therapeutische Zugänge, sei es in Bezug auf aufsuchende sozialpädagogische Arbeit.

Indikation und Voraussetzungen zur Behandlung

Freud (1905) betonte, dass für die Durchführung einer Psychoanalyse ein gewisser Bildungsgrad und ein einigermaßen verlässlicher Charakter notwendig seien. Eine Kontraindikation zur Behandlung finde sich bei Personen, die auf Drängen der Angehörigen kommen. Darüber hinaus verwies er darauf, dass für eine Analyse Erziehbarkeit gegeben sein müsse, eine Bereitschaft, innere Widerstände aufzugeben und Unlust-Spannung zu ertragen. Im Übrigen sollten pathogene Erlebnisse der Vergangenheit angehören.

Die diesbezüglichen Meinungen haben sich bis heute weitgehend verändert. Weder der Bildungsgrad noch der unzuverlässige Charakter gelten als Kontraindikation. Zudem wird Psychotherapie mittlerweile auch als hilfreich für Menschen mit geistigen Behinderungen angesehen.

Gerade bei vielen Jugendlichen sind die von Freud genannten Voraussetzungen nicht gegeben. Bei ihnen sind es häufig die Eltern, die meinen, dass etwas geschehen müsse. Verlässlichkeit ist bei Jugendlichen nicht immer anzutreffen. Sie verbinden ihre Problematik weniger mit der Vergangenheit als mit der Gegenwart.

Anna Freud (1971) meinte, dass eine Psychoanalyse bei Kindern und Jugendlichen am ehesten dann durchgeführt werden sollte, wenn Ängste, Krisen, Kämpfe und Konflikte der inneren Welt entspringen. Dies ist bei Jugendlichen eher selten der Fall. Demgegenüber sei ein solches Vorgehen ungünstig, so Anna Freud, wo Gefahr, Angreifer und Verführer reale Menschen seien.

Wird eine Indikation zu einer analytischen oder tiefenpsychologischen Psychotherapie gestellt, ist zu überprüfen, inwieweit eine typisch neurotische Symptomatik vorliegt, eine lärmende Symptomatik oder im ungünstigeren Fall eine Symptomatik, die mit Ersatzbefriedigungen wie Klauen, Weglaufen, Lügen, Sucht und dissoziales Verhalten einhergeht. Bei Jugendlichen werden statt der ursprünglichen Schwierigkeiten häufig erst die Folgeerscheinungen einer Problematik erkannt. So werden Eltern oftmals erst alarmiert, wenn etwa der Schulbesuch infrage steht, die Versetzung gefährdet ist, eine Anzeige wegen Diebstahls erfolgt ist u. ä. Dahinter verbergen sich mitunter langjährige Probleme des Jugendlichen im Umgang mit Gleichaltrigen, Lern- und Leistungsstörungen, Mobbingerfahrungen oder Geschichten von Misshandlung und Vernachlässigung. Insbesondere bei Lernbehinderungen oder anderen Entwicklungsbeeinträchtigungen ist es notwendig, im Rahmen einer genaueren Diagnostik zu überprüfen, in welchem Ausmaß welche Ausfälle vorliegen, die möglicherweise anderer, gezielter oder zusätzlicher therapeutischer Maßnahmen bedürfen. Anders als zu Freuds Zeiten gibt es mittlerweile Möglichkeiten einer differenzierten Diagnostik. Es ist ein Unterschied und hat Bedeutung für das therapeutisch technische Vorgehen, ob etwa die Essstörung der Jugendlichen sich auf dem Niveau einer Reifungskrise, einer neurotischen Problematik oder einer mäßig bis ausgeprägten strukturellen Störung abspielt. Eine solche genaue Diagnostik kann mithilfe der dargestellten Strukturdiagnostik, die die verschiedene psychoanalytischen Theorien zu Hilfe nimmt, oder mit Hilfe der OPD-KJ erfolgen.

Es ist aufschlussreich, genauer abzuklären, wie der Jugendliche mit seiner Symptomatik umgeht und wie lange die Symptomatik bereits andauert, wie akut oder wie sie chronifiziert sie ist und wie ausgeprägt der sekundäre Krankheitsgewinn ist. Da oftmals die Umgebung an den Problemen des jungen Menschen leidet, der Jugendliche seine Schwierigkeiten mitunter verheimlicht, daraus Privilegien bezieht und durch die Symptomatik eventuell besondere Beachtung findet, liegen Veränderungswünsche nur bedingt vor.

Im Jugendlichen werden nicht selten die neurotischen Konflikte der Eltern aktualisiert. Darum ist es wichtig, die Problematik der Eltern zu erfassen und zu prüfen, inwieweit der Jugendliche gleichsam Austragungsort elterlicher Konflikte ist. Bei auffälligen Entwicklungen der Eltern, Dissozialität, Sucht, Kriminalität oder auch sozialen Notständen ist die Prognose hinsichtlich der Psychotherapie des Kindes meist ungünstig. Erst ab etwa 12 Jahren sind Kinder in der Lage, unabhängig von ihren Eltern eigene Entwicklungen zu machen, auch dann, wenn die Eltern diese nicht mitvollziehen, die Kinder aber weiterhin bei ihnen leben. Therapieabbrüche stehen u. a. in Verbindung mit den Eltern und sind dann nicht selten Folge der mangelnden Fähigkeit der Eltern, an ihrer eigenen Problematik zu arbeiten. Dies zeigt sich beispielsweise bei anhaltenden Abhängigkeiten der Eltern von ihren eigenen Eltern, bei ideologischen Fixierungen oder bei verwahrlosten und korrupten Eltern. Besondere Probleme ergeben sich auch bei Teil- und Ersatzfamilien oder bei persistierenden Trennungskonflikten geschiedener Eltern, etwa bei Sorgerechts- und Umgangsregelungen.

Je polysymptomatischer das Störungsbild, desto ausgeprägter sind in der Regel die strukturellen Störungen (z. B. mangelnde Impulskontrolle mit süchtigem und triebgesteuertem Agieren, mangelnde Spannungs- und Affekttoleranz, mangelnde Realitätsprüfung), je tiefgreifender die Beziehungsstörung, umso ungünstiger die Prognose für die Psychotherapie. Solche schweren Störungen erfordern ein spezielles therapeutisches Vorgehen, bei dem immer zu prüfen ist, ob die Jugendlichen unter ambulanten Bedingungen ausreichend behandelbar sind. Darüber hinaus sind spezifische Bedingungen in der Elternarbeit zu berücksichtigen.

3.3 Psychodynamische Therapieverfahren im Jugendalter und ihre Anwendungen

Klassische Psychoanalyse wird im Jugendalter aus verschiedenen Gründen *selten* durchgeführt. Da Bedingungen der aktuellen äußeren Realität für die Entwicklung von Jugendlichen eine hervorgehobene Rolle spielen, kann eine Therapie, die sich ausschließlich der psychischen Realität und den verinnerlichten Konflikten widmet, nur bei strenger Indikation durchgeführt werden. Geht man davon aus, dass ein wesentliches Ziel in der Psychotherapie von Jugendlichen ist, die weitere psychische Entwicklung und Reifung des Patienten zu ermöglichen, können derartige Schritte bei einer länger dauernden hochfrequenten Psychoanalyse erschwert werden.

Die analytische Psychotherapie sollte deshalb nur dann zur Anwendung kommen, wenn es sich um neurotische Störungen handelt, bei denen sich die therapeutische Arbeit vor allem auf unbewusste psychische Konflikte richtet. Das setzt voraus, dass der jugendliche Patient über eine gewisse Ich-Reife und vorwiegend reife Abwehrmechanismen verfügt, das heißt, dass eine Konfliktpathologie vorliegt. Im Mittelpunkt der analytischen Psychotherapie steht die neurotische Psychodynamik mit dem Ziel der Integration abgewehrter Anteile, die sich in den Beziehungen und dem Übertragungs- und Gegenübertragungsgeschehen widerspiegeln. Die analytische Psychotherapie wird unter Nutzung regressionsfördernder Prozesse durchgeführt. Letztlich soll dadurch die neurotische Störung verändert werden. Sie setzt ein stabiles Umfeld bzw. stabile Rahmenbedingungen voraus. Eine analytische Psychotherapie findet im Jugendalter in der Regel zwei- bis zeitweilig dreistündig statt.

Bei der Behandlung von Jugendlichen sind allerdings eine Reihe weiterer Besonderheiten zu beachten, deshalb sind häufig Modifikationen erforderlich (vgl. auch Kap. 1.6). Grundsätzlich erscheint es wichtig, regressive Prozesse steuernd im Blick zu haben bzw. tiefer gehende Regressionen zu vermeiden. Anforderungen der Außenwelt mit Schulbesuch, Ausbildung, regelmäßige Beschäftigung und weitgehend geregelter Alltag sind als Realitätsbezug bei Jugendlichen eine wichtige Voraussetzung für die Therapie. Aktuelle interpersonelle Störungsmuster und die Schwierigkeit der Selbstregulation stehen im Mittelpunkt der modifizierten psychoanalytischen Psychotherapie. Das therapeutische Setting und das praktische therapeutische Vorgehen stellen die Möglichkeiten und Grenzen des Jugendlichen in Rechnung. Das bedeutet, dass bei schwereren strukturellen Störungen stützende, strukturierende und bewältigungsorientierte Interventionen Vorrang haben vor Interventionen, die Beziehungskonflikte und Triebwünsche in der Übertragung deuten.

Tiefenpsychologisch fundierte Psychotherapie beruht ebenfalls auf den Grundannahmen der Psychoanalyse, beschränkt sich jedoch zumeist auf Teilziele. Zudem werden dabei stützende therapeutische Vorgehensweisen eingesetzt. Die tiefenpsychologisch fundierte Psychotherapie ist ein Verfahren, das mit einer modifizierten Behandlungstechnik arbeitet, zugleich aber die Existenz und Wirkungsweise des Unbewussten sowohl bei neurotischen als auch strukturellen Störungen voraussetzt.

Das Behandlungsziel der tiefenpsychologisch fundierten Psychotherapie ist bei neurotischen Störungen nicht primär eine Veränderung der neurotischen Struktur im Freudschen Sinne, vielmehr geht es um die Bearbeitung aktueller neurotischer Konflikte durch eine konfliktzentrierte Vorgehensweise. Der Psychotherapeut fokussiert auf psychosoziale Konfliktkonstellationen in der Welt des Jugendlichen unter zurückhaltender Nutzung von Übertragung und Gegenübertragung. Die Regression wird durch die Interventionstechnik gesteuert, die progressive Prozesse anstößt, fördert und Ich-Funktionen unterstützt. In der Regel wird die tiefenpsychologisch fundierte Behandlung niederfrequent mit einer Stunde pro Woche durchgeführt.

Jugendliche mit einem deutlichen strukturellen Störungsanteil und einer erheblichen Beziehungsstörung profitieren häufig nicht ausreichend von einem konfliktbezogenen Vorgehen; außerdem ist das regressionsfördernde therapeutische Setting für diese Patienten eher ungünstig. Die Störung ist hier nicht von einer umschriebenen intrapsychischen Konfliktdynamik bestimmt, sondern vor allem von strukturellen Einschränkungen und den daraus resultierenden interpersonellen Problemen. Bei eingeschränkter Integration der Struktur bzw. eingeschränktem Funktionsniveau kann eine tiefenpsychologisch fundierte Psychotherapie erfolgversprechend sein. Die Psychotherapie-Richtlinie benennt die Behandlung struktureller Störungen ausdrücklich als Indikation tiefenpsychologisch fundierter Psychotherapie. Mittlerweile wurden für die Therapie von

Patienten mit strukturellen Einschränkungen gezielte therapeutische Ansätze entwickelt; die psychoanalytisch-interaktionelle Methode wird in Kap. 3.7 genauer dargestellt.

3.4 Das Gespräch

Um mit jugendlichen Patienten in Kontakt zu kommen und sie psychotherapeutisch behandeln zu können, müssen eine Reihe von Problemen beachtet werden. Jugendliche sind gegenüber Erwachsenen zumeist primär misstrauisch, besonders gegenüber Personen, die sich professionell mit ihren Problemen befassen wollen. Weiter kommt der Jugendliche häufig nicht aus freien Stücken zur Behandlung. Er wird von Eltern oder Lehrern geschickt, hat oft selbst keinen Leidensdruck und verlangt eher selten von sich aus nach einer Therapie. Umschriebene Konflikte gibt es kaum. Jugendliche können häufig über ihre Konflikte nicht ohne weiteres sprechen. Ihre Mitteilungen, insbesondere die von Jugendlichen mit schwereren Störungen, sind oft vage und ausweichend, die Tragweite ihrer Problematik bleibt häufig eigenartig ungewiss.

Ein anschauliches Beispiel berichtet Aichhorn (1971): Im Rahmen eines Erstgespräches dokumentiert er, wie er Kontakt mit einem 17-jährigen verwahrlosten Jugendlichen aufnimmt. In dem Gespräch wird deutlich, wie er die Klippen und Probleme, mit dem Jugendlichen ins Gespräch zu kommen, gemeistert hat.

Aichhorn: *Wissen Sie, wo Sie jetzt sind?*
Jugendlicher: *Nein.*
Aichhorn: *Im Jugendamt.*
Jugendlicher: *So? Ja, mein Vater will mich in eine Besserungsanstalt geben.*
Aichhorn: *Ihr Vater hat mir erzählt, was alles vorgefallen ist, und ich will Ihnen helfen.*
Jugendlicher: *Das geht nicht (der Jugendliche ist sehr abweisend – ablehnend).*
Aichhorn: *Wenn Sie nicht wollen, dann sicherlich nicht.*
Jugendlicher: *Sie können mir nicht helfen.*
Aichhorn: *Ich begreife, dass Ihnen das Vertrauen fehlt, wir sind uns noch zu fremd.*
Jugendlicher: *Das nicht, aber es geht doch nicht.*
Aichhorn: *Wollen Sie mit mir reden? Warum nicht? Ich muss Sie Verschiedenes fragen und mache Ihnen dazu einen Vorschlag.*
Jugendlicher: *Welchen?*
Aichhorn: *Mir auf jede Frage, die Ihnen unangenehm ist, die Antwort zu verweigern.*
Jugendlicher: *Wie meinen Sie das? (Jugendlicher erstaunt und ungläubig)*
Aichhorn: *Auf Fragen, die Sie nicht beantworten wollen, dürfen Sie schweigen, wenn Sie wollen, mir darauf auch sagen, dass mich das nichts angeht.*
Jugendlicher: *Warum erlauben Sie mir das?*

Aichhorn:	*Weil ich weder Untersuchungsrichter, noch Polizeiagent bin, deshalb nicht alles wissen muss, und weil Sie mir auf unangenehme Fragen ohnehin nicht die Wahrheit sagen würden.*
Jugendlicher:	*Woher wissen Sie das?*
Aichhorn:	*Weil das alle Leute so machen und Sie auch keine Ausnahme sind. Ich selbst würde einem Menschen, den ich zum ersten Mal gegenüber sitze, auch nicht alles sagen.*
Jugendlicher:	*Wenn ich aber doch rede und Sie anlüge, kennen Sie das?*
Aichhorn:	*Nein, es wäre aber schade, und Sie haben es nicht notwendig, weil ich Sie nicht zwingen werde, mir zu antworten.*
Jugendlicher:	*Zu Hause hat man mir auch immer gesagt, es geschieht mir nichts, und wenn ich dann geredet habe, war es noch ärger. Ich habe mir das Reden abgewöhnt.*
Aichhorn:	*Hier ist es doch etwas anders. Mir genügt, was Sie wirklich sagen wollen. Sind Sie damit einverstanden?*
Jugendlicher:	*Einverstanden.*

(Aichhorn 1971, S. 86)

Es folgt ein Gespräch, in dem der Jugendliche seine aktuelle Situation und sein Verhältnis zu den Eltern schildert.

Was hat sich hier ereignet? Der Jugendliche sieht in Aichhorn zunächst keine potenziell hilfreiche Person. Er vermutet jemanden, der gegen ihn eingestellt ist. Er ist misstrauisch, schottet sich ab und verweigert sich (»Mir kann keiner helfen«). Aichhorn wird als Verfolger bzw. als eine Person wie die Eltern, bei denen Reden geschadet hat, wahrgenommen. Der Jugendliche bewegt sich in einer abgeschotteten narzisstischen Position. Die Realität der Person Aichhorns, die vielleicht helfen könnte, wird nicht wahrgenommen. Eine ursprünglich erlebte Szene mit den Eltern bestimmt das Verhalten des Jugendlichen. Aichhorn spürt, dass er zu einem gefährlichen Objekt gemacht wird, und weist das zurück: »Ich bin kein Untersuchungsrichter oder Polizeiagent.« Damit korrigiert er die Übertragung eines negativen Objekts. Er bietet sich dem Gegenüber als verständnisvolles und wohlwollendes Objekt an (»Bei Fremden würde ich auch nicht reden«). Er unterstützt den Jugendlichen in seiner Abschirmung. Es darf zwei Wirklichkeiten geben. Damit wirkt Aichhorn Über-Ich-entlastend. Lügen ist unter bestimmten Umständen akzeptabel. Die vom Jugendlichen erwartete Verurteilung tritt nicht ein. Er wird vielmehr als gleichwertige, eigenständige Person akzeptiert, die sich frei entscheiden kann und die ein eigenes Innenleben hat. Indem Aichhorn sich als ein solches verständnisvolles, aber nicht eindringendes, sondern abgegrenztes Objekt präsentiert, wird die initiale negative Beziehung und damit die Übertragung verständnisloser Eltern von dem Jugendlichen angesprochen: »Man hat mir immer gesagt, es geschieht nichts, und wenn ich geredet habe, dann war es noch ärger.« Der Jugendliche kann nun in einer anderen Beziehung, die er als authentisch erlebt, über seine schlimmen Erfahrungen sprechen; eine therapeutische Beziehung kann entstehen.

Jugendliche wiederholen im Kontakt mit Erwachsenen ihre aktuellen und wiederbelebten infantilen Beziehungserfahrungen mit den Eltern. Spontane Übertragungen eines bösen, bedrohlichen, abwertenden, vernichtenden, eindringenden, vereinnahmenden oder Eigenständigkeit verhindernden Objekts stören den Aufbau einer hilfreichen therapeutischen Beziehung. Indem sich der Therapeut aktiv als anderes Objekt zu erkennen gibt, weist er die initiale Übertragung zurück. Was der Jugendliche nun mitteilt, wie er es mitteilt und wie er seine Beziehung zu den Eltern, zu Gleichaltrigen und zu sich selbst darstellt, gibt weitere wichtige Hinweise zum Niveau seiner Objektbeziehungen und seiner Abwehrmechanismen.

Im Umgang mit Jugendlichen ist es hilfreich, sich an Konzepten zu orientieren, die in der therapeutischen Beziehung eine Real-, eine Arbeits- und eine Übertragungsbeziehung (Greenson 1965; Müller-Pozzi 1980) unterscheiden. Angesichts der Zwangsläufigkeit, mit der man als Therapeut in eine ungute Übertragungsbeziehung hineingerät, ist es besonders wichtig, sich als Person zu erkennen zu geben, die anders ist als die realen und verinnerlichten Eltern. Dem jugendlichen Patienten sollte deutlich werden können, dass man möglicherweise hier und dort wie Vater oder Mutter erlebt wird, jedoch eine andere Person ist. Damit ist nicht gemeint, dass die Übertragung zurückgewiesen, sondern relativiert wird. Der Jugendliche kann erst durch Dezentrierung bzw. Distanzierung von der unmittelbar hergestellten Übertragungsszene, die eine andere Beziehung verhindert, arbeitsfähig werden und sich seine eigene, darin verborgene Problematik betrachten.

Jugendliche müssen immer wieder darauf angesprochen werden, welche Probleme bearbeitet werden sollen, was für sie ansteht und was ihnen wichtig ist. Sie selbst verlieren das leicht aus dem Auge. Mitunter kommt es in der Therapie nicht nur zu einer Wiederbelebung regressiver Wünsche, die dann in der Behandlung aufgegriffen werden können, sondern die Therapie selbst wird als Befriedigung solcher Wünsche gesucht. In diesem Fall ist es erforderlich, aktiv an der Dezentrierung dieser Übertragungsdynamik zu arbeiten und zu vermitteln, dass die Therapie das Leben in den jeweiligen sozialen Bezügen nicht ersetzt.

Jugendliche pendeln altersentsprechend zwischen regressiven Wünschen und Wünschen nach Autonomie. In der Regel durchziehen diese die Therapie wie ein roter Faden. Dementsprechend stellen die jugendlichen Patienten allumfassende Versorgungswünsche und -ansprüche, wollen andererseits plötzlich von alldem nichts wissen und die Behandlung abbrechen. Oft wechseln sie abrupt zwischen beidem hin und her. Darum ist es besonders wichtig, auf der einen Seite die Selbstbestimmung und Autonomie des Jugendlichen zu unterstützen und auf der anderen Seite die Versorgungswünsche anzuerkennen, aber nicht zu befriedigen. Autonomiewünsche spielen insofern auch eine wichtige Rolle, als man sich als Therapeut in der Behandlung von Jugendlichen mit begrenzten Ergebnissen zufriedengeben muss.

Bei Jugendlichen mit initial negativen Übertragungen, wie an dem Beispiel mit Aichhorn deutlich wird, ist es erforderlich, sich aktiv als ein hilfreiches und wohlwollendes Objekt zu zeigen – ggf. nicht nur mit Hilfe von Worten, sondern auch durch Veränderung des Settings. Eissler (1966) hat in solchen Fällen als

Parameter beispielsweise gemeinsame Spaziergänge, Tischtennisspiel o. Ä. vorgeschlagen. Grundsätzlich ist es wichtig, negative Übertragungen immer unmittelbar aufzugreifen und zu relativieren. Auch die Arbeitsbeziehung, die auf das gemeinsame Verstehen und Arbeiten abhebt, sollte immer wieder und von Neuem betont werden. Um auf spezifische Probleme und Gefahren in der Behandlung von Jugendlichen aufmerksam zu machen, ist der Fall Dora und ihre Behandlung durch Freud gut geeignet.

3.5 Der Fall Dora

Behandlungsprobleme infolge mangelnder Beachtung von adoleszenten Entwicklungsaufgaben und infolge von Übertragungs-Gegenübertragungs-Verstrickung

Am Fall Doras wird eindrücklich deutlich, welche Probleme sich in der Psychotherapie von Jugendlichen ergeben, wenn bestimmte Voraussetzungen fehlen wie z. B. die Reflexion von Übertragung und Gegenübertragung, die Berücksichtigung adoleszenzspezifischer Entwicklungsaufgaben und die besondere Bedeutung der Realität in diesem Alter. Dieses historische Fallbeispiel soll hier ausführlicher dargestellt werden, da daran – aus heutiger Sicht – eindrücklich deutlich wird, welche Probleme in der analytischen Behandlung von Jugendlichen auftreten können und eine hilfreiche Therapie verhindern. Es wird die Entwicklung einer »missbräuchlichen« Beziehung dargestellt, die sich aus Freuds noch nicht entwickelten Konzeptualisierungen der Übertragung und Gegenübertragung, der Entwicklungsaspekte der Adoleszenz und aus seinen zeitgebundenen Einstellungen zur Weiblichkeit, zum Geschlechterverhältnis und zur töchterlichen Existenz erklären lässt. Freud kann der Jugendlichen Dora nicht den Entwicklungsraum anbieten, der ihr die Anerkennung ihrer Weiblichkeit und Geschlechtlichkeit mit sexuellen und phallisch-expansiven Bestrebungen ermöglicht hätte. Stattdessen durchbricht er, geleitet von einer Therapievision, die Aufklärung verabsolutierend, diese »Schutzmembran«, indem er seine und Doras Schamgefühle verleugnet und damit die Wahrnehmung seiner selbst und seines Gegenübers ausblendet. Er nimmt zunehmend die Ein-Personen-Perspektive eines schon Wissenden ein, unter dem Dora zum »Analyse-Objekt« wird.

> Im Oktober 1900 kam Dora, eine 18-jährige Jugendliche, auf Veranlassung ihres Vaters in die Behandlung zu Freud. Seit zwei Jahren litt sie zunehmend unter depressiven und dysphorischen Verstimmungen und funktionellen Beschwerden. Als auslösendes Ereignis für den Beginn ihres Kränkelns sah sie den »unsittlichen« Antrag des Herrn K. an, den sie mit einer Ohrfeige zurückgewiesen hatte. Dora, die das Verhalten von Herrn K. den Eltern offenlegte, wurde von diesen bezichtigt, die Unwahrheit zu sagen – vor allem von Seiten des Vaters, der am weiteren Kontakt zu Frau K. interessiert war, mit der er bereits seit längerer Zeit ein Liebesverhältnis hatte. Nach drei Monaten brach Dora die Behandlung bei Freud ab mit den Worten, dass sie nicht länger auf eine Heilung warten wolle. Fünf Jahre später veröffentlichte Freud diese Behandlung unter dem Titel »Bruchstücke einer Hysterie-Analyse« (Freud 1905).

Die Krankengeschichte von Dora hat seither viele Psychoanalytiker beschäftigt. Die Flut von Arbeiten zum Fall Dora, die in den 1970er und 80er Jahren erschienen, veranlassten Jennings (1990), von einer Dora-Renaissance zu sprechen. Im Zuge dieser Auseinandersetzung mit dem Fall Dora gab es eine Fülle von kritischen Bemerkungen zu Freuds Falldarstellung und Behandlungsvorgehen (Jennings 1986). Insbesondere wurde bemängelt, dass Freud das jugendliche Alter von Dora (Adatto 1966;, Blos 1973; Erikson 1962; Glenn 1986) und die Übertragungs-/Gegenübertragungsbeziehung (Langs 1976; Marcus 1974; Muslin 1978) nicht oder nur unzureichend beachtet habe. Bernstein (1993), der die Dora-Behandlung nach heutigem Wissens- und Kenntnisstand gleichsam in der Position eines Supervisors überaus kritisch beleuchtet hat, stellte u. a. fest, dass Freud im Gefühl, der Entdecker einer neuen Welt zu sein, mit der Übertragung/Gegenübertragung schlecht umgegangen, in seinen Deutungen intellektuell und pedantisch gewesen sei und die Entwicklungsaspekte der Adoleszenz von Dora ignoriert habe. Andere Autoren haben versucht zu ergründen, inwieweit es Freuds damalige Lebensumstände gewesen sein mögen, die ihn dazu gebracht haben, sich mit Dora zu verstricken (Marcus 1974; Blum 1994; Nuetzel 1991). Schließlich wurde auch Freuds vermeintlich problematisches Verhältnis zu Frauen auf dem Hintergrund von kulturellen und geschlechtsrollenspezifischen Vorurteilen der damaligen Zeit für den Fall Dora geltend gemacht (Decker 1991; Hare-Mustin 1983).

Auch King (1995a, 1995b) beschäftigte sich ausführlich mit der Dora-Behandlung. Sie geht dem eigentümlichen Widerspruch nach, dass Freud bei seiner Analyse von Dora mit beeindruckender Schöpfungspotenz revolutionär-aufklärerische Schritte zur Entdeckung des Unbewussten gegangen ist und zugleich wesentliche Aspekte der Adoleszenz und Weiblichkeit ausgeklammert hat. Diese von ihr so bezeichnete »halbierte Aufklärung« im Ursprung der Psychoanalyse resultiert aus der »Konstellation eines sich verfehlenden Paares, das infolge geteilter destruktiver Urszenenfantasien nicht zu einer Integration der Geschlechterdifferenz« (King 1995b, S. 125) gelangt. In dem »unvollständig aufgehobenen adoleszenten Erkenntnis- und Schöpfungsprozeß«, den Freud im Umgang mit Dora offenbart, sieht King dessen Tendenz zum monadologischen Denken, das nicht nur den Theoriebildungsprozess in Richtung auf eine Ein-Personen-Psychologie, sondern auch in Richtung auf eine Ein-Geschlechter-Psychologie (King 1995b S. 334) beeinflusst habe.

Eissler meinte demgegenüber, es sei paradox, einem Genie wie Freud vorzuwerfen, dass es noch nicht erreicht hat, was es später erreichen wird, und sich nicht auf die Erkenntnisfortschritte zu konzentrieren (Eissler 1995, S. 1204); Freud werde zu einer »bête noir« gemacht. Eissler sah neben dem beeindruckenden klinischen Inhalt der Dora-Fallgeschichte implizit noch eine andere wichtige Botschaft. Freud präsentiere dort intime Elemente weiblicher Sexualität in der Adoleszenz als konkrete und natürliche Ereignisse. Damit habe Freud, so Eissler, eine neue Art der Weiblichkeit vorgestellt, die zu einer Befreiung des Körpers, der Fantasie und der Imagination geführt habe (Eissler 1995, S. 1205). Im Übrigen sei die Behandlung von Dora als erfolgreich einzustufen. Denn es sei Dora möglich gewesen, fünf Monate nach Abbruch der Behandlung für eine angemessene Klarstellung zu sorgen, indem sie Herrn und Frau K. mit der Wahrheit konfrontierte und von ihnen ein Geständnis erzwang. Eissler meinte, dass Dora, gestärkt durch die Deutungen, mit denen sie Freud überschüttete, und durch die erweiterte Selbsterkenntnis in der Lage war, sich gegenüber der Verlogenheit ihrer unmittelbaren Umwelt zue Wehr zu setzen (Eissler 1995).

Die Behandlung von Dora markiert einen wichtigen Schritt in der Geschichte der Psychoanalyse. Freuds subtiles Verständnis für Dora und seine weitreichenden Erkenntnisse haben nicht nur unser psychoanalytisches, sondern auch unser alltägliches Denken nachhaltig beeinflusst (King 2006). Das Ergebnis der dreimonatigen Behandlung von Dora mag als erfolgreich angesehen werden – eine strukturelle Veränderung der Persönlichkeit ist in einer so kurzen Zeit nicht zu erwarten. Jedoch verweist der Therapieabbruch auf eine Störung in der therapeutischen Beziehung zwischen Freud und Dora, die von Freud nicht angesprochen und untersucht wurde und darum einlädt, sie nachträglich zu verstehen. Die nachträgliche Betrachtung des Dora-Falls ermöglicht ein Vergegenwärtigen und Überprüfen von Freuds psychoanalytischem Denken, das immer auch in Relation zu den damaligen gesellschaftlichen Bedingungen und wissenschaftlichen Erkenntnissen zu sehen ist. Denn »eine Psychoanalyse, die ihre avantgardistischen Möglichkeiten begreift, sollte bereit sein, die Selbstverständlichkeiten ihrer Tradition in Frage zu stellen« (Erdheim 1993). Denkfiguren, die – aus welchen Gründen auch immer – eingefroren wurden, beeinträchtigen einen psychoanalytischen Erkenntnisprozess.

Mit seiner Auffassung von der menschlichen Psyche und seinem aufklärerischen Impetus wurde Freud zum Entdecker einer neuen Dimension menschlichen Seins und Verhaltens, zugleich aber geriet er mit Dora in eine Position, die aus heutiger Sicht wie die eines schon wissenden und klassifizierenden Betrachters erscheint, der den anderen selektiv und passend zu den eigenen Konstrukten wahrnimmt. Freuds Entdeckung des Unbewussten und der Tiefe der menschlichen Seele bei der Behandlung von Dora hatte auch zur Folge, dass er das aktuelle Beziehungsgeschehen, das sich zwischen ihm und Dora entwickelte, aus dem Auge verlor. Wird der andere mit seiner Realität im Hier und Jetzt der Behandlungssituation ausgeblendet und werden die emotionalen Vorgänge auf Seiten des Analytikers nicht in den Prozess einbezogen, dann entstehen Brüche im (psychoanalytischen) Erkenntnisprozess. Daraus resultieren gegebenenfalls Kolonisierungen des anderen; die andere Person wird als selbsterkennendes Subjekt mithilfe von Herrschaftswissen »enteignet«. Tatsächlich ist der missbräuchliche Charakter der Beziehungsgestaltung einer missverstandenen Handhabung von Psychoanalyse immanent, die den anderen einseitig zum Objekt der Betrachtung macht, ihn entkleidet und entblößt, um den »brodelnden Kessel« seiner Triebwünsche aufzudecken – ausgehend von der Vorstellung, dass ein durch Aufklärung vermeintlich gestärktes Ich *allein* die Funktion der Kontrolle über ein triebhaftes Es besser übernehmen könne (Eagle 1988). An der Verstrickung, in die Freud mit Dora geriet, wird der unzuträgliche Charakter einer therapeutischen

Beziehung deutlich. Diese Verstrickung, die in Anlehnung an die von Freud so genannte milde unanstößige Übertragung(sbeziehung) als anstößig oder auch missbräuchlich bezeichnet werden soll, will ich im Folgenden beleuchten.

Die von Freud dargestellte Behandlung von Dora ist für die Weiblichkeitsdiskussion und den Entwurf einer psychoanalytischen Konzeption von weiblicher Genitalität von unschätzbarem Wert. Zugleich gerät Freud in seinem Verständnis von Dora auch an Grenzen, die sich nicht nur mit seinem damals noch begrenzten Kenntnisstand erklären lassen, und u. a. zu Fragen veranlassen, weshalb er sie als Person und mit ihr wichtige Entwicklungsaspekte der weiblichen Adoleszenz überging. An seinem psychoanalytischen Vorgehen werden zeitgebundene Einstellungen zur Weiblichkeit, zum Geschlechterverhältnis und zur töchterlichen Existenz erkennbar, die Freud auch in seinen psychoanalytischen Erklärungen zu Äußerungen seiner Tochter Anna während ihrer Analyse zum Ausdruck bringt.

3.5.1 Noch einmal weibliche Adoleszenz

Als Dora zur analytischen Kur zu Freud kam, war sie »ein blühendes Mädchen mit intelligenten und gefälligen Gesichtszügen« (Freud 1905, S. 181). Orientiert am Vater und dem 1 ½ Jahre älteren Bruder war sie zu einer ehrgeizigen, kritischen und interessierten Jugendlichen herangewachsen, die über günstige Voraussetzungen verfügte, als Frau bestehen zu können. Sie war den Weg eines »wilden Mädchens« gegangen, wie Düring (1993) diese Form der weiblichen Entwicklung beschrieb: Im Latenz- und frühen Adoleszenzalter orientieren sich Mädchen mit eher jungenhaftem und wildem Gebaren am Vater und identifizieren sich mit seinen Einstellungen, um einer einengenden und kontrollierenden Mutter zu entgehen. Dora, die ihre Mutter mit deren Hausfrauenpsychose, Reinlichkeits- und Putzzwängen ablehnte und abwertete (Freud 1905, S. 118), suchte die Nähe zu dem für sie viel wichtigeren Vater. Die Generationsgrenzen waren in Doras Familie verschwommen. Während die Eltern sich aus dem Weg gingen, hatten Dora und ihr Vater einerseits, Bruder und Mutter andererseits eine besonders enge Bindung zueinander (Freud 1905, S. 179). Es muß offen bleiben, ob es auch zu inzestuösen Übergriffen von seiten des Vaters Dora gegenüber gekommen war. Auffälligkeiten in der Entwicklung Doras im Alter von acht Jahren könnten ebenso dafür sprechen wie die Erwähnung, dass der Vater sie als Kind zur Vertrauten heranzog (s. o. S. 217).

Bestimmend für Doras Entwicklung in der Phase der Adoleszenz wird die Familie K. (Freud 1905, S. 183). Zwischen ihr und Doras Familie entwickelte sich ein enger Kontakt. Dabei spielte die schwere Erkrankung des Vaters, die aus Spätfolgen einer Syphilis resultierte, eine besondere Rolle. Vor allem zu Frau K., die sich als liebevolle Krankenpflegerin hervortat, nahm der Vater eine enge und schließlich intime Beziehung auf. Man könnte die Frage stellen, ob die Hinwendung des Vaters zu Frau K. zu einer Zeit, als Dora sich in der frühen Adoleszenz befand, nicht auch eine Flucht vor oder Bewältigung der inzestuösen Verführung war, die durch Doras pubertäre Entwicklung beim Vater induziert wurde, wie dies häufiger in Familien der Fall ist, in denen die Generationsschranken wenig gesichert sind (Blos 1973; Flaake 1996). Doras Vater kann bei Frau K. seine unbefriedigten Wünsche nach Zuwendung und Sexualität unterbringen und zugleich Dora durch ihre Beziehung zu Herrn und Frau K. an einer Welt sexueller Begierde teilhaben lassen. Dora folgt dem Vater. Sie wählt damit – wie viele andere weibliche Jugendliche auch heute noch – den sozial geschätzteren, kompetenteren, unabhängigeren Elternteil als Identifikationsobjekt, der Befreiung zu ermöglichen und das Tor zur Welt zu eröffnen scheint.

Unabhängig von der sukzessiven Desidealisierung der Elternbilder der Kindheit vollzieht sich der Ablösungsprozess von den realen Eltern zwischen deren Idealisierung einerseits und Entwertung andererseits. Zumeist gerät die Mutter als primäres Objekt, aber auch aufgrund ihrer familiären und sozialen Situation in die Position der Entwerteten (Spieler 1992; vgl. Bell 1991). Die Entwertung der Mutter dient dazu, dem Abhängigkeitssog und der Gefahr der Wiederverschlingung durch das mütterliche Objekt zu entgehen – je bedrohlicher die Nähe ist, umso mehr. Familiäre und gesellschaftliche Strukturen, die sich am traditionellen Rollenverständnis der Frau und Mutter orientieren, unterstützen diese Entwertung: eine Mutter, die sich familiär und und sozial in untergeordneten Abhängigkeitsverhältnissen bewegt, gerät fast zwangsläufig in eine entwertete Position, in der sie ohnehin schon immer war. Ihre Diskriminierung verstärkt letztlich die Sehnsucht nach einem väterlichen Objekt, das Befreiung aus der Abhängigkeit verheißt. Dabei handelt es sich um die Wiederbelebung der ödipalen Dreieckskonstellation, die vor dem Hintergrund der fantasierten Urszene der Kindheit erfahren wird und im Wechsel zwischen wiederholender Inszenierung und Neuschöpfung den Adoleszenzverlauf maßgeblich bestimmt. In dieser Zeitspanne das Bild einer nicht zerstörbaren Mutter in neuerlicher Auseinandersetzung mit ihr bewahren zu können, ist Voraussetzung für eine gelungene Ablösung in der Adoleszenz. Es gilt, eine Balance zwischen Identifikation und Ablösung, Anerkennung der Bindung und Rivalität mit der Mutter einschließlich ihrer Körperlichkeit und Geschlechtlichkeit zu entwickeln. Oft gelingt es erst am Ende der Adoleszenz – mitunter aber auch dann nicht –, die Mutter aus der Entwertung und den Vater aus der Idealisierung zu entlassen. Hierzu ist es für die weibliche Jugendliche nötig, sich mit den realistischen Bildern von Mutter und Vater auseinanderzusetzen und zu versöhnen. Im günstigen Fall koexistieren positive und negative Formen des Ödipuskomplexes in einer gesellschaftlich akzeptablen dialektischen Beziehung nebeneinander (Laplanche, Pontalis 1972). Bei Störungen in der Identifikation mit der Mutter, die zum Teil auch aus veränderten Weiblichkeitsidealen oder einem forcierten »disidentifying« (Greenson 1968) resultieren, entstehen Brüche innerhalb der weiblichen Persönlichkeit mit einer Neigung zu vordergründiger Anpassung und Verlust von kreativem Potential.

Die Neigung zu idealisieren und zu entwerten ist in Verbindung mit dem passageren Narzissmus der Adoleszenz zu verstehen: Ausgelöst durch psychobiologische Reifungsvorgänge, die mit dem Erleben einhergehen, ein Fremder in seinem eigenen Körper zu sein und mit der Erfahrung konfrontieren, dass bisherige Bewältigungsstrategien versagen, sind Jugendliche erheblichen Beschämungsängsten (vgl. Brouchek 1991) ausgesetzt. Weibliche Jugendliche können wegen ihrer noch mangelnden Trennung von der Mutter demgegenüber leicht von Selbstentwertungen, die oft auch das Körperselbst betreffen, überschwemmt werden und geraten dann in depressive Zustände. Diese unterschiedlichen narzisstischen Stabilisierungen hängen mit der Nähe zum gleichgeschlechtlichen Elternteil zusammen (vgl. auch Poluda-Korte 1992): Die Entwertung der Mutter hat infolge noch nicht vollzogener Ablösungen erhebliche Folgen für das Selbst der weiblichen Jugendlichen, da in wichtigen Teilen zwischen Mutter und Tochter noch eine narzisstische Einheit besteht (Chodorow 1987), bzw. sie wird durch die körperliche Reifung neu belebt.

Dagegen soll die Suche der weiblichen Jugendlichen nach dem idealisierten Vater aus der Entwertung helfen, in die sie in Konfrontation mit ihrem Frauwerden und ihrer Geschlechtlichkeit und der jetzt neubelebten Einheit mit der Mutter geraten ist. Parallel dazu gewinnen gleichgeschlechtliche Personen, oft ältere Frauen, zur differenzierenden Auseinandersetzung mit Weiblichkeit eine hervorgehobene Bedeutung. In der Liebe zum Vater, der sie im günstigen Fall ebenso wie die Mutter als Frau mit sexuellen und phallisch-expansiven Bestrebungen erkennt, sucht sie die eigene Entwertung wie auch die der Mutter zu überwinden. Narzisstische Bestrebungen nach Vollständigkeit und Größe fließen in die Sehnsucht nach identifikatorischer Liebe (Benjamin 1988) ein.

Es blieb Dora letztlich versagt, mit ihren eigenständigen und unabhängigen Bestrebungen erkannt und gesehen zu werden. Zerbrochen erscheinen auch ihre Rettungs- und Größenfantasien am Ende ihrer Adoleszenz, wenn sie in ihrer weiteren Entwicklung als Betrogene und Missbrauchte in der Sackgasse damaliger weiblicher Lebensformen stecken bleibt. Im Vater, in Herrn K., und am Ende in gewisser Hinsicht auch in Freud, fand sie Männer, die sie vorrangig zum Objekt ihrer eigenen Wünsche oder Begierden machten: Ebenso wie der Vater schließt Dora einen immer engeren Kontakt zu Frau K., die als gleichgeschlechtliche Identifikationsfigur, vielleicht auch als Vorbild einer idealen Frau und Geliebten für Dora bedeutsam wird. Zugleich wird Dora selbst von Herrn K. als Objekt seiner sexuellen Begierde entdeckt – erstmals als sie 14 Jahre alt ist (Freud 1905, S. 186). Zwei Jahre später macht er ihr während eines Spaziergangs am See einen unsittlichen Antrag. Inwieweit er dazu durch Liebesandeutungen von Dora veranlasst wird, mag offen bleiben. Drei gravierende Umstände können als Ursache von Doras anhaltender und sie krankmachender Empörung angesehen werden: Herr K. ist ein älterer, verheirateter Mann mit zwei Kindern. Er versucht, sie mit den gleichen Worten zu verführen wie zwei Tage zuvor die Kinderfrau seiner Kinder. Und als Dora sein Verhalten vor ihrer Familie offenlegt, wird sie bezichtigt zu lügen. Sie begegnet in Herrn und Frau K. und – besonders enttäuschend – im Vater der Hypokrisie und Doppelmoral, die das damalige gesellschaftliche Leben beherrschten. Sie wird fallengelassen von denjenigen, an denen sie sich bis dahin orientiert und mit denen sie sich identifiziert hat; fallengelassen, weil sie das von ihnen erwartete betrügerische Spiel nicht mitspielt. Für Dora, der sich nun die Augen öffneten, bestand kein Zweifel, dass der Vater ein gewöhnliches Liebesverhältnis zu Frau K. hatte. Von ihm fühlte sie sich rückblickend als Opfergabe und Tauschobjekt behandelt, ausgeliefert als Preis für seine Beziehung zu Frau K. So beschrieb sie ihren Vater als einen unaufrichtigen Mann mit einem Zug von Falschheit in seinem Charakter, der nur an seine Befriedigung denke und die Gabe besitze (Freud 1905, S. 192), sich die Dinge so zurechtzulegen, wie sie ihm am besten passen. Verraten von den Erwachsenen, betrogen in ihren Liebessehnsüchten wird sie zurückgeworfen auf sich selbst und die ebenfalls betrogene und entwertete Mutter, die ihr kein Vorbild sein konnte.

3.5.2 Die gescheiterte Beziehung zwischen Freud und Dora

Mit diesen Erfahrungen kam Dora in die Therapie zu Freud. Freud räumt zwar ein, dass Dora mit ihrer Scharfsichtigkeit die Umstände, die sie für ihre Erkrankung verantwortlich macht, treffend kennzeichnet. Diese aktuellen Bedingungen Doras, die er anerkennt, erscheinen ihm jedoch nicht so bedeutend, dass er ihnen weiter nachgehen möchte. Er meint dazu, dass das bekannte Trauma – das Ereignis am See und das, was daraufhin folgte – untauglich sei, die Eigenart der Symptome zu erklären. In der Arbeit »Zur Ätiologie der Hysterie« verweist er auf die Überdeterminiertheit hysterischer Symptome, die sich von gewissen traumatisch wirksamen Erlebnissen der Kranken herleiten. »Die Reaktion eines Hysterischen ist nur scheinbar eine übertriebene…, weil wir nur einen kleinen Teil der Motive kennen, aus denen sie folgt« (Freud 1892, S. 454) – und er findet hierfür die Bestätigung in einem früheren Ereignis mit Herrn K., das sogar noch besser geeignet ist, als sexuelles Trauma zu wirken. Das Benehmen der 14-jährigen Dora, die Herrn K. zurückwies, veranlasst ihn zu der aus heutiger Sicht verwegenen Feststellung, dass es bereits damals voll und ganz hysterisch gewesen sei: »Jede Person, bei welcher ein Anlaß zur sexuellen Erregung überwiegend und ausschließlich Unlust hervorruft, würde ich unbedenklich für eine Hysterika halten« (Freud 1905, S. 187). Er sieht in Doras Reaktion eine Affektverkehrung, die aus früheren traumatischen Erfahrungen resultiert. Denn nicht die Erlebnisse selbst sind traumatisch, so Freud, sondern deren Wiederbelebung als Erinnerung bzw. ihre Verarbeitung. Legt er noch in seiner Arbeit »Weitere Bemerkungen über die Abwehr-Neuropsychosen« (Freud 1892, S. 381) der Hysterie sexuelle Traumata der frühen Kindheit ursächlich zugrunde, sucht er in der Behandlung von Dora nicht mehr weiter danach. Nicht das, was vorgefallen war, war von Bedeutung in der Therapie, sondern Doras Triebwünsche, die ihren hysterischen Symptomen zugrundeliegen sollen und sie zur Mitschuldigen machten. Freud orientiert sich bei Dora an einer Auffassung, wonach die Störung aus mangelnder Entfaltung libidinöser Triebe resultiert – hysterische Symptome als Ersatz für die masturbatorische Befriedigung (Freud 1905, S. 242) – und versucht, diese Auffassung an ihrem »Fall« zu beweisen.

In Freuds Perspektivenwechsel, seinem Interesse an inneren Vorgängen in der Behandlung von Dora, wurden Loyalitätskonflikte (Langs 1976) gegenüber Doras Vater gesehen. Dieser gab ihm den Auftrag, Dora zu helfen, ohne dass sich an den äußeren Verhältnissen etwas ändern sollte. Eine solche Vermutung drängt sich auf, wenn Freud zu Dora sagt, er sei überzeugt, sie werde sofort gesund, wenn ihr der Vater erkläre, er bringe für ihre Gesundheit seine Beziehung zu Frau K. zum Opfer. Er hoffe aber, dass der Vater sich nicht dazu bewegen lasse, denn dann würde sie erfahren, welches Machtmittel sie in den Händen habe (Freud 1905, S. 202). Mit dieser mehr als unglücklichen Formulierung weist Freud den Weg in die innere Realität Doras, die ihm zum Verständnis ihrer Störung wichtiger erschien. Mit der Begründung, »eine Reihe von Vorwürfen gegen andere Personen läßt eine Reihe von Selbstvorwürfen des gleichen Inhalts vermuten«, verlagert Freud Doras Gründe für ihr Verletztsein, die sie mit äußeren Geschehnissen verbindet, auf innere Konflikte. Dieses Vorgehen, äußere Gründe für eine Verletzung auf innere Gründe zu verlagern, zeigt Freud auch im therapeutischen Umgang mit anderen, vor allem jugendlichen Frauen, wie z. B. mit Katharina oder der namenlosen homosexuellen Frau (Glenn 1980). Es kam ihm auf innere neurotische Verarbeitungen an, die er als eine Folge von pathogenen Fantasien verstand. Statt Dora mit ihrer Empörung und ihrem Groll weiter zu begleiten, die sich bei ihr eingestellt hatten angesichts der Behauptung ihrer eigenen Familie und der Familie K., die Szene am See sei ein Produkt ihrer Fantasie, meint Freud, »man war im Recht etwas Verborgenes dahinter zu vermuten« (s. o. S. 206). Er lässt Dora, einer Jugendlichen, damit nicht genügend Raum zur kritischen Auseinandersetzung mit ihrem sozialen Umfeld und unterstützt stattdessen unbeabsichtigt den verleugnenden Umgang mit der äußeren, faktischen Realität, dem Dora auch in ihrer Familie ausgesetzt war.

So geht Freuds Blick nach innen und in die Tiefe von Doras Unbewusstem bei gleichzeitiger Ausblendung von Doras subjektiver Realität. Freud erkennt Dora nicht als eine Person an, die eigene Wahrnehmungen, Gefühle und Wünsche hat. Statt diese aufzugreifen, zu verbreitern und zu analysieren, forciert er eine Innenwendung – mit Zurechtweisungen, die sie dazu bringen sollen, sich mit dem Innen statt dem Außen zu befassen. Indem er Dora so überwältigt und es unterlässt, ihr etwa verschiedene Wege aufzuzeigen, die sie als eine nach Eigenständigkeit strebende Person hätte wählen können, beraubt er sie ihrer kommunikativen und schöpferischen Fähigkeiten. Dora wird zunehmend sprachlos. Die Verbindung zwischen ihr und Freud zerbricht. Es entwickelt sich ein Beziehungsgeschehen zwischen Freud und Dora, von dem wir heute wissen, dass es sich immer dann droht einzustellen, wenn wichtige Bereiche des anderen nicht wahrgenommen, verleugnet, infrage gestellt oder bekämpft werden. Es kommt statt zu einem »Tanz gegenseitiger Anerkennung« (Benjamin 1988/1990, S. 127) zu einer mehr oder weniger deutlichen Deklassierung des anderen. Im Extremfall wird die andere Person durch klischeehafte Erklärungsschemata entindividualisiert und entmündigt. Indem Freud die subjektive Wirklichkeit Doras seiner Theorie opfert, stellt er ungewollt eine Übereinkunft mit dem Vater her. Man kann dies für eine Identifikation mit dem Aggressor halten, insofern als Freud damit die Auseinandersetzung mit dem Vater vermeiden konnte. Eine solche Identifikation mit dem Aggressor stellt den analytischen Prozess infrage (Parin 1977, Blum 1994) – es sei denn, sie wird erkannt und reflexiv in die Bearbeitung der Übertragungs- Gegenübertragungsbeziehung einbezogen. Blum (1994) meint, dass ein alles durchdringender soziokultureller Antisemitismus auch die analytische

Arbeit Freuds mitbestimmt hat und die Diskriminierung von Frauen und Juden zu Identifikationen mit dem Aggressor und dem Opfer sowohl auf Doras als auch auf Freuds Seite führte.

Freud ist anfänglich sehr interessiert an den realen Ereignissen, die sich in Doras Leben zugetragen haben und bewertet sie kritisch. Dann verengt sich seine von seiner Theorie geleitete Sicht auf Doras unbewusste Triebwünsche zunehmend. Diese Abwendung seines Blickes ausschließlich auf innere Vorgänge hat zur Folge, dass er sich mehr und mehr in seinen eigenen Denkfiguren bewegt. Während Freud ursprünglich Doras Enttäuschung und Vergeltungswünsche noch erkannte, erschien sie ihm zunehmend als neurotische Akteurin, Manipulatorin und Hysterika, die auf körperliche Symptome zurückgreifen musste. Die Anerkennung der Realität einer als traumatisch erfahrenen Situation – Erikson sprach von der historischen Realität gesprochen – ist als ich-stützende Maßnahme grundsätzlich und insbesondere in der Adoleszenz notwendig. Freud drückt Dora seine eigenen Betrachtungen auf und qualifiziert ihre subjektive Realität als Fantasie ab. Zwischen Freud und Dora entwickelt sich eine Form der Kommunikation, wie sie Brenman (1985) bei hysterischen Persönlichkeiten beschrieben hat: »Sie haben ein Konzept, psychische Wahrheit zu vermeiden« (S. 430). Statt mit Dora *ihre* psychische Wahrheit zu entdecken, entdeckt er das wieder, was bereits als ein vorgefertigtes Konstrukt in seinen Vorstellungen existiert – nämlich das einer hysterischen Person, die an einer unverträglichen und genuin sexuellen Vorstellung leidet, die ans Licht zu befördern sei. Ein Dialog, der sich in einem intersubjektiven Raum, einem Spielraum, entwickeln könnte und der auf wechselseitiger Anerkennung beruhen würde, bricht zusammen. Statt zuzuhören im Bemühen, Dora in ihren Eigenheiten zu verstehen, verliert Freud die junge Patientin aus den Augen. Es kommt zu einer Interaktionsstörung (Streeck 1995) zwischen Freud und Dora. Eine Psychoanalyse, die darauf beruhen würde, dass das Verstehen in einem Raum des Übergangs zwischen Realität und Fantasie, der von der jeweiligen Realität und Fantasie des Analytikers *und* des Patienten bestimmt ist, miteinander ausgehandelt wird, kommt nicht zustande. Freud nimmt hier zunehmend die Ein-Personen-Perspektive eines schon wissenden Wortführers ein.

Er versteht Doras Liebessehnsucht als ein nicht eingestandenes heterosexuelles Begehren. Diesen Wunsch aufzudecken, erscheint Freud wichtiger als alles andere. Seine Festlegung Doras auf sexuelle Triebwünsche ist eine Verkennung, die weibliche Jugendliche durch ältere männliche Personen häufiger erfahren und die, mit ihrer Ausschließlichkeit, die Diskriminierung der Frau als Sexualobjekt perpetuiert. Weibliche Jugendliche erfahren eine von eigenen Impulsen unabhängige Sexualisierung ihres Körpers und ihrer Ausdrucksgebärden (Hagemann-White 1992) häufig erst durch die Reaktionen anderer. Ihr Begehren wird nicht selten isolierend hervorgehoben und anderer Eigenschaften entkleidet. Weibliche Jugendliche suchen in väterlichen Personen orientierende Antworten auf die Entwicklung ihrer Geschlechlichkeit und ihres Frauseins. Tatsächlich erfahren sie dagegen häufig grenzüberschreitendes sexuelles Verhalten, das sie zum Objekt lüsterner Wünsche macht.

Freud greift Dora gegenüber zu Deutungen, mit denen er ihre Scham- und Intimitätsgrenzen überschreitet. Mit der Begründung »J'appelle un chat un chat« (Freud 1905, S. 208) legitimiert er seine Deutungen. Er vergleicht sich mit einem Gynäkologen, der per Amt das Innerste einer Frau entblößen kann. Er übersieht, dass Dora eine Jugendliche ist und stößt sie auf ihre, wie er meint, verleugnete Sexualität. Neyraut zu Folge ist »von Sexualität zu reden … eine Realität, diese Realität ist eine Verführung« (Neyraut 1976, S. 149). Eine Intervention wie die Freuds, die sexuelle Wünsche bloßlegt, werde von einer Heranwachsenden als inzestuöse elterliche Verführung erlebt (Blos 1973). Tatsächlich rechtfertigt Freud sich selbst wiederholt für sein Vorgehen: »Bald hier, bald dort überschreitet jeder die fürs Normale gezogenen Grenzen in seinem Sexualleben« (s. o. S. 210). Er sieht sich als vom Aufklärungsgeist getragener Archäologe und fürchtet, dass seine Darstellung in gewissen Kreisen als Aufreizung oder Befriedigung sexueller Gelüste verwendet (s. o. S. 166) werden könnte oder »– ekelhaft genug – als einen zu ihrer Belustigung bestimmten Schlüsselroman« (s. o. S. 166). Er gab diesen Befürchtungen in seiner Beziehung zu Dora jedoch keinen Raum und erwähnt sie Dora gegenüber an keiner Stelle. Faktisch dürfte er damit seine eigenen verleugneten Schamgefühle zum Ausdruck bringen, die sich als Folge seiner Grenzüberschreitungen einstellten. Indem er den Husten der jugendlichen Patientin auf Fellatio-Fantasien zurückführt, verletzt er ihre Schamgefühle. Statt diese wahrzunehmen, legitimiert er sein Vorgehen mit der Begründung: »Wo man Hysterie findet, kann von Gedankenunschuld keine Rede sein« (s. o. S. 209). Schamlosigkeit oder das Ausblenden von Schamgefühlen sind immer ein Hinweis auf die Verleugnung der Wahrnehmung von sich selbst und des anderen. Sich der eigenen Identität, auch des eigenen sexuellen Begehrens, bewusst zu werden, gelingt jedoch nur in einem Raum, in dem Intimitätsdistanz (Grunert 1989) gewahrt wird, die Scham als grenzziehender Affekt zwischen sich selbst und dem anderen wahrgenommen und in die analytische Arbeit mit einbezogen wird. Freud dagegen überschwemmt Dora mit sexuellen Deutungen. Entgrenzung und weiterer Verlust der Wahrnehmung ihrer Person sind die Folge. Damit kann sich gerade der geschützte und offene innere Raum nicht entwickeln, den Gilligan und Stern (zit. n. Benjamin 1988) am Psyche-Mythos, den Apuleius überliefert hat, beschrieben haben, und der für die Entwicklung der weiblichen Jugendlichen so wichtig ist. Mit dem Bild eines weiblichen inneren Raumes, der frei ist von Angst vor Einmischung, Verfolgung und Verletzung, verbindet sich die Vorstellung, darin eigenes Begehren als Frau entdecken zu können. Freud aber durchbricht diesen Schutz- oder Spielraum der weiblichen Adoleszenz.

Freud glaubt nun, »Einsicht in einen Konflikt bekommen zu haben, der geeignet sei, das Seelenleben des Mädchens zu zerrütten.« Er meint, dass die Liebe zu Herrn K. für Dora das Unterdrückte sei (Freud 1905, S. 218). Die Zurückweisung dieser Interpretation durch Dora macht seine »Deutungskunst stumpf«, was Freud nun veranlasst, »die Richtigkeit seiner Behauptung zu beweisen« und Zusammenhänge »*gegen* sie zu verwerten« (Freud 1905, S. 220). Die Annahme erscheint naheliegend, dass Freud, gekränkt und depotenziert durch Doras abweisendes Verhalten, sich von nun an noch mehr an seiner feststehenden psychoanalytischen Idee orientiert. Mit ihren beiden Träumen bietet Dora ihm Gelegenheit zu einer glanzvollen Traumdeutung. Auf dem für Freud sicheren Terrain bezieht er die Position des Mächtigen, Wissenden und Belehrenden mit »Ich bin sicher«, »dies ist meine Auffassung von Traumdeutung«, »Sie werden hören warum« – seine Deutungsmacht dokumentierend. Freud droht geradezu in einen Deutungsfuror zu geraten (Wellendorf 1987); mit Unterstellungen zu arbeiten, Deutungen als Pseudoerklärungen zu verwenden (Spence 1989) und Sachverhalte ungeprüft (Sand 1983) miteinander zu verbinden. Doras Menstruation, neun Monate nach dem Ereignis mit Herrn K. am See, erklärt er als Symbol eines Geburtsvorganges. Er verstrickt sich in eine Rechthaberei: »Dass ich Recht habe, werde ich ihr beweisen. Es muß so sein.« Seine Erklärungen stoßen bei Dora auf Ablehnung (Freud 1905, S. 217, 226 f.), auf massives Schweigen, sie stimmt nicht zu oder sieht sich zu Zugeständnissen gezwungen. »Sie widersprach dem auch nicht mehr.« Marcus (1974) spricht in diesem Zusammenhang von einem manischen Deutungsteufel: »Der Deutungsdämon hat ihn in den Fängen«, Possik (1984) von erbarmungslosen Deutungen, die Dora dazu zwingen sollen, sich so zu entblößen, wie Freud es vorgibt. In Übereinstimmung mit diesem Vorgehen reiht Freud Dora in einem Brief an Flies (Oktober 1900) »in die Sammlung von Dietrichen als glatt aufgehender Fall ein« (Freud 1962, S. 348) – und macht sie damit zu einem Schmuckkästchen, das er öffnet, ähnlich wie Dora dies träumt. Mit seinen aufdeckenden und entblößenden Deutungen und möglicherweise überwältigt von seinen eigenen Entdeckungen ist ihm Dora zu einem Objekt der Befriedigung seiner Forscherwünsche geraten. Wie weit weg von Doras Realität er sich entfernt hat und seinen eigenenwissenschaftlichen Ambitionen erlegen ist, bringt er schließlich darin zum Ausdruck, wenn er sagt: »Es war ein unbezweifelbarer Racheakt, dass sie in so unvermuteter Weise, als meine Erwartungen auf eine glückliche Beendigung der Kur den höchsten Stand einnahmen, abbrach und diese Hoffnungen vernichtete.« (Freud 1905, S. 272)

Benjamin zufolge liegt »die ideale Lösung des Paradoxons der Anerkennung in der beständigen Aufrechterhaltung einer Spannung zwischen Anerkennung des Anderen und Selbstbehauptung« (1993, S. 67). Das Auftreten von Allmachtsfantasien sieht sie als eine defensive Reaktion auf Enttäuschungen. Sie bezieht sich dabei auf Winnicott (1972), der an der Entwicklung der Spielfähigkeit im Übergangsraum die Fähigkeit zur Kommunikation beschrieb. Allmachtsfantasien werden in der frühen Mutter-Kind-Interaktion gleichsam sozialisiert, indem die Mutter sich den entwicklungsabhängigen inneren Bedingungen des Säuglings anpasst und ihm die Illusion von Allmächtigkeit bzw. von Wirkmächtigkeit (Dornes 1993) gewährt. Sie erschafft mit dem Säugling gemeinsam den Übergangsraum oder Spielraum, in dem das Kind die Erfahrung macht, dass die Mutter außerhalb der eigenen Vorstellungskraft überlebt. Diese Erfahrung führt zu einer Differenzierung zwischen Realität und Fantasie, wodurch sich Spielfähigkeit und Kommunikation mithilfe von Symbolen entwickeln können. Solange die Dialektik von Realität und Fantasie gewahrt ist, entwickelt sich eine Balance zwischen Allmachtsfantasien und der Anerkennung des anderen. Freud aber verschließt Doras intersubjektiven Raum oder Spielraum, in dem Allmachtsfantasien hätten symbolisch bearbeitet werden können, indem er ihre eigene subjektive Realität nicht anerkennt. Er greift auf seine eigene Realität und seine eigenen Fantasien zurück, die ihn auf jene (einseitigen) Denkfiguren fixieren, die seine neuen wissenschaftlichen Entdeckungen ermöglichen. Dora reagiert darauf, indem sie Freud mit seinen Deutungen ihrerseits nicht anerkennt und ihn zurückstößt. Freud, der diese Antwort nicht wahrhaben will, versucht daraufhin, Dora immer mehr mit seiner Könnensmacht zu beeindrucken. Es entwickelt sich ein »hysterischer Tanz«, ein Tanz, der zum Inhalt hat, den jeweils anderen seinen genitalen Ängsten und Konflikten auszusetzen – der Kastrationsangst auf der einen Seite und der Penetrations- und Enteignungsangst auf der anderen Seite – und zu entwerten. Dora erfährt an Freud eben das, was sie zuvor schon erlebt hat: Ihre traumatisierende Erfahrung hat sich wiederholt. Sie hat keine Chance, als eigenständige Person wahrgenommen zu werden, weder in ihrer Familie noch bei Freud. Doras Angst vor Verführung, Vergewaltigung und Missbrauch findet so Bestätigung, und ihr Gefühl, mit ihren ganz eigenen Belangen im Stich gelassen zu werden, erfährt eine Neuauflage. Sie reagiert darauf wie eine frigide, rachsüchtige und entmannende Frau – als eben die Hysterika, zu der sie gemacht wurde.

Es ist Freuds kreativer Schaffenskraft zuzurechnen, dass er daraus eine große Fallgeschichte gestaltet hat, die beides fand – Anklang und Ablehnung. Freud konnte nicht sehen, dass er bei allem Aufklärungsimpetus auch dem Verständnis seiner Zeit von der »instrumentalisierten« Rolle der Frau verhaftet ist. Indem er Dora in seinem therapeutischen Umgang funktionalisiert, bewegt er sich in der typischen Männerrolle seiner Zeit. Die fehlende Spannung zwischen den Geschlechtern, die die Mann-Frau-Beziehung seinerzeit vielfach bestimmt hat, wird in der Beziehung zwischen Freud und Dora beispielhaft sichtbar.

Freud versuchte mit seinem Aufklärungsgeist, Dora zu verdeutlichen, dass sie voller sexuellen Begehrens war. Sie sollte sich dazu bekennen, eine verführerische Person zu sein und Verantwortung dafür übernehmen. Er versuchte Dora damit zu vermitteln, dass sie nicht Opfer war, sondern vielmehr aus eigenen Wünschen und Triebbedürfnissen heraus die Beziehung zu Herrn K. gestaltet hatte. Insoweit hat er tatsächlich, wie Eissler (1995) hervorhebt, eine neue Art von Weiblichkeit vorgestellt, die der Frau ein befreiteres Verhältnis zu ihrem Körper und ihren sexuellen Empfindungen ermöglichte. Mit seinem Behandlungsvorgehen geriet Freud allerdings in die Reihe von Personen wie Doras Vater, Herr K. und den anderen, die sie nicht als eine andere Person in ihrer Subjektivität erkennen konnten, sondern sie zu einem Objekt machten, einer Verführungs- und Verschiebungsmasse (Wellendorf 1987) für sexuelle Gelüste und Begierden. So verblieb Dora als weiblicher Protest gegen diese Verhältnisse ihre entmannende Frigidität – »was hat es schon gebracht« – und der Therapieabbruch. Eingeengt, der eigenen Sache und Sprache beraubt, von diesem anderen, der immer schon wusste, was mit ihr ist, verblieb ihr in der analytischen Situation nur dies. Denn, wenn Dora geredet hätte, hätte sie vielleicht Worte gefunden, mit denen sie Freud entgegengetreten wäre. Doch sie war eine Jugendliche, eine weibliche Jugendliche ihrer Zeit. Und so verblieb ihr am Ende nur der Lebensweg einer unzufriedenen, am Leben enttäuschten und betrogenen Frau (Grotjahn 1976).

3.5.3 Fehler in der Behandlung

Aus heutiger Sicht ergeben sich folgende Fehler in der Behandlung von Dora, die grundsätzliche Gültigkeit haben und hier nochmal zusammengestellt sind:

- Mangelnde Beachtung der Übertragung-Gegenübertragung, dadurch die Gefahr der Reinzenierung
- Mit einer eigenen Theorie als Wissender intervenieren mit der Gefahr des narzisstischen Missbrauchs
- Intellektuelle bzw. kognitive Deutungen, die den anderen nicht erreichen
- Entwicklungsaspekte der Adoleszenz ignorieren (Autonomie, Ablösung, aktuelle Realität)
- Als Auftragserfüller der Eltern fungieren
- Einpersonenorientiert deuten, statt die Interaktion zu berücksichtigen
- Den anderen mit seiner Realität im Hier und Jetzt ausblenden
- Vorgefertigte Konstrukte wiedererkennen
- Jugendlichen nicht genügend Raum geben zur kritischen Auseinandersetzung mit dem sozialen Umfeld
- Blick nach innen und in die Tiefe mit einer Ausblendung von subjektiver Realität der anderen
- Mangelnde Anerkennung der Person mit ihren eigenen Wahrnehmungen, eigenen Gefühlen und Wünschen
- Überschreiten der Schamgrenzen

3.6 Was in der Therapie von Jugendlichen zu beachten ist

Angesichts der spezifischen Entwicklungsbedingungen ist es wichtig, in der psychotherapeutischen Behandlung von Jugendlichen sich die Besonderheiten dieser Entwicklungsspanne vor Augen zu führen. Es gilt, alterstypische Umstände wie noch wenig entwickelte selbstreflexive Fähigkeiten oder eingeschränkte Möglichkeiten, sich in Worten mitzuteilen, zu bedenken. Der Therapeut muss sich aktiv um die Kommunikation bemühen und sich als reale andere Person zeigen. Letztlich hilft er dem Jugendlichen, sich in Beziehungen mit anderen und insbesondere in der Beziehung mit ihm, dem Therapeuten, zu erkennen.

Es sind häufig Eltern oder Lehrer, die darauf drängen, dass etwas geschehen müsse. Bei dem Jugendlichen selber ist eher mit einer labilen und brüchigen Motivation zu rechnen, therapeutische Unterstützung in Anspruch zu nehmen. Der Jugendliche will seine Probleme meist lieber selber lösen und sucht deshalb nach Selbsthilfemaßnahmen wie Alkohol, was seine Probleme häufig verschärft. Nicht selten weigern sich Jugendliche auch, sich selbst als eine Person wahrzunehmen, die aufgrund bestimmter Verhältnisse so geworden ist, wie sie ist. Pathogene Erfahrungen werden von Jugendlichen selten in die Vergangenheit lokalisiert.

Die besondere Intensität und Unbeständigkeit der Gefühle, das Bedürfnis nach häufiger und unmittelbarer Befriedigung, die selektive Beeinträchtigung der Realitätsprüfung, die Schwierigkeit, Selbstkritik zu üben und eine im Vergleich zum Erwachsenen unterschiedliche Wahrnehmung der Umwelt sind Bedingungen, die das therapeutische Arbeiten erschweren.

Hinzu kommt, dass der Jugendliche sich gleichsam physiologisch mehr per Handeln als mit Worten mitteilt, ein Verhalten ähnlich dem, das im Erwachsenenalter das Verhalten von strukturell gestörten Patienten kennzeichnet. Darauf wies Blos (1964) schon vor langer Zeit hin. Er erkannte darin ein Agieren im Dienste des Ichs und seiner Entwicklung – Handeln als Königsweg zum Unbewussten. Deshalb bedarf es in der Therapie von Jugendlichen einer grundsätzlich anderen Einstellung gegenüber ihrem Handeln als bei Erwachsenen. Der Therapeut muss bereit sein, das Agieren des Jugendlichen als progressives, für die Entwicklung relevantes, im Dienste des Ich stehendes Phänomen anzunehmen, zu verstehen und damit in geeigneter Form in der Therapie umzugehen. Dass Agieren in Selbsterkenntnis des Jugendlichen mündet, ist allerdings nur bei Jugendlichen mit einem relativ reifen Ich und somit eher bei gesunden Jugendlichen zu erwarten. Im Kontrast dazu steht bei Jugendlichen mit schweren strukturellen Störungen oftmals blindes Agieren ohne Entwicklungsperspektive (Streeck-Fischer 2014) im Vordergrund. Belastende oder traumatische Erfahrungen der Vergangenheit werden dann reinszeniert und führen, wenn sie nicht aufgedeckt und bearbeitet werden, immer tiefer in die Krankheit. Darum sind hier therapeutisch-technische Einstellungen und Handlungsweisen unabdingbar, die das »blinde« Handeln aufgreifen und beleuchten.

Weil die Persönlichkeit des Jugendlichen mitten in einem vehementen Entwicklungsprozess steckt, sind sowohl im Hinblick auf das therapeutische Setting wie für das Behandlungsvorgehen spezifische Bedingungen zu beachten.

Während der »Austausch von Worten« (Freud 1916/17) in der Behandlung von Kindern eine nachgeordnete Rolle spielt, steht zwar das Gespräch bei Jugendlichen im Mittelpunkt der Therapie – umso mehr, desto älter sie sind. Jedoch ist es nicht ausreichend, sich allein auf den sprachlichen Austausch zu beziehen. Umschriebene Konflikte findet man bei jugendlichen Patienten kaum. Sie können über ihre Probleme häufig nicht oder nur in unklaren Andeutungen sprechen. Ihre Mitteilungen sind oft vage und ausweichend, und die Tragweite ihrer Problematik bleibt häufig eigenartig ungewiss.

Im Kontakt mit Erwachsenen wiederholen Jugendliche gewöhnlich ihre aktuellen und wiederbelebten Beziehungserfahrungen mit den Eltern. Spontane Übertragungen eines bösen, bedrohlichen, abwertenden, vernichtenden, eindringenden, vereinnahmenden oder Eigenständigkeit verhindernden Objekts sind dabei immer zu beachten, um die therapeutische Beziehung nicht zu gefährden.

Neben dieser wie zwangsläufig eintretenden Übertragung von Elternobjekten zeigt sich der Therapeut als eine Person, die anders ist, als es den übertragenen Elternbildern entspricht. Hier können gemeinsame Aktivitäten die Chance vergrößern, den Therapeuten als anderes und hilfreiches, wohlwollendes Objekt wahrzunehmen (vgl. dazu Eissler 1966). Dabei kommt der Persönlichkeit des Therapeuten und seiner Fähigkeit, den Jugendlichen bei seinen Möglichkeiten abzuholen und für die gemeinsame Arbeit zu gewinnen, eine hervorgehobene Bedeutung zu.

Wie bereits erwähnt, pendeln Jugendliche Ihrem Alter gemäß zwischen regressiven Wünschen und Wünschen nach Autonomie hin und her. Das Nebeneinander von solchen Wünschen kann sich in einem irritierenden Hin und Her niederschlagen. Den Autonomiewünschen des Jugendlichen muss oft auch damit Rechnung getragen werden, dass sich der Therapeut mit begrenzten Behandlungsergebnissen zufrieden gibt. Das bringt es mit sich, dass sich der therapeutische Prozess einerseits zwischen dem Bemühen um Aufarbeiten von Erfahrungen bewegt – eine Orientierung, die meist auf Seiten des Therapeuten von größerer Bedeutung ist als bei dem jugendlichen Patienten – und dem Experimentieren bei der Suche nach Autonomie und Identität auf der anderen Seite, was meist die Orientierung des Jugendlichen stärker bestimmt. Je mehr es dem Jugendlichen gelingt, sich seiner Problematik zu stellen und eine reflexive Einstellung dazu zu gewinnen, desto weniger muss er auf Handeln, auf selbst- und fremddestruktives Agieren und auf »gehandelte Mitteilungen« zurückgreifen.

Die Haltung des Therapeuten in der Behandlung von Jugendlichen und sein zentrales Beziehungsangebot sollten sich in einer Einstellung ausdrücken, mit der er dem Jugendlichen eine Lotsenfunktion anbietet, zugleich aber seine Autonomie akzeptiert, indem er sinngemäß ausdrückt: »Hier bin ich mit meinen Vorstellungen und Konzepten, und hier geht es weiter, aber du bestimmst darüber, ob es tatsächlich weitergeht und wie es weitergeht, du musst deinen eigenen Weg finden.« So bietet sich der Therapeut dem Jugendlichen als anderes, präsentes Objekt im Gegenüber an, an dem der Patient sich reiben und an dem er wachsen kann (Streeck-Fischer 2014).

3.7 Die psychoanalytisch-interaktionelle Methode (PiM)

Bei der Psychotherapie von Jugendlichen müssen sowohl interpersonelle wie auch Entwicklungsgesichtspunkte in den Blick genommen werden. Dies geschieht im besonderen Maße bei der psychoanalytisch-interaktionellen Psychotherapie (Streeck, Leichsenring 2015; Streeck 2018). Sie berücksichtigt die entwicklungsbedingte strukturelle Labilisierung, die Infragestellung von Elternbildern und die spezifischen psychischen und sozialen Bedingungen von Jugendlichen (Streeck-Fischer et al. 2018). Der Schwerpunkt liegt bei der psychoanalytisch-interaktionellen Methode auf Beziehungserfahrungen des Jugendlichen und auf der Art und Weise, wie sie an gegenwärtigen zwischenmenschlichen Beziehungen teilnehmen und Beziehungen einschließlich der therapeutischen Beziehung gestalten. Jugendlicher und Therapeut konzentrieren sich auf das interpersonelle Geschehen und darauf, wie der Jugendliche die Beziehungen mit anderen einschließlich der therapeutischen Beziehung gestaltet.

Die Arbeit im Hier und Jetzt der Beziehung zum Therapeuten und an den

Beziehungen zu anderen, die im Verhalten miteinander zum Ausdruck kommt und zunehmend versprachlicht wird, kommt jugendlichen Patienten, die nur begrenzt selbstreflexiv sind, entgegen.

Am unmittelbarsten und zugleich am dichtesten stellen sie sich in der therapeutischen Beziehung dar, indem der Jugendliche ein bestimmtes Verhalten im Verhältnis zum Therapeuten zeigt, der sich seinerseits dem Jugendlichen gegenüber in bestimmter Weise verhält. In der Interaktion von Patient und Therapeut werden dann häufig Schwierigkeiten deutlich, die die jugendlichen Patienten auch in anderen Beziehungen außerhalb der Therapie haben. Auf das Verhalten und Erleben des Jugendlichen im Hier und Jetzt bezogene Interventionen des Therapeuten im antwortenden Modus machen das interpersonelle Geschehen, das gleichsam in greifbarer Nähe abgewickelt wird, erkennbar und verstehbar und fordern zu alternativen Handlungsmöglichkeiten auf.

3.7.1 Besonderheiten bei strukturellen Störungen jugendlicher Patienten

Strukturelle Störungen sind eine Folge von Entwicklungsbeeinträchtigungen vor dem Hintergrund notwendiger Anpassung an frühe, oft vernachlässigende und chronisch traumatisierende Bedingungen. Wie Patienten im Erwachsenenalter mit strukturellen Störungen der Persönlichkeit benötigen auch strukturell gestörte Jugendliche die Personen in ihrer Umgebung für ihre Selbstregulierung, etwa um ihre Selbstwertregulierung aufrecht erhalten zu können. Wenn andere Personen dafür nicht oder plötzlich nicht mehr zur Verfügung stehen oder in dieser Funktion versagen, müssen die Patienten oftmals auf selbstschädigende Mittel zurückgreifen, die die Selbstregulierung unterstützen sollen, bspw. auf Alkohol, Drogen, übermäßiges Essen, selbstverletzendes Verhalten, zwanghaftes Spielen oder auf andere intensive Reize, beispielsweise stundenlanges Internetsurfen. Über die altersentsprechenden Labilisierungen hinaus sind die Beziehungen strukturell gestörter Jugendlicher meist hochgradig instabil, und Beziehungsabbrüche und daraus resultierende Suizidalität sind häufig.

Da die Möglichkeiten, sich selbst zu betrachten und sich im Reden mit einem Gegenüber selbst zu erkennen, oftmals nicht nur erheblich eingeschränkt sind und Worte fehlen, die beschreiben könnten, wie ihre Probleme eigentlich aussehen und was für sie insbesondere im Zusammensein mit anderen schwierig ist, kann der Therapeut oft aus dem Gesagten die Problematik nicht rekonstruieren. Auch fühlen sich die Jugendlichen oft mit ihren Gefühlen, ihrem Körper und ihren Körpersensationen nicht verbunden und können für ihre Zustände keine Sprache finden.

Pathologische Beziehungserfahrungen, die die gegenwärtigen Beziehungen zu anderen bestimmen, sind der Selbstbetrachtung und dem sprachlichen Ausdruck kaum zugänglich. Ihre Erfahrungen mit hoch problematischen Beziehungen der Vergangenheit, die das Verhalten der Jugendlichen im Zusammensein mit anderen prägen, werden zumeist handelnd hergestellt; sie sind nicht verfügbarer Teil einer Erinnerung und entziehen sich deshalb ihrem sprachlich-symbolischen

Ausdruck. Was in Beziehungen in welcher Weise problematisch ist, zeigt der Jugendliche gewöhnlich im Verhalten; er kann das aber nicht mit Worten ausdrücken. Dieses im beschreibenden Sinn unbewusste Beziehungswissen der strukturell gestörten Jugendlichen begegnet uns nicht in ihren Mitteilungen, sondern vor allem in ihrem interpersonellen Verhalten.

3.8 Zur psychodynamischen Arbeitsweise

Die psychoanalytisch-interaktionelle Arbeitsweise, die entwicklungsorientiert ist und auf das Verhalten und die Beziehung des Jugendlichen und Therapeuten als realer Person fokussiert, kommt den Bedingungen der Adoleszenz in besonderem Maße entgegen. Sie beachtet die instabile Situation hinsichtlich der Affekte und der Wahrnehmung von sich selbst und von anderen, der mangelnden Fähigkeit zum Aufschub von Befriedigungen, der eingeschränkten Selbstregulation, der äußerst begrenzten selbstreflexiven Fähigkeiten und der vielfältigen Probleme im Zusammensein mit anderen.

Die Art und Weise, wie es dem Jugendlichen zusammen mit anderen geht und er zwischenmenschliche Beziehungen erlebt, kommt in der Behandlung in unterschiedlicher Dichte zur Darstellung. Manche Jugendliche sprechen beispielsweise über das Verhalten von anderen, als hätten sie wenig damit zu tun, und schildern, wie sie deren Verhältnisse und deren Verhalten zueinander wahrgenommen und erlebt haben, ohne dass sie selber an den Beziehungen beteiligt gewesen sind. Darin geben sie dann Einstellungen, Beeinträchtigungen, Wünsche und Ängste in Verbindung mit Beziehungen zu anderen zu erkennen. Dichter werden die Schilderungen, wenn die Jugendlichen über Erfahrungen mit Beziehungen berichten, in die sie selber involviert waren und sie beispielsweise schildern, wie sie es erlebt haben, als sie sich einer anderen Person gegenüber in bestimmter Weise verhalten haben oder nur beabsichtigt haben, sich zu verhalten. Sie stellen vielleicht dar, wie sie wahrgenommen, erlebt und verstanden haben, dass sich eine andere Person ihnen gegenüber verhalten hat und wie daraufhin wiederum sie erlebt und sich verhalten haben oder am liebsten gehandelt hätten usw. Schließlich zeigen viele Jugendliche aber auch bestimmtes Verhalten in der Beziehung zum Therapeuten; vorausgesetzt, dass der Therapeut eine dazu geeignete Haltung zeigt (vgl. Abb. 3-1), können dann in der therapeutischen Beziehung Schwierigkeiten und Beeinträchtigungen, aber auch Kompetenzen und Stärken deutlich werden, die auch außerhalb der therapeutischen Situation viele Beziehungen und Beziehungserfahrungen des jugendlichen Patienten bestimmen.

Charakteristisch für die therapeutische Technik ist die Bereitschaft des Therapeuten, mit »Antworten« zu reagieren. »Antworten« bedeutet hier, dass der Therapeut sich dem Jugendlichen als andere Person »in ihrem eigenen Recht« erkennbar macht, eine Haltung, die sich für die Therapie von Jugendlichen besonders empfiehlt, weil dadurch eine Symmetrie in der Beziehung entsteht.

Der Therapeut nimmt dann an dem Geschehen mit dem Jugendlichen nicht in der Rolle eines neutralen Experten teil, der mit dem dritten Ohr zuhört und auf

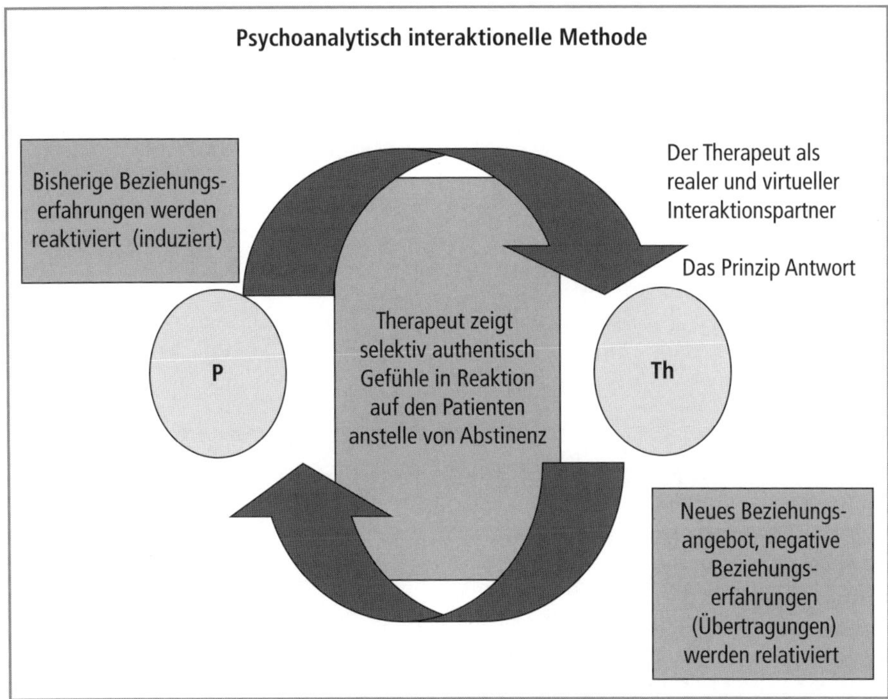

Abb. 3-1 Interaktion der Therapeuten in Antwort auf den Patienten.

unbewusste Bedeutungen hinzeigt, die er in den Mitteilungen des Patienten vermutet, sondern er gibt sich in Antwort auf das Verhalten des Jugendlichen in der gegenwärtigen Situation als teilnehmendes Subjekt zu erkennen mit eigenem Erleben, eigenen Handlungsbereitschaften und eigenen Gefühlen. Das geschieht gezielt und therapeutisch reflektiert und immer unter der Maßgabe, dass davon eine progressive Wirkung für den Jugendlichen zu erwarten ist. Das schließt das Bemühen, unbewusstes Geschehen zu erfassen, nicht aus.

Einem Jugendlichen, der aufgrund mangelnder Objektkonstanz dazu neigt, Beziehungen und so auch die Therapie abzubrechen, könnte der Therapeut – vorausgesetzt, er wäre damit authentisch – vielleicht sagen, dass er es sehr bedauern würde, wenn er die gemeinsame Arbeit abbrechen würde. Er selbst würde gerne mit ihm weiter arbeiten und hoffte, dass sie es zusammen hinkriegen würden, die aufgetauchten Schwierigkeiten miteinander zu lösen. Interventionen wie »es fällt ihnen schwer, Beziehungen zu halten« oder andere Feststellungen zum vermeintlichen So-Sein des Jugendlichen sind in dessen Lebenswelt meist abstrakt und werden von den jungen Patienten gewöhnlich als ›therapeutisches Gerede‹ mit Recht abgetan.

Der Therapeut bietet sich mehr als Mitspieler an, als ein reales, erreichbares Gegenüber, eine zugewandte, berührbare, aber auch eigenständige, von dem Jugendlichen getrennte Person im Austausch. Dazu nutzt der Therapeut auch seine Gegenübertragung in spezifischer Weise. Er legt die Gegenübertragung partiell, gezielt und unter Beachtung von Belastungsgrenzen des Patienten offen. Dabei geht es nicht um Selbstenthüllung als Selbstzweck. Nicht einem irgendwie gearteten Drängen wird dabei nachgegeben, sondern dem Jugendlichen wird ermöglicht, Einblick in das interpersonelle Geschehen zu gewinnen, an dem er gerade teilnimmt, das er selbst mitgestaltet und dem er sich meist nur ausgeliefert sieht. Indem der Therapeut so als anderes Subjekt in Erscheinung tritt, als eine eigenständige andere Person, entzieht er sich nicht zuletzt auch den zumeist negativen Eltern-Übertragungen des Patienten, die er zwar zu verstehen versucht, die er aber immer auch relativiert.

Auf diesem Weg werden die sich wiederholenden Beziehungserfahrungen und die daraus folgenden interpersonellen Probleme strukturell beeinträchtigter Jugendlicher durchschaubar und verstehbarer.

3.9 Praktische Aspekte der Behandlung

3.9.1 Der Behandlungsbeginn

Zu Beginn der Behandlung muss das Bemühen Vorrang haben, zu einer halbwegs stabilen, verlässlichen und sicheren Beziehung mit dem jugendlichen Patienten zu kommen; sie ist als Grundlage für die gemeinsame Arbeit unverzichtbar. Der Umstand, dass der Jugendliche den Sinn der Therapie und die therapeutische Beziehung dennoch immer wieder in Frage stellt, darf nicht daran hindern, die Voraussetzungen für die gemeinsame therapeutische Arbeit ein ums andere Mal zu erneuern, zu betonen und sicherzustellen. Auf Seiten des Jugendlichen ist es eine wichtige Voraussetzung, dass er regelmäßig zu der vereinbarten Behandlung kommt, dass er sich in der Therapie aktiv beteiligt und dass er sich darum bemüht, ihm wichtige Themen zur Sprache zu bringen. Dabei ist immer damit zu rechnen, dass der Jugendliche die vereinbarten Rahmenbedingungen ein ums andere Mal außer Kraft zu setzen oder zu überschreiten versucht und Verabredungen vergisst. Solche Angriffe auf den Rahmen sind üblich. Die Aufgabe des Therapeuten ist es, immer dafür Sorge zu tragen, dass der Rahmen unverbrüchlich bleibt und die erforderlichen Bedingungen und Voraussetzungen für die gemeinsame Arbeit weiterhin gelten und eingehalten werden.

3.9.2 Aufklärung und Paktabsprachen

Paktabsprachen sind bei Jugendlichen besonders wichtig. Ihnen steht das Spiel nicht mehr zur Verfügung, die symbolische Ebene der Sprache muss zumindest teilweise noch entwickelt werden. Entwicklungsspezifische Bedingungen, etwa die Ablösung und Identitätsfindung sowie die Neigung, sich eher handelnd als sprachlich mitzuteilen, erfordern flexible therapeutisch-technische Einstellungen.

Ziele der Psychotherapie von Jugendlichen sind immer neben der Behandlung der neurotischen Psychodynamik und des neurotischen Konfliktes die Aufarbeitung phasenspezifischer Fixierungen und die Bearbeitung von Entwicklungsdefiziten.

Eine weitere wichtige Voraussetzung für die Behandlung besteht darin, dass der jugendliche Patient vorab gründlich über die in Aussicht genommene Behandlung informiert wird. Der Patient muss wissen, wie die Behandlung vor sich geht und welche Bedingungen erfüllt sein müssen, damit die gemeinsame therapeutische Arbeit wirksam werden kann. In diesem Zusammenhang erläutert der Therapeut dem Jugendlichen auch ausführlich genug, wie er dessen Problematik versteht und wie die Beeinträchtigungen mit seiner bisherigen Lebensgeschichte verknüpft sein könnten. Der Jugendliche muss wissen, worum es in der Behandlung geht, und er sollte ein eigenes Ziel formulieren können oder sich Überlegungen und Vorschlägen des Therapeuten zum Ziel der Therapie zumindest vorläufig anschließen können. Eine Therapie, der sich der Jugendliche nur passiv überlässt oder in der er wichtige Bereiche seiner Erfahrungen und seines Lebens ausspart oder in der er lügt, bleibt unwirksam.

Weiter wird mit dem Jugendlichen ausführlich darüber gesprochen, was im Falle von Krisen, etwa bei drängender Suizidalität, zu geschehen hat, wie mit selbstverletzendem Verhalten umzugehen ist oder was erforderlich ist, wenn sich plötzlich der Wunsch breit macht, die Behandlung abzubrechen. Auch das geschieht mit dem Ziel, Bedingungen zu schaffen, die verhindern, dass der Jugendliche nur wiederholend agiert, was ihn in die Therapie gebracht hat.

Soweit das im Einzelfall erforderlich ist, werden auch Absprachen hinsichtlich der Gestaltung des Tagesablaufes, zum Umgang mit Drogen und zu subkulturellen Aktivitäten getroffen. Weiter werden – je nach den Voraussetzungen im Einzelfall – Vereinbarungen getroffen, die schulische bzw. berufliche Perspektiven berühren. Hier ist es jeweils wichtig zu überprüfen, inwieweit der Jugendliche diese Bereiche als Orte der Auseinandersetzung für sich nutzen kann oder aber aus damit verbundenen Konflikten ›auszusteigen‹ droht. Ein wichtiger Punkt ist die Einbeziehung der Eltern oder anderer Bezugspersonen, etwa von Betreuern. Hier muss überprüft werden, inwieweit es erforderlich ist, Gespräche mit Eltern oder Betreuern zu führen. Wenn der Jugendliche einwilligt, dann stellt sich die weitere Frage, ob er einverstanden damit ist, wenn die Termine ohne die Eltern stattfinden oder es unabdingbar ist, die Termine gemeinsam mit den Eltern durchzuführen. Nicht selten lehnen Jugendliche die Beteiligung der Eltern ab. Das ist verständlich, bedeutet jedoch, dass ggf. neurotische Verstrickungen oder neurotisches Agieren persistieren oder wichtige Themen außen vor bleiben. Hier wird es dann nötig sein, im Verlauf des Therapieprozesses auf die Bedeutung der Außenvorgelassenen hinzuweisen, um die Abwehr zu relativieren.

Auch andere Absprache müssen den jeweiligen individuellen Bedingungen angepasst werden. So können bei Jugendlichen, die noch nicht über ein eigenes Einkommen verfügen, Vereinbarungen zur Bezahlung versäumter Stunden aus eigener Tasche kaum eingehalten werden. Hier sollten – abgestimmt auf die Umstände des einzelnen Jugendlichen – Bedingungen ausgehandelt werden, die erfüllbar sind. So mag es beispielsweise sinnvoll sein, dass der Jugendliche einen kleineren Geldbetrag von seinem Taschengeld für eine versäumte Behandlungsstunde bezahlt. Auch mit seinen Urlaubszeiten muss sich der Therapeut in der

Regel weitgehend an den Bedingungen des Jugendlichen, etwa an den Schulferien, orientieren.

Zu den vorsorglichen Vereinbarungen für den Umgang mit Krisensituationen gehört auch die Klärung der Frage, ob, unter welchen Umständen und wann der Therapeut außerhalb der vereinbarten Therapiezeiten für den Jugendlichen erreichbar ist oder wohin sich der Jugendliche wenden kann, wenn das nicht möglich oder gewollt ist.

Schließlich sollte im gegebenen Fall vor Beginn der Therapie darüber gesprochen werden, dass eine zeitweilige Medikation zur Aufrechterhaltung oder Gewährleistung von Therapiefähigkeit sinnvoll und notwendig werden kann.

3.9.3 Die ersten Stunden

Der erste und wichtigste Schritt in der Behandlung ist, dass der jugendliche Patient in der Therapie »ankommt«. Erst eine Erfahrung wie die, dass »dieser Therapeut mich vielleicht verstehen könnte« oder dass »der als Person ganz in Ordnung zu sein scheint«, die das Ergebnis eines Tests ist, dem der Jugendliche den Therapeuten unterzieht, kann die Bereitschaft zur Therapie unterstützen und dazu motivieren. »Ankommen« bedeutet auch, dass der jugendliche Patient sich vorstellen kann, eine Beziehung zu einer Person zu entwickeln, von der er den Eindruck gewinnt, dass sie anders mit seinen Problemen umgehen wird, als er das bis dahin erlebt hat. In der Regel wird es erst zu einem Behandlungsauftrag kommen, wenn das gewährleistet ist. Dabei geht es um die Begegnung mit einem neuen, anderen Objekt. Das aber ist keineswegs selbstverständlich, denn Jugendliche suchen zumeist geradezu danach, das Altbekannte – und das heißt hier: das gewohnte Übertragungsobjekt, meist die Eltern – erneut vorzufinden, auch dann, wenn dem ihre ganze Ablehnung gilt.

Der Therapeut zeigt sich darum dem Jugendlichen selektiv als die Person, die er tatsächlich ist, als andere Person »in ihrem eigenen Recht«, und nicht als unbeschriebene Übertragungsfigur. Er gibt sich in Antwort auf das Verhalten des Jugendlichen selektiv mit eigenem Erleben, eigenen Handlungsbereitschaften und eigenen Gefühlen zu erkennen. Damit wird er für den Jugendlichen ein reales erreichbares Gegenüber im Austausch, zugleich aber eine eigenständige und von dem Patienten getrennte andere Person.

Der Therapeut arbeitet nicht aus einer dritten Position auf den Jugendlichen und seine Beziehungen zu anderen hin und interpretiert nicht, sondern verhält sich, wie bereits erwähnt, als Mitspieler, der Implikationen des Verhaltens in der gegenwärtigen Beziehung für den Jugendlichen transparent werden lässt. Vermittelt darüber kann der Jugendliche erkennen, wie er selbst dazu beiträgt, dass seine Beziehungen zu anderen immer wieder ähnlich ablaufen.

Der Therapeut unterstützt den Jugendlichen, seinen Blick nicht ausschließlich auf sich selbst und sein Erleben, sondern auch auf das jeweilige Gegenüber zu richten. Indem der Therapeut eigenes Erleben in manchen Situationen zu erkennen gibt, sieht sich der Jugendliche gleichsam dazu aufgefordert, sich nicht ausschließlich von eigenen Absichten und Handlungsimpulsen leiten zu lassen, sondern auch zu sehen, was sein eigenes Verhalten im Zusammensein mit anderen bewirkt und bewirken kann. Der Patient hat dadurch die Möglichkeit, das Verhalten der anderen Person, hier des Therapeuten, als ein motiviertes Verhalten im Kontext seines eigenen Verhaltens zu erkennen, das in dessen subjektiver Realität gründet, die sich von seiner eigenen psychischen Realität unterscheidet. Der Jugendliche wird dadurch für Verhaltensmöglichkeiten in zwischenmenschlichen Beziehungen sensibilisiert, die ihm selbst aktuell nicht verfügbar sind, aber für reziproke interpersonelle Beziehungen hilfreich und nützlich sind.

3.9.4 Affekte und Gefühle

»Antwortende« Interventionen werden häufig mit dem Ausdruck von Gefühlen verbunden, die sich auf Seiten des Therapeuten in Reaktion auf das Verhalten des Jugendlichen einstellen. Auch darin vermag der Patient potentiell zu erkennen, dass er wesentlichen Einfluss auf die nächsten Schritte im Fortgang der Interaktion mit dem Therapeuten hat. Er kann so ein emotionales Wissen von seinem eigenen Verhalten in dem interpersonellen Geschehen in der therapeutischen Situation gewinnen.

Vielen Jugendlichen insbesondere mit strukturellen Beeinträchtigungen ist es kaum möglich, verschiedene Gefühlsqualitäten oder Gefühle überhaupt wahrzunehmen. Um sich vor schmerzlichen und demütigenden Erfahrungen zu schützen, die ihnen in ihrer Entwicklung zugemutet wurden, haben sie sich nach innen hin taub gemacht. In der Folge empfinden sie Behagen oder Missbehagen, sind »gut drauf« oder »schlecht drauf«, fühlen sich »gut« oder »Scheiße«, können differenziertere Gefühlsqualitäten aber nicht wahrnehmen. Dabei haben »schlechte Gefühle« oder andere Formen von Unwohlsein oftmals die Qualität eines körpernahen, physisch-psychischen Missbehagens, das dem Erleben diffusen Schmerzes ähnlich ist (Bellak et al. 1968). Für manche Jugendliche können Gefühle aber auch generell bedrohlich sein, etwa dann, wenn sie befürchten, die Kontrolle über das eigene Verhalten zu verlieren.

Was für Jugendliche ganz allgemein zutrifft, dass sie nämlich die Gefühle anderer Menschen nur schwer verstehen und sich in andere Menschen nur schwer einfühlen können, trifft umso mehr für strukturell gestörte Jugendliche zu. Sie gehen – einem psychischen Äquivalenzmodus korrespondierend (Fonagy et al. 2004) – davon aus, dass andere genau so wie sie selbst empfinden und missdeuten in der Folge deren affektive Signale. So weit sie Gefühle wahrnehmen, geht es meist um Gefühle wie Kränkung, Scham oder Wut, die in die Regulierung des Selbstsystems eingebunden sind, während Gefühle wie Sorge, Trauer oder Zuneigung, die voraussetzen, dass das Gegenüber als andere, eigenständige Person erlebt werden kann, kaum wahrgenommen werden können. Manchmal kann die Erfahrung, die der Therapeut aktiviert, dass die andere Person nicht wie sie selbst fühlt, für Jugendliche, für die andere Personen vor allem für die Selbstregulierung benötigt werden, ein wichtiger Schritt auf dem Weg zur Differenzierung von Selbst und Objekt sein hin zu Beziehungen, bei denen die andere Person –

einer depressiven Position entsprechend – als eigenständiges Subjekt in ihrem eigenen Recht wahrgenommen werden kann.

Die Folgen von Beeinträchtigungen affektiven Erlebens manifestieren sich häufig auch darin, dass mehr oder weniger diffus empfundene Gefühle mit einem schwer aushaltbaren Spannungszustand einhergehen und leicht in imperative Handlungszwänge münden. Dann droht Kränkungswut in der nächsten Sekunde in gewalttätiges Verhalten zu münden, Scham kann den heftigen Impuls wecken, sich selbst per Suizid zum Verschwinden zu bringen. Jugendliche mit antisozialen und mit narzisstischen Störungen, aber auch jugendliche Borderline-Patienten können erhebliche Probleme damit haben, Affekte auszuhalten. Entsprechend sind sie immer wieder dicht davor, Affekte entweder mit selbstschädigenden Gegenmaßnahmen unter Kontrolle zu bringen oder Gefühle agierend in impulsivem Verhalten abzureagieren.

Wenn der Therapeut auf das affektbestimmte Verhalten des Jugendlichen reagiert, bedeutet das, dass er ihn etwa mit Folgen konfrontiert, die dieses Verhalten für die aktuelle Beziehung, in diesem Fall die therapeutische Beziehung hat. Hier in der Therapie muss der Jugendliche - anders als unter Alltagsbedingungen – nicht mit schwerer wiegenden Folgen seines affektiv bestimmten Verhaltens rechnen. Über die gezielt eingesetzten Interventionen, die dem jungen Patienten die Folgen seines Verhaltens spiegeln, nicht aber über Konfrontationen im gewohnten psychoanalytischen Sinn, erfährt der Jugendliche, dass er mit dem Ausdruck seiner Gefühle Wirkungen auf sein Gegenüber haben kann und welche Wirkungen das in diesem Falle sind.

3.10 Psychotherapeutische Arbeit mit den Eltern von Jugendlichen

Bei der Behandlung von Heranwachsenden bis zum Alter von 15 Jahren ist nach vier Sitzungen eine Sitzung mit den Eltern üblich; in seltenen Fällen kann die Relation des Sitzungsverhältnisses auch zugunsten der Eltern modifiziert werden. In der Regel führt derselbe Therapeut, der auch den Jugendlichen behandelt, die Elterngespräche durch; in besonderen Fällen können diese Aufgaben auf zwei Therapeuten verteilt werden. Bei der Arbeit mit den Eltern handelt es sich um eine begleitende Elterntherapie; im Mittelpunkt der Behandlung stehen somit die Konflikte des Jugendlichen. Dabei geht es vorrangig um das Verstehen problematischer Beziehungen und Interaktionen und um die Veränderung von Einstellungen. Manchmal erweist es sich als wichtig, bei der Arbeit mit den Eltern in deren Kindheit zurückzukehren, um die Quellen ihrer eigenen Probleme ausfindig zu machen. Manchmal führen die therapeutischen Gespräche bei Eltern aber auch zu eigenen Behandlungswünschen, beispielsweise dann, wenn der Jugendliche für seine Mutter, die an einer Angststörung leidet, die Funktion eines phobischen Objekts hatte, die jetzt nicht mehr aufrecht zu erhalten ist. In besonderen Fällen sind in Verbindung mit der Behandlung von Jugendlichen familientherapeutische Sitzungen sinnvoll, die alle Familienmitglieder einbeziehen. Das ist insbesondere dann angebracht, wenn sich familiäre Konflikte hinsichtlich der Lebens- und Entwicklungsphase des jugendlichen Patienten abzeichnen, in die alle Familienmitglieder involviert sind.

Bei einer Behandlung jenseits des 15. Lebensjahres muss mit dem Jugendlichen abgestimmt werden, ob und wie die Eltern in die Behandlung einbezogen werden sollen. Jetzt steht der Jugendliche mit seiner Problematik ganz im Vordergrund, und er sollte selber darüber bestimmen, ob er das will oder nicht. Dabei gilt es allerdings immer, mit zu bedenken, dass ein Jugendlicher, der seine Eltern aus eigenen Entwicklungen aktiv heraushalten will, möglicherweise an idealen Elternbildern festhält. Unter derartigen Umständen sollte der Therapeut darauf hinzuwirken versuchen, dass die Eltern gelegentlich in die Behandlung einbezogen werden.

Besondere Probleme ergeben sich bei Jugendlichen in Scheidungsfamilien, bei sog. Patchwork-Familien und bei Jugendlichen, die in Heimen untergebracht sind. In diesen Fällen muss geprüft werden, inwieweit der leibliche Vater oder die leibliche Mutter Bedeutung für die aktuelle neurotische Problematik haben und inwieweit sie für die Zukunft des Jugendlichen wichtig sind.

3.11 Ein Fallbeispiel

Um das Wechselspiel in der Behandlung eines knapp 15-jährigen Jugendlichen zwischen Therapeutin und ihm und insbesondere auch den einbezogenen Eltern zu verdeutlichen, wird im Folgenden ausführlich auf eine Behandlung eingegangen, die stationär durchgeführt wurde und erschwert war durch die Besonderheit der Diagnose einer ADHS.

Ab dem Alter von neun Jahren hatte dieser Jugendliche die Diagnose einer ADHS mit der Symptomtrias Aufmerksamkeitsstörungen, Unruhe und Impulsivität erhalten und war seither mit Methylphenidat behandelt worden. In dieser Behandlung traten aufgrund einer gravierenden Mentalisierungsstörung bzw. Störung der Fähigkeit zur Selbstreflexivität des Jugendlichen, die man wegen ihres Ausmaßes besser als Alexithymie bezeichnen könnte, erhebliche Probleme auf mit Hilfe der Sprache, über die Psychotherapie erst möglich würde, miteinander zu kommunizieren.

Die Symptome des ADHS stehen zumeist unmittelbar mit der mangelnden Fähigkeit zu Mentalisierung und Selbstreflexivität in Verbindung. Diese Problematik wird durch Psychopharmaka wie Methylphenidat noch verstärkt.

Der 15-jährige T. kommt wegen Problemen wie Stehlen, Lügen, Schuleschwänzen, Lern- und Leistungsstörungen zur stationären Behandlung. Die Eltern sind ratlos ob ihrer pädagogischen Versuche, insbesondere T.s Klauereien in den Griff zu kriegen. Es muss alles unter Verschluss gehalten werden. Zuletzt darf sich T. nicht einmal mehr in der Wohnung aufhalten, wenn die Eltern abwesend sind. Da beide berufstätig sind, hat das höchst unangenehme Folgen für T.

Der Jugendliche hatte die 9. Klasse des Gymnasiums wiederholt und drohte jetzt erneut, sitzen zu bleiben. Seit dem 9. Lebensjahr wurde er wegen einer ADHS mit Methylphenidat behandelt. Zuletzt bekam er Concerta® in Höhe von 150 mg, das ist die doppelte Menge der eigentlich vorgegebenen Dosis. Da sich an seiner Problematik nichts änderte, wurde die Methylphenidat-Dosis offenbar immer mehr gesteigert, denn er galt als ADHS-Kind mit Problemen der Aufmerksamkeitssteuerung, der Unruhe und Impulsivität.

Die Therapeutin lernte T. zusammen mit seinen Eltern, seiner Stiefmutter und seinem Vater in der Ambulanz kennen. T. erschien dort wie ein Häufchen Elend, ein zerrupftes Hühnchen, unterversorgt, verloren und unfähig, sich im Leben zurechtzufinden. Er sah mitgenommen und angegriffen aus, was man seiner Lebenssituation, aber auch den Medikamenten zuschreiben konnte. Er hatte weit aufgerissene, rot umränderte Augen, eine starre Gesichtsmimik und wirkte überanstrengt. Dabei war er bemüht, es der Therapeutin und den Eltern recht zu machen. Auffallend war, dass er keinen eigenen Gedanken aussprach und keine Gefühle benannte. Er war in keiner Weise in der Lage, sein Verhalten, z. B. sein Stehlen, zu erklären. Dies schien ihm ohne jeglichen Sinn und Verstand zu passieren. Lediglich die Probleme in der Schule schienen ihn zu belasten. Er wirkte wie jemand ohne einen beseelten inneren Raum (»mindlessness«).

Bei seiner stationären Aufnahme wurde mit ihm u. a. ein Interview zur Prüfung von Selbstreflexivität durchgeführt. Abgesehen von den konkreten lebensgeschichtlichen Daten konnte er fast nichts zu sich sagen. Es gelang ihm noch, Eigenschaften seiner Eltern zu benennen, er war aber nicht in der Lage, diese mit Geschichten zu füllen. Die einzige Stelle, an der man spürte, dass ihn etwas tiefer berührte, war seine erste Kindheitserinnerung, als er erfuhr, dass die Eltern sich trennen wollten – damals war er neun Jahre alt – und die Zeit danach, die mit Gewaltaktionen und Drohungen seitens des Vaters einhergingen.

Es schien, als habe er mit der Trennung der Eltern aufgehört, eine Innenwelt zu besitzen bzw. sich eine solche anzueignen, als wäre seine Gefühlswelt damals abgestorben oder erstarrt und als habe er seit dieser Zeit aufgehört, sich zu entwickeln. Seine Eltern waren ihm heilig, wie er meinte. So bot er sich als Prellbock und Mülleimer für alle Vorwürfe und Kritik der jeweils anderen Seite für Mutter und Vater an.

In der Zeit der Trennung der Eltern war die Diagnose einer ADHS gestellt worden, und seither wurde er mit Methylphenidat behandelt – nachvollziehbar, dass die Eltern in dieser Zeit des Ehe-Krieges miteinander nicht auch noch ein schwieriges Kind gebrauchen konnten. T. lebte bis zum 14. Lebensjahr bei der Mutter, die ihn dann an den Vater abgab, weil sie seiner multiplen Probleme nicht mehr Herr wurde.

3.11.1 Lebensgeschichtliche Bedingungen

T.s Vater war seinem Selbstverständnis nach der Retter der Mutter. Er hatte sie aus einer Situation befreit, als deren Vater wieder einmal auf sie einprügeln wollte. Die Mutter war damals 20, er selbst 22 Jahre alt. Dieses für den Vater wichtige Selbstverständnis als Retter der Mutter wurde massiv infrage gestellt, als die

Mutter ihn verließ. T. als erstes Kind war von Anfang an schwierig, kaum zur Ruhe zu bringen, mäkelig. Zwischen den Eltern entwickelten sich heftige Streitszenen, die darin mündeten, dass die Mutter mit T. auszog, als er ein Jahr alt war. Da der Vater sie nicht finanziell unterstützte – er wollte, dass beide zurückkommen –, musste die Mutter arbeiten. In dieser Belastung griff sie zu Alkohol, machte schließlich eine stationäre Psychotherapie und kehrte zurück zum Vater. T. blieb anhaltend schwierig. Im Kindergarten und in der Schule war er Störenfried und Außenseiter und zeigte Lern- und Leistungsstörungen.

Beide Eltern drücken sich sprachlich sehr gewählt und differenziert aus. Umso erstaunlicher ist es, dass T. die Sprache kaum zur Verfügung zu stehen schien, um inneres Befinden, innere Zustände zu benennen. Als Kommunikationsmittel erschien sie für ihn nicht zu existieren. Während beide Eltern, getrennt exploriert, in Gegenwart von T. viel über ihn sagen konnten, verharrte T. in Sprachlosigkeit. Was hinderte ihn, nachzudenken, Affekte zu erspüren, in einen kommunikativen Austausch mit sich und anderen zu kommen?

3.11.2 Zur Therapie

Um auf die Besonderheiten des Störungsbildes der ADHS einzugehen, sollen drei Aspekte hervorgehoben werden:

- *Unaufmerksamkeit*, die aus einem Zustand psychischer Abwesenheit resultiert und wie eine Alexithymie erscheint. Die Sprache der Therapeuten dient nicht zur Verständigung, sondern wird als Attacke erlebt.
- *Impulsivität*, die auftaucht, sobald der Zustand der Abschaltung zusammenbricht. Heftige unregulierte Affekte schlagen ungebremst durch.
- *Unruhe*, die der Vermeidung von Frust und von Ungewissheit dient.

Zu 1. Unaufmerksamkeit

T. war froh, von zu Hause weg zu sein, er war bemüht, alles recht und richtig zu machen. Die Therapie selber schien er eher über sich ergehen zu lassen. Er hatte keine Probleme, für ihn war alles in Ordnung. Manchmal erwähnte er Ärger mit den Erziehern, die immer ihn auf dem Kieker hätten. Auch zu den Eltern sagte er nichts, wohl weil er in Loyalitätskonflikten verfangen war. Er beklagte sich gelegentlich über andere Jugendliche. Das Medikament Concerta® war in dieser ersten Zeit halbiert worden. T. verlangte nach dem Medikament, da er fürchtete, ansonsten von gefährlichen Impulsen überwältigt zu werden. Es blieb unklar, was er wirklich befürchtete. In den ersten Monaten musste die Therapeutin ihn häufig holen, da er den Termin vergessen hatte oder aus Versehen etwas anderes vorhatte, als scheine ihm die Therapie bedeutungslos und das, was sie ihm anbot, beliebig. Die Therapeutin bemühte sich, etwas Gemeinsames mit ihm herzustellen, und vermied eine Situation des Anschweigens. Sie suchte nach Bedingungen, in denen er Anerkennung erfuhr und sich gesehen fühlte. Es standen Aspekte der Fürsorge, Verlässlichkeit und der bewundernden narzisstischen Spiegelung im Vordergrund, um für die Therapie zu werben und ihm zu vermitteln, dass es sich lohnt, ins Gespräch zu kommen.

Als T. nach vier Wochen fragte, was es mit der Therapie eigentlich auf sich habe, er könne nichts Rechtes damit anfangen, führte er der Therapeutin die Vergeblichkeit ihrer therapeutischen Bemühungen vor Augen. Sie wusste nicht, ob er ihr nicht zugehört hatte, ob er abgeschaltet hatte, oder ob sie mit ihrem therapeutischen Handeln so an ihm vorbeiging, dass sie ihn nicht erreichte. Sie war ratlos. Um der sich breit machenden Leere zu entkommen, spürte sie die Neigung, immer aktiver zu werden. War das ADHS in der Gegenübertragung? T. hatte Recht, eine wirkliche Verbindung zu ihm fand sie nicht. In den Stunden ging ihr selbst der Stoff aus, so als werde ihr Gehirn von den Ideen und Anregungen entleert. Es schien, als entwickele sich ein Zustand der Alexithymie zwischen ihm und ihr mit Gefühls- und Fantasieleere. Auch schienen ihn ihre sprachlichen Benennungen zu erschrecken, zu überwältigen oder mit seiner eigenen Unfähigkeit zu konfrontieren, etwa wenn sie sagte, er sehe heute mitgenommen aus, oder mit ihm danach suchte, wie er sich zeitlich besser organisieren konnte, damit es den Ärger mit den Erziehern nicht geben würde, so dass sie Gefühle der Ratlosigkeit und Vergeblichkeit überkamen. Hatte sie etwas noch nicht verstanden?

Sie lädt die Mutter ein, die sie bis dahin noch nicht kannte. Sie kommt umgehend. Sie ist eine attraktive, etwas verlebt wirkende Frau mit langem Haar, hohen Stiefeln und engen Hosen. Sie weiß viel zu berichten. Ihre Geschichte ist eine andere als die des Vaters. Es entsteht vom Vater das Bild eines impulsiven und bedrohlichen Mannes. Sie redet über T.s Probleme für ihn und tätschelt ihren Sohn am Oberschenkel, der dabei immer kleiner wird. Er erscheint wie ein 3-Jähriger, der mit Mutter und ihren Äußerungen in einem grenzenlosen Einssein verschmolzen ist. Dass sie es mit ihm aufgegeben und ihn an den Vater gegeben hat, kann T. uneingeschränkt verstehen. Es rühren sich keine Gefühle von Enttäuschung, Wut oder Traurigkeit. Der Zustand der Umwandlung der Einheit mit der Mutter, die nur eine einzige Realitätswahrnehmung zuließ, in ein Dreisein, das ein dynamisches Zusammenspiel zwischen Symbol, Symbolisiertem und interpretierendem Subjekt ermöglicht hätte im Sinne von »ich sehe es so, Du siehst es anders« ist nicht vorstellbar. Winnicott (1987), Britton (2004) und andere haben die Fähigkeit, einen anderen oder objektivierbaren Standpunkt einnehmen zu können, mit räumlichen Metaphern verbunden wie dem Übergangsraum und dem triangulären oder Dreiecks-Raum, den T. offenbar nicht ausreichend entwickelt hatte.

Zu 2. Impulsivität

Die Therapeutin lädt den Vater ein. Er kommt zusammen mit der Stiefmutter. Die Therapeutin möchte verstehen, was sich in den Wochen vor der Aufnahme abgespielt hat. Plötzlich platzt so etwas wie eine Bombe. Die Stiefmutter sagt, dass sie T. nicht mehr zuhause haben möchte. Der Vater nimmt dazu keine Stellung, er lässt das so stehen. T. ist einen Moment lang tief erschüttert und leichenblass. Offenbar war ihm unvorstellbar, dass so etwas passieren konnte. Das Nein, die Grenze, die die Stiefmutter hier zog, war vielleicht aus der Entwicklungsperspektive ein wichtiger Schritt. Jedoch verfügte T. über keine sicheren inneren Objekte, die es ihm ermöglicht hätten, progressive Schritte zu tun. Er schien schockiert und wirkte wie traumatisiert.

In der nächsten Therapiestunde hat er alles beiseite gepackt. Es ist, als ob nichts geschehen wäre. Nein, er habe nicht mehr über das Gespräch mit den Eltern nachgedacht, nein, es habe ihn nichts besonders beschäftigt. Offenbar hatte er mit einem Abschaltmechanismus reagiert, jegliche Gefühle und Gedanken waren abgestellt bzw. dissoziiert. Die Therapeutin erinnert ihn daran, was die Stiefmutter gesagt hatte und welchen Eindruck sie von seiner Reaktion bekommen hatte. Er lässt plötzlich die Abwehr fallen und gerät in einen tiefen Verzweiflungszustand. Abends schneidet er sich mit einer Rasierklinge in den Arm. Er hat das Gefühl, dass er nun kein Zuhause mehr hat. Er war offenbar in einen Affektzustand geraten, der nicht mehr zu regulieren war. Seine Unruhe und seine psychische Abwesenheit – so wurde erkennbar – dienten ihm bis dahin zum Schutz vor unregulierbaren Affekten. Es geht ihm schlecht. Im Alltag lässt er alles hängen. Mit dem Vater will er nicht mehr reden. Auch jetzt gibt es nichts zu bearbeiten. Obwohl es Hinweise gibt, dass dieser Schockzustand auch mit früheren Erfahrungen zu tun hat, geschah er nur im Hier und Jetzt. Alles, worum es geht, ist konkret, real und gerade passiert. Es gibt keine Vergangenheit und darum auch keine nachträgliche Betrachtung und Bearbeitung.

Die Therapeutin hält darum ein baldiges Gespräch mit dem Vater und der Stiefmutter für erforderlich. Sie sagt dem Vater, dass es T. nicht gut gehe und es darum wichtig sei, schnell wieder zusammenzutreffen. Es gelingt erst sechs Wochen später, einen Termin zu finden. Die Therapeutin beschäftigt die eigenartige Nachlässigkeit und Achtlosigkeit des Vaters und der Stiefmutter. Es schien die Eltern nicht sonderlich zu tangieren, dass es T. schlecht ging und dass er sich heimatlos fühlte. Der Termin platzt beinahe, weil durch Terminverschiebungen der Sparpreis für die Bahn nicht mehr zu bekommen war. Die Fahrt ist dem Vater zu teuer, außerdem hat er einen dringenden Termin zu Hause wahrzunehmen. Während T. alles so hinzunehmen scheint, überfallen die Therapeutin heftige Wutgefühle auf den Vater, der das Bild vorgegeben hatte, so fürsorglich zu sein. Tatsächlich gibt es in Momenten, in denen er gebraucht wird, anderes, das ihm wichtiger ist. Die Therapeutin hat den Eindruck, als tauche nun eine zweite Wirklichkeit auf, in der deutlich wird, dass T. mit seinen inneren Belangen vernachlässigt wurde. Er sollte funktionieren, aber den Vater nicht mit inneren Bedürfnissen und Notständen belästigen.

Als der Termin zustande kommt, bemerkt die Therapeutin, dass es T. seit dem letzten Termin sehr schlecht gegangen sei und ob das bei ihnen, den Eltern, angekommen sei. Der Vater reagiert bagatellisierend und die Therapeutin zeigt ihre Verwunderung. Der Vater springt daraufhin – offenbar in einem Zustand kaum noch steuerbarer Wut – auf, sucht Abstand, geht am Fenster ein paar Schritte auf und ab und kehrt tief atmend zurück. T., der dabei sitzt, wird bleich, starr und ist wie eingefroren. Er kann gar nichts sagen. Die Therapeutin selbst ist konsterniert und fragt sich, ob ihr da etwas von ihrer Gegenübertragung entglitten war. Mit dieser heftigen Reaktion hatte sie bei dem eher überkontrolliert und bedächtig erscheinenden Vater nicht gerechnet. Dann bemerkt sie, was es offenbar für T.

bedeutet, nicht mehr nach Hause kommen zu dürfen, wie heimatlos er sich dabei fühlt. T. beginnt jetzt zu weinen. Auch in dieser Situation scheint der Vater T.s Gefühle zu übersehen. Er rechtfertigt sich. Die Therapeutin scheint an seinem ihm wichtigen Selbstverständnis als Retter in der Familie gerüttelt zu haben. Die Therapeutin macht ihn darauf aufmerksam, dass T. wohl etwas anderes gebrauchen könne. Erst jetzt nimmt er T. in den Arm und tröstet ihn. Immerhin – auch wenn ihr sein Verhalten wenig authentisch erschien. Gefühle von Wut, Ärger, Traurigkeit oder Enttäuschung werden offenbar in der Interaktion miteinander nicht wahrgenommen, übergangen bzw. bagatellisiert oder sie brechen, auch beim Vater, ungesteuert und bedrohlich durch.

Nachvollziehbar ist, dass unter solchen Bedingungen des aktuellen, wahrscheinlich auch frühen mangelnden Containments ein Abschaltmechanismus existentiell notwendig war. Die Affektregulierung hängt eng mit der Fähigkeit zur Mentalisierung zusammen. Fonagy et al. (2004) verstehen die Affektregulierung als Vorspiel zur Mentalisierung. Mentalisierung ermöglicht nicht nur die Anpassung von Affektzuständen, sondern erfüllt die basale Funktion der Regulierung des Selbst.

Nach dieser Szene beginnt T., in seiner Therapie zu reden, und er meint, sie, die Therapeutin hätte wohl einen wunden Punkt beim Vater getroffen. Er scheint sich nun bei ihr sicher zu fühlen. Die Therapeutin hatte der Aggression des Vaters real standgehalten und sie überlebt. Er erzählt nun davon, wie viel Mist er gebaut habe. Ihm wird deutlich, wie sehr er Unangenehmes umgeht und vermeidet. Möglicherweise konnte er sich nun auch zugestehen, Probleme zu haben, da der Vater in seiner vorgegebenen Idealität infrage gestellt war.

Eine zweite große Krise ereignete sich, als der Vater anlässlich einer Wochenendbeurlaubung T. erzählte, dass seine Mutter von ihrem eigenen Vater sexuell missbraucht worden war. T. wusste bis dahin nichts davon. T. kam in einer desolaten Verfassung in die Klinik zurück. Das Band zur Mutter sei für ihn zerbrochen. Er wechselte zwischen Wut, selbstdestruktiven Verhaltensweisen und starrem Rückzug, aber sich selbst zu schneiden käme nicht mehr in Frage, das sei nicht sein Ding. Mit der Mutter wollte und konnte er darüber nicht reden. Wieder war die Therapeutin voller Wut gegenüber dem Vater und dem, was er anrichtete.

Auch jetzt waren baldige Gespräche mit Mutter und Vater erforderlich. Die Mutter selbst versuchte, beunruhigt, die Therapeutin zu erreichen. Was denn mit ihrem Sohn los sei? Er rede nicht mehr mit ihr. Noch bevor die Therapeutin einen weiteren Termin festsetzte, sprach T. mit der Mutter darüber, die ihm vieles erklärte. Nein, er musste den Großvater nicht zur Rede stellen und ihn verprügeln, wie er es wollte. Im gemeinsamen Gespräch hob sie vor allem hervor, dass sie die Art, wie T. etwas über ihre Lebensgeschichte erfahren hatte, unschön fand. Im Gespräch mit dem Vater fragte die Therapeutin ihn, warum er das T. erzählt habe, und ob er nicht meine, dass es eigentlich Sache der Mutter gewesen sei, T. diesbezüglich aufzuklären. Er meinte, er habe sich die anfänglich gestellte Frage zu Herzen genommen, nämlich wie es dazu komme, dass es in dieser Familie so viel Schweigen gäbe. Daraufhin habe er es für wichtig befunden, dieses Tabuthema anzugehen. Dies stimmte die Therapeutin zwar versöhnlicher, ein Gespür für das, was er, der Vater anrichtete, konnte sie ihm jedoch nicht vermitteln.

Zu 3. Unruhe
In der Schule wurde es kritisch für T. Um versetzt zu werden, musste er einiges tun. Statt sich an die Schulaufgaben zu setzen und zu lernen, wurde er immer unruhiger und gereizter. Stattdessen spielte er immer wilder Fußball. Die Therapeutin hatte erneut das Gefühl, ihn nicht zu erreichen und schlug vor, dass er doch mal was in die Stunde mitbringen könne, woran er lernen müsse. Zusammen mit ihm geht sie in den Stunden Texte durch, bei denen T. aussteigt. Tatsächlich sind einige Texte umständlich geschrieben, sodass auch die Therapeutin sie anfangs nicht versteht und merkt, dass sie sich anstrengen muss. Sie sagt ihm, dass auch für sie der Text schwer verständlich sei und sie sein Aussteigen verstehe. Deutlich wird, dass T. sich nicht klar machen kann, dass der Autor da vielleicht selbst ein Problem hat. Statt sich kritisch zu äußern oder vielleicht auch ärgerlich zu werden, schaltet er ab und nutzt seine Urteilsfähigkeit nicht. Allmählich ist T. zunehmend bereit, über sich nachzudenken. Er berichtet der Therapeutin, dass es ihm gelingt, nun besser an der Sache zu bleiben, und er wird am Schuljahresende zwar mit Einschränkung, aber dennoch versetzt.

»Denken«, so Freud, »ist nur ein Umweg. Alle komplizierte Denktätigkeit stellt einen durch die Erfahrung notwendig gewordenen Umweg zur Wunscherfüllung dar … wobei das Ertragen der erhöhten Reizspannung während des Aufschubs der Abfuhr erforderlich ist« (Freud 1900). Den Zustand der erhöhten Reizspannung während des Lernens, den Aufschub der Abfuhr, konnte T. offenbar nicht ertragen. Er hörte auf zu Denken und stieg aus.

Concerta® wird nun abgesetzt. In der Folge zeigen sich keinerlei Veränderungen in T.s Verhalten. Er wurde weder impulsiver noch hyperaktiver.

Die stationäre Behandlung neigte sich dem Ende zu. T wünschte sich, dass es ein gemeinsames Gespräch mit den Eltern gäbe. Er wollte, dass diese Streitereien endlich aufhörten, in die er hineingezogen wurde und die zur Folge hatten, dass er sowohl dem Vater als auch der Mutter Recht gab, aber sich keine eigene Meinung bilden konnte. Er hatte offenbar bis dahin in der Klemme gesessen und durfte nichts Eigenständiges entwickeln, um die Eltern nicht zu verlieren. Tatsächlich kämpften die Eltern anhaltend um das Sorgerecht und das Aufenthaltbestimmungsrecht für die Kinder. Obwohl die Kinder seit der Trennung bei der Mutter lebten, stellte der Vater ihre Erziehungskompetenz immer neu in Frage. Das Gespräch kam nicht mehr zustande, da sich T. während des – zu langen – Urlaubes der Therapeutin in die schon vorher ausgesuchte therapeutische Wohngemeinschaft entlassen ließ. Mit T. führte sie noch einige Gespräche nach der Entlassung, gerne hätten sie beide weiter gemacht, was sich aber nicht ermöglichen ließ. Zum Abschluss meinte T., er wolle jetzt eine richtige Therapie machen, um seine selbstschädigenden Tendenzen besser zu verstehen und zu überwinden.

Im Verlauf der Therapie von T. zeigte sich, dass Unruhe und psychische Abwesenheit der Sicherung unsicherer infantiler und aktueller Objektbeziehungen diente. Eine Sprache als Mittel der Kommunikation hatte T. nicht entwickeln können, da innere Zustände durch frühe Abwehrformationen unerkannt blieben. Die Gefühlswelt war in dieser Familie so bedrohlich und gefährlich, dass sie vermieden werden musste. Erst die Konkretisierungen in den realen Interaktionen mit den Eltern halfen, T.s Panzerung, seinen Abschaltmechanismus, aufzugeben, da er in der Therapeutin ein Objekt fand, das ihn in seiner Bedürftigkeit wahrnahm und das der Aggression des Vaters standhielt. Indem sie die aggressive Attacke des Vaters real und konkret überlebte – der Vater hatte anlässlich der Trennung gedroht, die Mutter umzubringen –, konnte sich ein Raum eröffnen, in dem Vitalität, Lebendigkeit und spielerische Kommunikation möglich wurden.

Denken und Nachdenken barg für T. offenbar in sich eine Bedrohung, in tiefe Verzweiflungszustände und Zustände des Verlassenseins zu geraten, die durch autistisch-kontiguöse Abwehrformationen vermieden werden können. Eine autistisch-kontiguöse Abwehrformation ist nach Ogden (1985) der Versuch, die fehlende körperliche Kohäsion z. B. durch rhythmische muskuläre Aktivitäten zu ersetzen. Die motorische Hyperaktivität scheint so eine sensorische Oberfläche zu schaffen, die der Vermeidung von Angst dient, in ein Nichts, in ein tiefes Loch des Alleinseins und Verzweifeltseins zu fallen und von keinem wahrgenommen und gesehen zu werden.

Erst durch das Angebot einer Beziehung, in der der Therapeut sich als Person anbietet und den Handlungen und Mitteilungen des Jugendlichen mit sinnstiftenden Antworten begegnet, wird der Weg heraus aus einer Beziehungsleere möglich, die durch Handlungen und Sofortbefriedigungen gekennzeichnet ist. Das Beispiel lässt erkennen, dass eine besondere Aktivität auf Seiten des Therapeuten gefragt ist. Über die Einbindung der Eltern wurde deutlich, was zu einem Redeverbot und einer Entwicklungsblockierung geführt hatte. Mithilfe der aktiven Präsenz der Therapeutin konnte sich ein innerer Raum öffnen, der eigene Entwicklungen des Jugendlichen ermöglichte.

Die ambulante und stationäre Behandlung von Jugendlichen mit der psychoanalytisch-intaktionellen Methode weist hohe klinische Evidenz auf. In der Klinik Tiefenbrunn wurde eine randomisierte kontrollierte und manualisierte Therapiestudie von Jugendlichen mit der Diagnose »kombinierte Störung des Sozialverhaltens und der Emotionen« (F92 in ICD-10) abgeschlossen und hat hohe Wirksamkeitsgrade gezeigt (Salzer et al. 2013, 2015).

3.12 Noch einmal zu Fehlern in der Behandlung

Die Auseinandersetzung mit Fehlern in der Psychotherapie von Jugendlichen spielt als Thema in der Literatur bislang kaum eine Rolle, obwohl gerade in der Behandlung von Patienten dieser Altersgruppe immer damit zu rechnen ist. Ausgelöst durch den Triebschub in der Adoleszenz sind sowohl der Therapeut als auch der Jugendliche mit einer noch unregulierten Sexualität konfrontiert, die zu grenzüberschreitenden Handlungen führen kann, umso mehr, wenn ein noch geheimgehaltener sexueller Missbrauch vorliegt. Auch Kunstfehler bei unzulänglicher Indikationsstellung oder Idealisierungsneigungen der psychoanalytischen Methode sind nicht selten. Psychoanalytiker wie Caspar & Kächele (2017), Schneider (2014) oder Zwiebel (2014) fordern eine positive Fehlerkultur, weil darin – so ihre Auffassung – ein Motor für die Entwicklung der Psychoanalyse und Psychotherapie liege. Es bedürfe der Bereitschaft, Fehler transparent zu machen, um daraus zu lernen (Caspar, Kächele 2017). Bereits Greenson (1965) betonte vor langer Zeit, dass Analytiker mehr von ihren Fehlern als aus irgendeiner anderen Quelle lernen können. Ein Beispiel ist auch die Behandlung von Dora (s. Kap. 3.5), die die Folgen zeigt, wenn Besonderheiten des therapeutisch-technischen Umgangs mit jugendlichen Patienten nicht ausreichend beachtet werden.

In Anlehnung an Hoffmann, Rudolf & Strauss (2008) sowie Hermann (2016) kann zwischen drei verschiedenen Formen von Behandlungsfehlern unterschieden werden:

- Der Therapeut verstößt gegen allgemeine und spezifische ethische Richtlinien, die auch strafrechtlich relevant sein können (Grenzverletzungen wie finanzieller, sozialer oder sexueller Missbrauch).
- Unzureichende oder falsche Indikation zur Therapie und Kunstfehler in der Behandlung.
- Korrekte Durchführung der Therapie, jedoch Nebenwirkungen oder Verschlechterungen.

Schäden als Folge von Grenzverletzungen oder auch Unkenntnis sind für Jugendliche besonders fatal und bleiben oft im Dunkeln (vgl. Streeck-Fischer 2016). Mit Misserfolgen und Nebenwirkungen haben Therapeuten gerade bei Jugendlichen häufiger zu rechnen. In dieser weichenstellenden Zeit der Adoleszenz übernimmt der Therapeut eine wichtige Verantwortung. Ungünstige Therapieverläufe sind gerade in diesem Alter einschneidend und machen auf eine ethische Dimension der psychotherapeutischen Praxis (Zwiebel 2014) aufmerksam.

Phänomene, die gemeinhin als »unerwünschte Ereignisse« (Linden, Strauss 2013, S. 20) bezeichnet werden wie Behandlungsabbrüche, Verschlechterungen der Symptomatik, Krisen aufgrund äußerer Belastungen, negative therapeutische Reaktionen, dissoziales oder destruktives Agieren, ausbleibende Wirksamkeit der Therapie u. a. spielen in der Behandlung von Jugendlichen durchweg eine hervorgehobene Rolle. Die labile Therapiemotivation der jungen Patienten und ihre Bereitschaft zu handeln, statt sich sprachlich mitzuteilen, stehen einer reflexiven Bearbeitung ihrer Konflikte häufig entgegen. Grundsätzlich ist daher die Behandlung von Jugendlichen ein labiles und leicht störbares Terrain.

Zumeist pflegen Psychoanalytiker mit ihren Falldarstellungen ideale oder besonders gute therapeutische Prozesse zu schildern. Das hat – unter Umständen verstärkt durch die übertragungsbedingte Idealisierung des Lehranalytikers sowie eine rigide Anpassung an Theorien der Technik (Thomä, Kächele 2006) – leicht zur Folge, dass es bei Aus- und Weiterbildungskandidaten zu unrealistischen Erwartungen an die psychoanalytische und psychotherapeutische Arbeit kommt, was wiederum problematische Folgen für den Patienten – hier: den jugendlichen Patienten – hat. Gerade Jugendliche mit schwereren Störungen, deren Lebensbedingungen häufig desolat sind, lösen leicht Rettungs- und Größenfantasien beim Therapeuten aus, die in einer idealisierten psychoanalytischen Psychotherapie dann kaum eine Begrenzung finden.

Besondere Probleme entstehen, wenn die Rahmenbedingungen nicht ausreichend berücksichtigt sind. Dazu gehört u.a., dass der Jugendliche regelmäßig, pünktlich und in einem arbeitsfähigen Zustand an der Therapie teilnimmt. Nur im Kontext eines weitgehend normalen Alltags kann er Erfahrungen sammeln, mit denen er sich weiterentwickeln und progressive Schritte unternehmen kann. Ein Jugendlicher, der die Schule aufgegeben hat, den ganzen Tag das Bett nicht verlässt, von morgens bis nachts am Computer sitzt, keine Kontakte nach draußen hat, der Cannabis und Alkohol konsumiert, alleine lebt oder Eltern hat, die sich nicht kümmern oder der unter anderen anhaltend traumatisierenden Umständen lebt, wird in der Therapie scheitern. Wenn in der Adoleszenz bestimmte Entwicklungsaufgaben nicht bewältigt werden, dann ist es schwer, sie nachzuholen. Lernfähigkeiten können durch Drogen oder Alkohol beschädigt werden, die Gleichaltrigen können sich mit ihren Aktivitäten und Interessen an dem Jugendlichen vorbei entwickeln. Anschluss zu finden, ist für den adoleszenten Patienten dann kaum noch möglich. Ohne Schulabschluss verbleiben dem Jugendlichen lediglich Jobs, die jenseits seines Anspruchsniveaus liegen. Wenn selbstdestruktives Verhalten fortgeführt wird, besteht die Gefahr, dass dieses Verhalten wie suchthaft in die Persönlichkeit eingebaut wird bzw. der Jugendliche eine traumatische Identität entwickelt, die in eine chronisch psychiatrische Krankheit mündet.

Hier ist es besonders wichtig, dass der Therapeut auch aus einer Außenperspektive auf den Jugendlichen blickt und ihn nicht nur empathisch versteht (Streeck-Fischer 2016).

Wenn sich der Jugendliche mit einem Therapiewunsch an einen Erwachsenen wendet, dann gilt es für den Therapeuten, sich die Prozesse der Ablösung und Individuation vor Augen zu führen, die für die Adoleszenz typisch sind. Der Therapeut wird oft sehr schnell als reale Person wahrgenommen, die der Jugendliche, das gilt es immer wieder zu betonen, genau erlebt wie den Vater oder die Mutter.

Racker (1968) unterschied zwischen konkordanter und komplementärer Gegenübertragung. Bei Jugendlichen besteht sowohl die Gefahr, dass der Therapeut sich zu weitgehend konkordant mit dem Jugendlichen verbündet – gegen die Erwachsenenwelt oder komplementär –, die Position der Eltern einnimmt und aus dieser Position interveniert. Beides ist nicht entwicklungsförderlich, weil es auf der einen Seite leicht zu ungünstigen Regressionen führen kann, auf der anderen Seite zu Therapieabbruch, da der Jugendliche beim Therapeuten genau das vorfindet, was er bekämpft.

Ob jugendliche Patienten behandelbar sind oder nicht, ist nicht zuletzt abhängig von der Therapeut-Patient-Interaktion. Sie hängt, folgt man Ferro (2002), von der Passung von Patient und Analytiker ab. Darunter wird u.a. die Fähigkeit des Analytikers verstanden, sich einem therapeutischen Prozess mit Jugendlichen zu stellen und Frustrations- und Risikotoleranz aufzubringen. Denn die Behandlungsmotivation ist unsicher, der Jugendliche sucht eher Sofortbefriedigungen, anstatt sich unvermeidlichen Frustrationen in der Therapie auszusetzen. Die Gefahr besteht dann, dass er seine Problematik handelnd aggraviert. Hier ist besondere Achtsamkeit gefragt.

Die Adoleszenz bietet eine zweite Chance (Eissler 1966). Jedoch nicht unter allen Umständen. Wenn es gelingt, die Adoleszenz zusammen mit dem Jugendlichen als Chance zu nutzen, kann damit eine positive Entwicklung eingeleitet werden. Dabei ist es von zentraler Bedeutung, in der psychoanalytischen Behandlung die adoleszenzspezifischen Besonderheiten zu beachten, die manchmal – wie bei Freud in der Behandlung von Dora – erst im Rahmen einer positiven Fehlerkultur deutlich werden können.

4 Gruppenpsychotherapie bei Jugendlichen

4.1 Noch einmal zur Bedeutung der Gruppe für Jugendliche

Für Jugendliche ist die Gleichaltrigengruppe ein wichtiges Aktionsfeld. Die Gruppe kann Sozialisationsdefizite von Familie, Schule und Ausbildung ersetzen oder als Brücke zwischen Familie und Gesellschaft dienen.

Gruppen von Gleichaltrigen haben für die Entwicklung von Jugendlichen eine herausragende Bedeutung. Gruppen dienen zum Beispiel als Stütze bei der Ablösung, als Orientierung und als Brücke auf dem Weg von der Familie in neue Bezugssysteme. Die Gruppe als Entwicklungsmotor oder »Durchlauferhitzer« (Spangenberg et al. 1984/85; Erdheim 1988) bei der Ablösung vom Elternhaus birgt für den Jugendlichen aber auch Gefahren. Gruppen sowie Zugehörigkeiten zu Gruppen können für den Jugendlichen entwicklungshemmende, -schädigende, destabilisierende oder desorganisierende Wirkung haben (Haar 1981, S. 348).

Die vorübergehende »physiologische« Neigung des Jugendlichen zur Schwarz-Weiß-Malerei, zu unversöhnlichem, aufspaltendem und absolutem Denken, Fühlen und Handeln (Blos 1976, S. 12), kann durch die Zugehörigkeit zu bestimmten Gruppen noch verschärft werden: Innere Abhängigkeiten zu perfekten idealen Objekten der frühen Kindheit, die in der Adoleszenz wiederbelebt werden, können dann aufrechterhalten bleiben statt bearbeitet zu werden. Gruppenzugehörigkeiten können dazu beitragen, die Kluft zwischen Vorstellungen von idealen Eltern oder einer besseren Welt und der bitter empfundenen Realität, den verständnislosen Eltern und Erwachsenen noch größer werden zu lassen. Polarisierungen in »gute Clique, böse Gesellschaft« statt innere und äußere Auseinandersetzung mit den realen Eltern münden in Entwicklungsstagnation mit verfestigten alternativen Einstellungen oder passiv-apathischer Verweigerung. Solche ich- bzw. entwicklungsschädigenden Gruppen können Jugendsekten sein, Gruppen mit okkultistischen Praktiken, Drogenkulturen auf der einen Seite und politische Alternativbewegungen mit extremen Feindbildern auf der anderen Seite.

Nach Blos bildet die Gleichaltrigengruppe für den Jugendlichen ein autoplastisches Milieu (Blos 1976; siehe Kap. 1.4). Das autoplastische Milieu der Gruppe hat für die Gruppentherapie eine wichtige Bedeutung. Dieses Milieu ermöglicht, Veränderungen beim Jugendlichen zu induzieren, statt nur die Umwelt ändern zu wollen. Letztlich geht es darum, die basale innere Einheit – eine Aufhebung der Spaltung – wieder herzustellen und die Persönlichkeit zu stabilisieren.

Dabei bekommt der Umgang mit der passageren Ich-Regression und den wiederbelebten präödipalen Beziehungsmustern eine zentrale Bedeutung. An den Bewältigungsformen, die die Gruppe bietet, entscheidet sich, ob eine Gruppe entwicklungsförderlichen oder entwicklungshemmenden Einfluss hat. Man kann davon ausgehen, dass Gruppen, die die Möglichkeit nicht bieten, solche Polarisierungen und Ambitendenzen intern auszutragen, sondern die Feindbilder anhaltend externalisieren, beim notwendigen Entwicklungsschritt der Integration gespaltener Elternbilder versagen. Die Desidealisierung und das Akzeptieren realer unvollkommener Gegebenheiten innerhalb und außerhalb der Gruppe finden dann nicht statt.

4.1.1 Gruppenprozesse in der stationären Psychotherapie

Kernberg (1988) vertritt die Ansicht, dass in unstrukturierten Gruppen im stationären Umfeld leicht Prozesse in Gang kommen, die grundsätzlich eine Bedrohung für die personale Identität darstellen (S. 146). Durch solche Gruppenprozesse würden primitive Objektbeziehungen, primitive Abwehrvorgänge und primitive Aggressionen mit prägenitalen Eigenschaften mobilisiert. Dieser Prozess bilde eine Gefahr für das Überleben des Einzelnen in der Gruppe. Aus der klinischen Psychotherapie weiß man, dass insbesondere Borderline- und narzisstische Persönlichkeiten die Gruppe als Medium und Austragungsort für ihre primitiven Objektbeziehungen nutzen und dadurch gefährliche Gruppenprozesse in Gang setzen können.

Die Gruppe kann aber auch als autoplastisches Milieu wichtige entwicklungsförderliche Funktionen übernehmen. Jedoch braucht die Gruppe der jugendlichen Patienten in der stationären Psychotherapie spezielle strukturierende Angebote von Seiten des Behandlungsteams, damit ein »Umkippen« des therapeutischen Milieus vermieden wird. Ohne entsprechende Hilfestellungen im realtherapeutischen Raum drohen therapeutisch wirksame oder entwicklungsförderliche Gruppenprozesse in entwicklungsschädigende, destruktive Prozesse umzukippen.

Erfahrungen mit Jugendlichen in der stationären Psychotherapie zeigen, dass diese stärker als Erwachsene zu regressivem Verhalten in Gruppen neigen, also viel eher bereit sind, sich von destruktiven, sowohl fremd- wie selbstdestruktiven Symptomen und Impulsen, die von einzelnen Jugendlichen ausgehen, anstecken zu lassen. Solche Gruppenprozesse können sich darin zeigen, dass Absprachen mit den therapeutisch-pädagogischen Mitarbeitern unterlaufen werden, dass es »in« zu sein scheint, sich selbst zu verletzen oder Essprobleme zu entwickeln, dass die Betreuer zu Verfolgern und Feinden der Jugendlichengruppe werden oder dass nächtliche Gelage stattfinden.

Die entwicklungsspezifischen Bedingungen des Jugendlichen, insbesondere seine noch unsichere personale Identität, sind eher von einer »iatrogen verursachten« Identitätsdiffusion bedroht, als dies bei Erwachsenen der Fall ist. Zu dieser Identitätsdiffusion führt die Wiederbelebung von präödipalen Elternbildern, die passagere Ich-Regression, mit Nachlassen der Realitätsprüfung, zu der es in der Gleichaltrigengruppe ohnehin leicht kommt. Damit geht die Fähigkeit des Jugendlichen verloren, zwischen innerer, interpersoneller und sozialer Realität zu unterscheiden. Massive Wahrnehmungsverzerrungen von innerer und äußerer Realität können die Folge sein. Da sich der Jugendliche noch überwiegend dadurch erfährt, dass er ausprobiert und seine Selbsterkenntnis noch mehr außerhalb von ihm gelegen und von Interaktionserfahrungen bestimmt ist, kann sein Handeln in den Strudel solcher regressiven Gruppenprozesse geraten.

Es sind daher spezifische Bedingungen und Hilfestellungen im klinischen Alltag notwendig: Dabei ist es wichtig, nicht nur den einzelnen Jugendlichen zu sehen, sondern vor allem die Gruppenprozesse auf der Station im Auge zu haben. Hier ist es hilfreich, einen Ort zu haben, wo diese Prozesse angesprochen werden können, um frühzeitig steuernden Einfluss auf ungünstige Prozesse nehmen zu können. Hierzu kann eine wöchentlich durchgeführte Stationsgruppe dienen.

Darüber hinaus sollten diejenigen frühzeitig angesprochen werden, bei denen sich »Ansteckungseffekte« zeigen, um mit ihnen eine therapeutische Kleingruppe zu bilden, in der diese spezielle Problematik bearbeitet werden kann.

Besonders wichtig ist es, diejenigen Jugendlichen, die infolge ihrer Problematik – etwa aufgrund von Borderline- oder narzisstischen Störungen – dazu neigen, in der Gruppe regressive Prozesse zu induzieren, mit einer speziellen Betreuung von der Gruppe zu isolieren. Eine gezielte Tagesstrukturierung und Aktivitäten zur Abgrenzung solcher Jugendlichen von der Gruppe können hier unvermeidlich sein, um regressive Gruppenprozesse zu verhindern.

4.2 Gruppentherapie mit Jugendlichen

Trotz dieser zentralen Funktionen, die die Gruppe für Jugendlichen hat, wurde Gruppentherapie als Therapiemethode für Jugendliche noch kaum entwickelt und zudem häufig als schwieriges Unterfangen beschrieben. Das heißt, dass der hervorgehobenen Bedeutung, die Gruppen für Jugendliche haben, in der klinisch-psychodynamischen Psychotherapie von Jugendlichen bislang keine entsprechende Beachtung geschenkt wurde (Stippel, Lehmkuhl 2018; Tschuschke 1996; Salge 2013). »Insbesondere im Rahmen der Krankenkassen-Psychotherapie stagniert die analytische und tiefenpsychologisch fundierte Gruppenpsychotherapie weiterhin auf einem beklagenswert niedrigem Niveau« (Gfäller 2016), dies, obwohl Forschungsergebnisse und Erfahrungsberichte belegen, dass bei geeigneter Indikation diese Behandlungsmethode zumindest gleichwertige Erfolge nachweisen kann wie die entsprechende Einzel-Psychotherapie (Gfäller 2016).

Vor allem im ambulanten Bereich wird Gruppentherapie nur sehr selten als Therapiemethode bei Jugendlichen eingesetzt. Versuche, psychoanalytisch-orientierte Gruppentherapie mit Jugendlichen zu konzeptualisieren (Haar et al. 1979; Haar 1980, 1981, 2007; Streeck-Fischer et al. 1994), sind bisher eher spärlich geblieben.

Da es in den letzten 30 Jahren kaum Veröffentlichungen zur psychodynamischen Gruppentherapie bei Jugendlichen gibt, wird hier auf ältere Literatur zurückgegriffen. Seit Kurzem haben sich durch die Veränderungen in den Psychotherapie-Richtlinien – genauer: durch die Kombinationsbehandlung von Einzel- und Gruppentherapie sowie die Möglichkeit einer reduzierten Teilnehmerzahl – neue Perspektiven ergeben, so dass mit einer Zunahme dieser Behandlungsmethode zu rechnen ist (vgl. Haar, Wenzel 2019).

Dass Gruppentherapie bei schwerer gestörten Jugendlichen ein schwieriges Unterfangen sein kann, rührt u.a. daher, dass Gruppentherapie eine Versuchungs- und Versagungssituation insofern darstellt, als die künstlich zusammengestellte Gruppe Jugendliche mit verschiedenen Dilemmata konfrontiert: Der Jugendliche kann die Gruppe mit einem Therapeuten nicht ohne Weiteres in ihren verschiedenen Übergangs- und Stützfunktionen nutzen, die sie sonst im Freundeskreis zumeist übernimmt. Er kann aber auch den Therapeuten bzw. das Therapeutenpaar nicht in dem Maße als Elternersatzfiguren für sich verwenden, wie das in der Einzeltherapie möglich ist, will er nicht vor den Gleichaltrigen sein Gesicht verlieren. In der Gruppentherapie mit Jugendlichen werden altersbezogene Konflikte wie die Ablösung und Individuation in der Adoleszenz mobilisiert. Jugendliche reagieren im Gruppenkontext mit passageren Stabilisierungen durch verschiedene narzisstische Selbstkonfigurationen (Röpke 2012), die erst mit Hilfe des Therapeuten allmählich aufgelöst werden können.

Als »experimentelles autoplastisches Milieu« (Heigl-Evers, Heigl 1983) bietet sie nicht nur für den Erwachsenen, sondern gerade für den Jugendlichen besondere Entwicklungsmöglichkeiten. Dabei wird die Notwendigkeit einer besonderen Anwärm- und Motivationsphase immer wieder hervorgehoben (Haar, Zauner, Zech 1979; Haar 1980, 1981; Zauner 1985). Um eine vertrauensvolle Atmosphäre herzustellen, ist eine längere Kontaktphase erforderlich (Göres, Gîtting 1986). Der Therapeut sollte bereit sein, erlernte Methoden flexibel einzusetzen und zu modifizieren und sich selbst als reale Person einzubringen (Stippel, Lehmkuhl 2018) und zu stellen (Haar, Zauner, Zech 1979; Haar 1980, 1981; Zauner 1985; Odag 1982). Diese verschiedenen therapeutisch-technischen Modifikationen der tiefenpsychologisch orientierten Gruppentherapie zielen auf die besonderen Entwicklungsbedingungen der Adoleszenz ab. Die therapeutische Gruppe als eine von Erwachsenen zusammengestellte Gruppe kann nicht von vornherein als Clique mit ihrer Familienersatzfunktion besetzt werden.

Die Gruppe bietet sich in besonderem Maße dazu an, die Zwischenposition des Jugendlichen zwischen Therapeut als Elternersatzfigur und der Jugendlichengruppe zur Darstellung zu bringen. Die gleichzeitige Gegenwart von Therapeut und Gruppe hindert jedoch den Jugendlichen, sowohl die Gruppe – ohne Therapeut – in den genannten Übergangsfunktionen zu nutzen, als auch den Therapeuten, wie in der Einzeltherapie möglich, in seiner mütterlich-versorgenden und ausstattenden Funktion zu verwenden.

Dieses Dilemma machen Jugendliche häufig deutlich, indem sie gegen die Gruppentherapie einwenden, noch nicht gut genug ausgestattet zu sein oder noch mehr die Intensität der Einzeltherapie zu brauchen. Dieses Dilemma erklärt auch, warum der Therapeut sich in besonderer Weise aktiv und als reale Person zur Verfügung stellen muss.

Levin, der über mehrere Jahre hinweg ambulante Gruppentherapie mit gleichgeschlechtlichen Jugendlichen durchführte, zeigte an mehreren Beispielen auf, wie wichtig die Gruppe in ihrer Übergangsfunktion bei der Ablösung vom Elternhaus ist, die als Ersatzfamilie Verständnis und Geborgenheit vermittelt (Levin 1982). Spangenberg und Meyer (1984/85) arbeiteten mit überwiegend phobisch gehemmten zurückgezogenen Jugendlichen aus dörflichem Milieu; die Gruppentherapie hatte für diese Jugendlichen die Funktion, sie aus der hemmenden »Kühlschrankatmosphäre« der dörflichen Kultur herauszuholen und damit die Funktion eines »Durchlauferhitzers« (Röpke 2012) zu übernehmen. Odag (1982) macht deutlich, dass Gruppentherapie bei Jugendlichen besonders hilft, die schmerzliche Diskrepanz zwischen realem und wunschbestimmten Objekt sowie die Irrealität der Über-Ich-Forderungen besser wahrzunehmen und damit zu einer besseren Realitätsprüfung beizutragen.

4.2.1 Zur Methode

Das therapeutisch-technische Vorgehen orientiert sich an Konzepten der psychoanalytisch-interaktionellen Gruppentherapie. Die Therapiemethode wurde in der Arbeit mit strukturell beeinträchtigten erwachsenen Patienten im stationären Rahmen entwickelt (Heigl-Evers, Ott, 2002; Streeck 2018; Streeck, Leichsenring 2015). Für die Behandlung von jungen Patienten in der Entwicklungsphase der Adoleszenz wurde sie um therapeutisch-technische Modifikationen ergänzt. Dabei ist zunächst die Vorbereitung zur Gruppentherapie wichtig, die Aufklärung über die Behandlung und die Gründe, die aus Sicht des Therapeuten bzw. des Therapeutenpaares für eine Gruppentherapie sprechen. Ebenso spielen Absprachen zu den Rahmenbedingungen eine wichtige Rolle – zumal der Rahmen in der Regel ein zentraler Austragungsort für Konflikte ist. Das Vorgehen der Therapeuten ist aktiv und strukturierend. Sie beachten besonders die interpersonellen Beziehungen im Hier und Jetzt und antworten darauf selektiv authentisch. »Antwort« meint hier, dass die Therapeuten den Patienten ihr eigenes Erleben, das sich »in Antwort« auf das Verhalten der Patienten einstellt, den Patienten selektiv offenlegen. Dass dies selektiv authentisch geschieht, bedeutet, dass das antwortende Erleben unter der Voraussetzung offengelegt wird, dass davon eine entwicklungsförderliche Wirkung für die Patienten erwartet werden kann. Das Verhalten eines jeden Gruppenteilnehmers hat eine Bedeutung in Bezug auf die anderen in der Gruppe. Das beinhaltet, dass wenn nur ein Jugendlicher aktiv ist und die anderen passiv und schweigsam sind, dass dieses Verhalten etwas in Bezug auf die Gruppe aussagt und entsprechend aufgenommen und beantwortet werden sollte.

4.2.2 Ein Beispiel aus der stationären Gruppenpsychotherapie

Lutz beschrieb, dass die offene Gruppentherapie Jugendlichen »im Spiegel des sog. Neuen Anstöße für den eigenen Entwicklungsprozess gibt« und »größere Sicherheit und Reife zu entwickeln …« ermöglicht (Lutz 1981, S. 341). Auch Salge konnte – allerdings in der Altersgruppe der Spätadoleszenten – gute Entwicklungen bei einer solchen Gruppentherapie feststellen (Salge 2013). Dem widersprechen die Erfahrungen mit den 15 bis 18-jährigen Jugendlichen in der offen gehaltenen stationären Gruppentherapie. Hier scheint das Alter und der Schweregrad der Störungen eine eher ungünstige Rolle für das Behandlungskonzept zu spielen. Die offene Gruppe in der stationären Psychotherapie behielt für die Jugendlichen einen unverbindlichen Charakter, sie kamen und gingen, wie sie gerade wollten, offenbar ganz und gar willkürlich. Die Behandlungsaufträge, die sie für die Gruppentherapie ursprünglich genannt hatten, spielten keine Rolle mehr. Ein intensiver gruppentherapeutischer Prozess kam nicht oder nur sehr begrenzt zustande.

Die zeitlich befristete, auf acht Wochen begrenzte, gemischt geschlechtliche Gruppentherapie mit acht Jugendlichen, die im stationären Rahmen durchgeführt wurde, zeigte dagegen eine deutlich bessere Wirksamkeit.

Besondere Problem- und Entwicklungsbereiche dieses Alters kamen hier zur Darstellung. Die Gruppentherapie wurde von einer Therapeutin und einem Therapeuten durchgeführt. Sie dienten als Elternfiguren und boten zusammen die Möglichkeit, Spaltungen in gute und böse Elternobjekte, die der Jugendliche leicht auf die Erwachsenen projiziert, zu bearbeiten. Anders als in der Erwachsenentherapie hat es sich für die Gruppentherapie mit Jugendlichen bewährt, dass diese von zwei Therapeuten durchgeführt wird (vgl. Haar 2007).

Vor Beginn der Gruppentherapie wurde mit jedem Jugendlichen einzeln ein Paktgespräch geführt, das zum Inhalt hatte:

- die Problematik, die der Jugendliche in der Gruppentherapie bearbeiten will,
- das Behandlungsziel,
- die Regeln im Hinblick auf Pünktlichkeit, Regelmäßigkeit, Rauchen, Essen und Trinken.

Es hat sich dabei bewährt, mit den Arbeitsvereinbarungen klar und konsequent zu verfahren, insbesondere im Hinblick auf den letztgenannten Punkt, um ein »acting out« von Widerständen zu vermeiden. Eine unmissverständliche Handhabung der Vereinbarungen bewirkt meist auch, dass Diskussionen über Regeln in den Hintergrund treten und andere Themen wichtiger werden.

Zwei zentrale Entwicklungsaspekte sind in der Gruppentherapie mit Jugendlichen besonders wichtig: die Problematik der Loslösung und Entwicklung von Eigenständigkeit und die Schamproblematik (s. Kap. 1.6.2.2) – insbesondere dann, wenn die Gruppentherapie zeitlich befristet ist.

Angelehnt an das Mahler'sche Konzept der Individuation schlug Josselson (1980) vor, auch die Ablösung des Jugendlichen in entsprechende Phasen zu unterteilen. Nach einer Phase der Differenzierung, in der sich der Jugendliche als von den Eltern verschieden begreift, folgt eine Phase des Übens und Erprobens, dann eine Phase der Wiederannäherung mit dem überzeugenden Gefühl der Getrenntheit von den Eltern, die durch die Phase der Konsolidierung mit einem tragfähigen Selbstgefühl abgeschlossen wird (Kap. 1.6).

Für die Gruppentherapie von Jugendlichen sind diese Entwicklungsphasen hilfreich, weil sie als praktikable Grundlage genutzt werden können, um darauf bezogen zu intervenieren und zu sehen, wie schwer es dem einzelnen Patienten fällt, sowohl vor dem Therapeuten als auch den anderen Jugendlichen sich als getrennt, einzigartig und anders wahrzunehmen und akzeptieren zu können. Schamaffekte haben in der Entwicklung von Jugendlichen eine identitätsstiftende Bedeutung (Levis 1971; Lynd 1958). Der Schamaffekt wird im Jugendalter vollständig entwickelt, nämlich dann, wenn der Jugendliche in die Lage kommt, zwischen innerer, interpersoneller und sozialer Realität zu unterscheiden. Um Scham erleben zu können, bedarf es der Fähigkeit zur reflexiven Selbstwahrnehmung, die in Abhängigkeit vom »sozial interaktiven« Bereich entwickelt wird (Seidler 1995; Wurmser 1981).

Die Fähigkeit, zwischen erlebendem und beobachtendem Ich zu unterscheiden, soziologisch ausgedrückt: zur Rollendistanz, ist bei Jugendlichen noch wenig ausgebildet. Das erklärt, warum Jugendliche leicht von Schamaffekten heimgesucht oder gar überflutet werden. Hinzu kommt, dass Jugendliche in Verbindung mit den weitreichenden körperlichen, kognitiven und emotionalen Veränderungen ein neues Bild von sich schaffen müssen. Im Konflikt zwischen idealen Vorstellungen von sich selbst und realen Möglichkeiten sind sie besonders auf Bestätigung im »sozial-interaktiven Bereich« angewiesen.

Als Beispiel, an dem sich diese Probleme zeigen, sei hier das Schweigen in der Gruppe angeführt. Schweigen ist in der Gruppentherapie mit Jugendlichen häufig, hier oft mit einer speziellen Bedeutung. Schweigen mobilisiert bei den Therapeuten häufig Reaktionen wie die, die Jugendlichen mit wichtigen Themen versorgen zu müssen. Tatsächlich ist das Schweigen oft ein regressives Phänomen, das dazu dient, Konflikte der Loslösung und Scham zu vermeiden. Als Gründe für ihr Schweigen nennen die Jugendlichen häufiger, dass sie damit vermeiden wollen, »eine Blöße zu zeigen« oder » fertiggemacht zu werden«. Indem der Jugendliche schweigt, vermeidet er, sich als eigenständige und andersartige Person zu differenzieren. Er vermeidet, sich hervorzutun und zu zeigen und erhält so die fantasierte Idealität aufrecht. Der Therapeut hat hier u. a. die Funktion, als Vorreiter und als Vorbild zu vermitteln, wie man sich als eigenständig denkende und fühlende Person zeigen kann.

Besonders deutlich wird das Problem, sich zu zeigen oder sich als einzelner hervorzutun, in der zweiten Sitzung einer Gruppe, in der eine Jugendliche den Vorschlag macht, sich vom Stuhlkreis weg um den Konferenztisch zu setzen, der sich im gleichen Raum befindet. Dieser Vorschlag wird von den übrigen Jugendlichen überraschend schnell angenommen. Während der folgenden 14 Sitzungen versammelt sich die Gruppe an diesem Tisch. Später kann die Jugendliche den Grund für den Ortswechsel formulieren: »Man sieht nicht alles und kann sich auf den Tisch stützen«, begründet sie ihren Vorschlag und macht damit deutlich, wie wichtig es ist, sich vor den anderen bedeckt zu halten. Sie ist ein Mädchen, das mit ihrem Äußeren sehr unzufrieden ist und sich deshalb vor den anderen schämt.

In einer anderen Gruppe, ebenfalls in der zweiten Sitzung, schlägt ein Mädchen vor, rot-grüne Schilder anzufertigen, auf denen geschrieben steht, ob »man angesprochen werden möchte oder nicht«. Dieser Vorschlag wird zwar nicht angenommen, ein männlicher Jugendlicher kommt jedoch zur nächsten Sitzung mit einer dunklen Brille. »Die anderen sollen meine Augen nicht sehen, es könnte ja sein, dass an den Augen Gefühle sichtbar werden«, begründet er sein Verhalten.

Die Gefahr, sich hervorzutun, als eigenständig dazustehen, mangelhaft zu sein, mit Unvollkommenheiten vor den anderen sichtbar zu werden, ist ein Problem, das die Gruppentherapie mit Jugendlichen durchzieht. Die Erfahrungen, sich mit einer eigenen Meinung den anderen Jugendlichen zu zeigen, damit akzeptiert und verstanden zu werden, Steuerungs- und Bewältigungsmöglichkeiten entwickeln zu können, um sich von den anderen abzuheben oder sich aktiv zu schützen, sind für die Entwicklung der Jugendlichen wichtig.

Gruppentherapie ist ein wichtiger und intensiver Bestandteil klinischer Psychotherapie von Jugendlichen, besonders in jenen Abschnitten der Behandlung, in denen Jugendliche aus dem relativ geschützten »Kokon« der Einzeltherapie in die »Versuchungs- und Versagungssituation der Gruppentherapie losgelassen« werden.

4.2.3 Die Kombination von Einzel- und Gruppentherapie

Ebenso wie zur Gruppentherapie fehlen empirische Untersuchungen zur Wirksamkeit und Reichweite der Kombinationsbehandlung bei Jugendlichen. Diese 2015 eingeführte Behandlungsmöglichkeit wird noch eher selten genutzt, obgleich anzunehmen ist, dass sie den Bedingungen bei Jugendlichen entgegenkommt. Lange wurde diese Behandlungsmöglichkeit, die bei der Zulassung von Verhaltenstherapie bereits etabliert wurde, aus psychodynamischer Sicht abgelehnt. So hieß es in dem Kommentar von Faber und Haarstrick (1989), »dass subtile analytische Beziehungsstrukturen mit ihren intrapsychischen Entsprechungen auf der Ebene der Übertragung und Gegenübertragung die notwendige Steuerung regressiver Prozesse, insbesondere aber die Bearbeitung analytischer Widerstände beeinträchtige.« In der Kombination wurde eine Gefährdung der Gruppenprozesse und der Therapeutenbeziehung gesehen, die Übertragung würde gestört und verkompliziert. Es würden Neid und Geschwisterrivalität befördert, und gewisse Patientengruppen würden dadurch überfordert. Tatsächlich wurde in Untersuchungen und Befragungen von erwachsenen Patienten deutlich, dass die Kombinationsbehandlung zu einer wechselseitig positiven Beeinflussung führt, Entwicklungsprozesse angestoßen werden und Therapieabbrüche so besser verhindert werden können. Schambesetzte Themen könnten in der Einzeltherapie besser vorbereitet werden, und Patienten, die wenige Erfahrungen mit anderen haben, könnten in der Gruppe wichtige neue Erfahrungen sammeln. In der stationären Psychotherapie von Jugendlichen hat sich eine solche Kombination bewährt. Wie oben erwähnt konnten dort entwicklungsspezifische Konflikte wie die Schamproblematik und die Autonomieentwicklung gut zur Bearbeitung gelangen, ohne dass die Einzeltherapie davon in ungünstiger Weise beeinträchtigt wurde.

Literatur

Adatto, C (1966). On the metamorphosis from adolescence into adulthood. J. Am. Psychoanal. Ass., 14, 485 – 509.

Aichhorn A (1971). Verwahrloste Jugend. Stuttgart, Wien: Huber.

Akhtar S (1999). The Third Individuation. Immigration, Identity, and the Psychoanalytic Process. J Am Psychoanal Assoc 1999; 49: 1051 – 1084.

Al Yagon M (2011). Adolescents' Subtypes of Attachment Security with Fathers and Mothers and Self-Perceptions of Socioemotional Adjustment, Psychology 2, 2919 – 2999

Alexander F, French P (eds.) (1946). Psychoanalytic Psychotherapy. New York: Roland Press.

American Psychiatric Association (2013). Diagnostic and statistical manual of mental disorders (fifth edition). Washington, D. C.: American Psychiatric Publ.

Ang CS, Chan NN, Lee CS (2018). Shyness, Loneliness Avoidance, and Internet Addiction: What are the Relationships? J Psychol. 152,1 25 – 35.

Arbeitskreis OPD-KJ (Hrsg.) (2013). Operationalisierte Psychodynamische Diagnostik im Kindes- und Jugendalter. Bern: Huber.

Arcelus et al. (2015). Systematic review and meta-analysis of prevalence studies in transsexualism. European Psychiatry, 30: 807 – 815.

Arnett J (1999). Adolescent storm and stress, reconsidered Am. Psychol. 54: 117 – 26.

Arnett JJ (2000). Emerging Adulthood. A Theory of Development from late teens through the twenties. Am Psychol 53: 469 – 480.

Ausubel DP (1979). Das Jugendalter. Fakten – Probleme – Theorie. Weinheim: Juventa.

Baacke D (1987). Jugend und Jugendkulturen. Weinheim: Juventa.

Balzer W (1990). Der Tod und der Kompaß. Jahrbuch Psychoanalyse 28: 9 – 47.

Bateman AW, Fonagy P (2008). Psychotherapie der Borderline-Persönlichkeitsstörung. Ein mentalisierungsgestütztes Behandlungskonzept. Gießen: Psychosozial.

Bell, K. (1991). Aspekte weiblicher Entwicklng. Forum Psychoanal. 7, 111 – 126.

Benedek T (1956). Psychobiological aspects of mothering. A. J. Orthopsychiatry 26. 272 – 276.

Benjamin J (1988). Die Fesseln der Liebe. Psychoanalyse, Feminismus und das Problem der Macht. Frankfurt am Main: Stroemfeld/Roter Stern 1990.

Benjamin J (1993). Phantasie und Geschlecht. Frankfurt am Main: Stroemfeld/Nexus.

Berenstein J, Puget J (1997). Lo vincular. Buenos Aires: Piados.

Berger M (2000). Ko-Referat zu R J Perelbergs Vortrag. Kinderanalyse 8: 24 – 40.

Bernstein D (1993). Weibliche genitale Ängste und Konflikte. Psyche 47: 530 – 59.

Bernstein I (1980). Integrative Summary: On the reviewing of the Dora case. S. 83 – 91 In: M. Kanzer und J. Glenn (Hrsg.) Freuds adolescent patients: Katherina, Dora and the »homosexual woman«. New York: Aonson.

Bernstein RM (1980). The Development of the Self-System During Adolescence. J Genetic Scientology Psychology 136: 231 – 45.

Bernfeld S (1978). Trieb und Tradition im Jugendalter. Frankfurt: Ullstein.

Berry JW (1997). Immigrantion, acculturation, and adaptation. International Journal of applied Psychology 46, 5 – 34.

Bhabha HK (2000). Die Verortung der Kultur. Tübingen: Staufenberg 2000.

Bilke-Hentsch O, Laménager T (2019). Suchtmittelgebrauch bei Jugendlichen und jungen Erwachsenen. Göttingen: Vandenhoeck und Ruprecht.

Blanck G, Blanck R (1980). Ich-Psychologie II. Stuttgart: Klett-Cotta.

Blakemore SJ, Burnett S, Dahl RE (2010). The role of puberty in the developing brain. Wiley onlinelibrary.com/ onlineopen May 2010.

Bleiberg E (1988). Adolescence, Sense of Self and Narzissistic Vulnerability. Bull Menninger 52: 211 – 28
Blomeyer R (1989). Psychotherapie: Praktische Zielsetzung versus Reifungsphantasie in der psychoanalytischen Therapie? Forum Psychoanal 5: 61 – 75.
Blos P (1964). Die Funktion des Agierens im Adoleszenzprozeß. Psyche 18: 120 – 38.
Blos P (1973). Adoleszenz. Stuttgart: Klett-Cotta.
Blos P (1976). The Split Parental Imago in Adolescent. Social Relations Psychoanal Study Child 35: 7 – 33.
Blum, HP (1994). Dora's Conversion Syndrome. A Contribution to the Prehistory of the Holocaust. Psychoanal. Quarterly 63, 518 – 535.
Bohleber W (1992). Identität und Selbst. Psyche 46: 336 – 65.
Bohleber W (1999). Psychoanalyse, Adoleszenz und das Problem der Identität. Psyche 53: 507 – 29.
Bohleber W (2006). Adoleszente Gewaltphänomene. In: M Leuzinger-Bohleber, R Haubl, M Bumlik (Hrsg.). Bindung, Trauma und soziale Gewalt. Göttingen: Vandenhoeck & Ruprecht.
Bowlby J (1995). Elternbindung und Persönlichkeitsentwicklung. Therapeutische Aspekte der Bindungstheorie. Heidelberg: Dexter.
Bosinski HAG (2013). Geschlechtsidentitätsstörung/Geschlechtsdysphorie im Kindesalter. Forum der Kinder- und Jugendpsychiatrie, Psychosomatik und Psychotherapie. Vol.23, H.2.
Brenman E (1985). Hysteria. Int J Psychoanal 66: 423 – 32.
Breuer S (1992). Sozialpsychologische Implikationen der Narzißmustheorie. Psyche 44: 1 – 31.
Britton R (2004). Subjectivity, Objectivty and the triangular space. Psychoanalytic Quarterly 73: 47 – 61.
Bronstein, C, (2019). Psychosis and psychotic functioning in adolescence. Paper for IJP Education Section.
Brooks-Gunn J, Petersen AC (1984). Problems in studying and defining pubertal events. J Youth Adolesc 13, 181 – 96.
Brouchek FJ (1982). Shame and its Relationship to early narcissistic development. Int J Psychoanal 63: 369 – 78.
Brouchek FJ (ed.) (1991). Shame and the Self. New York: The Guilford Press.
Broughton JM (1981). The divided self in adolescence. Hum. Dev.24:13 – 32.
Brown SA, Tapert SF, Granholm E, Delis DC (2000). Neurocognitive Functioning of Adolescents: Effects of Protracted Alcohol Use. Alcohol Clin Exp Res 24: 164 – 71.
Bründl P (1994). Adoleszente Entwicklungskrise in der Übertragung. In: M Endres: Krisen im Jugendalter. Gerd Biermann zum 80. Geburtstag.
Brunner R, Kaess M, Parzer F, Fischer G, Carli V ,Hoven C (2014). Lifetime prevalence and psychosocial correlates of adolescent direct self injurious behavior. A comparative study of findings in 11 European countires. Journal of Child Psychology and Psychiatry and allied Disciplines 55: 337 – 348.
Bundeszentrale für gesundheitliche Aufklärung: https://www.bzga.de/infomaterialien/
Bürgin D (1998). Adoelszenz und Trauma. Grundsätzliche und spezifsche Aspekte der Behandlung von Jugendlichen mit traumatischen Erfahrungen. S. 128 – 160. In: A. Streeck-Fischer: Adoelszenz und Trauma. Göttingen: Vandenhoeck & Ruprecht.
Bürgin D (2001). Bemächtigung und Tod in der Adoleszenz. Psyche Sonderheft: 996 – 1026.
Burgner M (1985). The oedipal experience: Effects on development of an absent father. Int J Psychoanal 66: 311 – 20.
Busch F (1989). The compulsion to repeat in action. A developmental perspective Int J Psychoanal 70: 535 – 44.
Busch F (1995). Do action speak louder than words? A quiry into an enigma in analytic theory and technique. J Am Psychoanal Ass 43: 61 – 83
Cahill LF, Kaminer RK, Johnson PG (1999). Developmental, cognitive and behavioral sequelae of child abuse. Child Adolesc Psychiatr Clin N Am 8: 827 – 43.

Camphell D (2008). The shame shield in child sexual abuse. pp. 75 – 91 In: Shame and Sexuality. Psychoanalysis and Visual culture. Routledge: London.
Carrion V, Steiner H (2000). Trauma and Dissociation in Delinquent Adolescents. J Am Acad Child Psychiat 2000; 39: 353 – 59.
Casey BJ, Jones RM, Hare TA (2008). The Adolescent Brain. Ann N Y Acad Sci 1124, 111 – 126.
Caspar F, Kächele H (2017). Fehlentwicklungen und Nebenwirkungen in der Psychotherapie. S. 631 – 644. In: Herpertz S. Caspar F. & Lieb K (Hrsg.) Funktions- und störungsorientiertes Vorgehen. München: Elsevier.
Castellanos FX, Lee PP, Sharp W, Jeffries NO, Greenstein DK, Clasen LS, Blumenthal JD, James RS, Ebens CL, Walter JM, Zijdenbos A, Evans A, Giedd JN, Rapoport JL (2002). Developmental Trajectories of Brain Volume Abnormalities in Children and Adolescents with Attention-Deficit/Hyperactivity Disorder. J Am Med Acad 288: 1740 – 48.
Cavell M (1991). The Subject of Mind. Int J Psychoanal 72: 141 – 54.
Chasseguet-Smirgel I (1981). Das Ich-Ideal. Frankfurt: Suhrkamp.
Checklev HM (1976). The mask of sanity. An attempt to clarify some issues about the so-called psychopathic personality. 5th edition St Louis MO CV Mosby.
Chicchetti D, Rogosch FA (2002). A developmental psychopathology perspective on adolescence. Journal of Consulting and Clinical Psychology, 70(1), 6 – 20.
Christie D, Viner R (2005). Adolescent Development. BMJ Publishing Group LTD.
Chodorow N (1987). Das Erbe der Mütter. Psychoanalyse und Soziologie der Geschlechter. München: Frauenoffensive 1985.
Conway CC, Hopwood CJ, Morey LC, Skodol AE (2018). Borderline Personality Disorder is Equally Trait-Like and State-Like over Ten Years in Adult Psychiatric Patients. J Abnorm Psychol. 127(6): 590 – 601.
Cooper AM (1998). Further development in the clinical diagnosis of narcissistic personality disorder, S. 53-74. In: Ronnigstam EF (ed.). American Psychiatric Press Washington, D. C. Disorders of Narcissism: Diagnostic, Clinical, and Empirical Implications.
Coppolillo HP (1991). The Tides of Change in Adolescence. S. 235 – 52. In: Greenspan SI, Pollock GH (eds). The Course of Life, Adoleszence. Vol 4. Washington: Madison Inc.
Corey SM (1946). Development Tasks of Youth. In: John Devey: Social Yearbook. New York, Harper 1946 Internat Journal Group Psychotherapie, S. 217 – 232, 32, 1982.
Crone EA (2009). Executive functions in adolescence: inferences from brain and behavior. Wiley Online Library E. A. https://doi.org/10.1111/j.1467-7687.2009.00918x
Crone EA, Dahl REl (2012). Understanding adolescence as a period of social-affective engagement and goal flexibility. Nat. Rev. Neurosci., 13 (9) 6 – 650.
Dahl RE (2001). Affect Regulation, Brain Development, and Behavioral/Emotional Health in Adolescence. CNS Spectr 6: 60 – 72.
Dahl RE (2004). Adolescent brain development. Ann N Y Acad Sci 1021: 1 – 22.
Damon W (1989). Die soziale Entwicklung des Kindes. Stuttgart: Klett-Cotta.
Davey CG, Yücel M, Allen NB (2008). The emergence of depression in adolescence: Development of the prefrontal cortex and the representation of reward. Neuroscience & Biobehavioral Reviews. Vol. 32, 1:1 – 19.
Decker HS (1991). Freud, Dora und Vienna 1900. New York (The Free Press).
Deutsche Shell (Hrsg.) (2019). Jugend 2019. Frankfurt am Main: Fischer.
Doctors S (2004). Wenn Jugendliche sich selbst schneiden. Neuere Ansätze zum Verständnis und zur Behandlung. S. 267 – 88. In: Streeck-Fischer A (Hrsg.). Adoleszenz – Bindung – Destruktivität. Stuttgart: Klett-Cotta.
Dodge KA, Kenneth A (1986). A Social Information Processing Model of Social Competence in Children. In: Perlmutter M (ed.) (1986). Cognitive Perspectives on Children's Social and Behavioral Development: Minnesota Symposia on Child Psychology. Vol 18. Hillsdale, New Jersey: Lawrence Erlbaum Associates; 77 – 125.

Dohmen C (1988). Schöpfung und Tod. Die Entfaltung theologischer und anthropologischer Konzeptionen in Gen 2/3. Stuttgart: Katholisches Bibelwerk.
Dornes M (1993). Der kompetente Säugling. Frankfurt am Main: Fischer.
Douvan E, Adelson J (eds.) (1966). The Adolescent Experience. New York: Wiley.
Downey TW (1978). Transistional Phenomena in the Analysis of Adolescent Males. Psa Study Child 33: 19 – 46.
duBois R, Resch F (2005). Klinische Psychotherapie des Jugendlichen. Stuttgart: Kohlhammer.
Dumontheil I, Apperly I, Blakemore SJ (2010). Online usage of theory of mind continues to develop in adolescence Dev.Sci 13, 331 – 338.
Dunphy DC (1963). The Social Structure of Urban Adoleszent Peer Groups. Sociometry 26: 230 – 46.
Düring S (1993). Wilde und andere Mädchen. Freiburg: Core 1993.
Dreier M, Wölfling K, Beutel ME (2014). Internetsucht bei Jugendlichen. Monatsschr. Heilkunde 162: 496 – 502.
Eagle MN (1988). Neuere Entwicklungen in der Psychoanalyse. Verlag Internat. Psychoanalyse.
Eaton DK, Kann L, Kinchen S, Ross J, Hawkins J Harris WA, Lowry R, McManus T, Chyen D, Shankin S, Lim C, Grunbaum JA, Wechsler H (2005). Youth Risk Behavior Surveillance – United States. https://doi.org/10.1111/j.1746-1561.2006.00127x
Eggert-Schmid-Noerr A (1992). Aggression und Geschlecht. S. 56 – 74. In: Finger-Trescher U, Trescher HG (Hrsg.). Aggression und Wachstum. Mainz: Matthias Grünewald.
Eisenstadt SN (1966). Von Generation zu Generation. München.
Eissler KR (1966). Bemerkungen zur Technik der psychoanalytischen Behandlung Pubertierender nebst einigen Überlegungen zum Problem der Perversion. Psyche 1958; 20: 837 – 52.
Eissler KR (1995). Freud und sein 20. Jahrhundert. Psyche 49, 1196 – 1210.
Elkind D (1967). Egocentirsme in adolescence. Child Development, 38, 1025 – 1034.
Emde RN (1991). Die endliche und die unendliche Entwicklung. I. Angeborene und emotivationale Faktoren aus der frühen Kindheit. Psyche 45: 745 – 79.
Erdheim M (1983). Die gesellschaftliche Produktion von Unbewußtheit. Frankfurt am Main: Suhrkamp.
Erdheim M (1988). Die Psychoanalyse und das Unbewußte in der Kultur. Frankfurt am Main: Suhrkamp.
Erdheim M (1990). Sinngebung und Kulturwandel. S. 9 – 31.In: Apsel R (Hrsg). Ethnopsychoanalyse: Glaube, Magie, Religion. Frankfurt: Brandes & Apsel.
Erdheim M (1993). Psychoanalyse, Adoleszenz und Nachträglichkeit. Psyche 47: 934 – 50.
Erdheim M (1995). Gibt es ein Ende der Adoleszenz? Betrachtungen aus ethno-psychoanalytischer Sicht. Prax Kinderpsychol 44: 81 – 5.
Erdheim M (2014). Adoleszenz und Migration. Swiss Archives of Neurology and Psychiatry 2014; 6: 14 – 16.
Erikson EH (1937). Configurations in play – clinical notes. Psychoanalytic Quarterly 6: 139 – 214.
Erikson EH (1962). Reality and actuality. J Am Psa Ass 10: 451 – 74.
Erikson EH (1973). Autobiographisches zur Adoleszenzkrise. Psyche 27: 793 – 831.
Erikson EH (1976). Identität und Lebenszyklus. Frankfurt am Main: Suhrkamp.
Erikson EH (1978). Kinderspiel und politische Fantasie. Frankfurt am Main: Suhrkamp.
Erlich HS (1990). Verleugnung in der Adoleszenz. Psyche 44: 218 – 39.
Ermann M (2002). Psychsomatische Medizin und Psychotherapie. Stuttgart: Kohlhammer.
Ermann M (2011). Identität, Identitätsdiffusion, Identitätsstörung. Psychotherapeut 2011; 56: 135 – 141.
Faber FR, Haarstrick R (1989). Kommentar Psychotherapie-Richtlinien. München: Jungjohann.
Faimberg H (1987). Die Ineinanderrückung (telescoping) der Generationen. Zur Genealogie gewisser Identifizierungen. Jahrbuch Psychoanalyse 20: 114 – 42.

Fairbairn WRD (1952/2000). Das Selbst und die inneren Objektbeziehungen. Gießen: Psychosozial-Verlag.
Farrington DP, Loeber R (2000). Epidemiology of Juvenile Violence. Child Adolesc Psychiat Clin N Am 9:4, 733–748.
Fast I (1991). Von der Einheit zur Differenz. Berlin: Springer.
Fend H (1990). Vom Kind zum Jugendlichen. Der Übergang und seine Risiken. Entwicklungspsychologie der Adoleszenz. Bd 1. Stuttgart: Huber.
Ferro A (2002). The analysts consulting room. New York: Routledge.
Fetscher R (1983). Selbst und Identität. Psyche 37: 385–411.
Flaake K (1996). Weibliche Adoleszenz und Körperlichkeit. Lebensphase Adoleszenz. Frankfurt am Main: Campus.
Flaake K (2003). Körperlichkeit und Sexualität in der Adoleszenz junger Frauen: Dynamiken in der Vater-Tochter-Beziehung. Psyche 57: 403–25.
Flaake K (2012). Veränderte Identifizierungen und Geschlechterbilder – adoleszente Entwicklungen junger Frauen in Familien mit ›neuen‹ Vätern und berufstätigen Müttern. 71–90. In: Bründl P., King V (Hrsg.). Adoleszenz. Frankfurt: Brandes und Apsel.
Flaake K, King V (2003). Weibliche Adoleszenz. Weinheim: Beltz.
Flammer A (2009). Entwicklungsaufgaben der Adoleszenz. S. 90–104. In: Fegert J, Streeck-Fischer A, Freyberger H (Hrsg.). Adoleszenzpsychiatrie. Stuttgart: Schattauer.
Flammer A, Alsaker FD (2002). Entwicklungspsychologie der Adoleszenz. Bern, Göttingen, Toronto, Seattle: Huber.
Fonagy P (1991). Thinking About Thinking: Some Clinical and Theoretical Considerations in the Treatment of a Borderline Patient. Int J Psychoanal 72: 639–656.
Fonagy P (1998). Frühe Bindung und die Bereitschaft zu Gewaltverhalten. S. 91–128. In: Streeck-Fischer A (Hrsg.). Adoleszenz und Trauma. Göttingen: Vandenhoeck & Ruprecht.
Fonagy P (1999). The transgenerational Transmission of Holocaust Trauma. Attachment and Human Development 1: 92–114.
Fonagy P (2003). Towards a developmental understandig of violence. Brit J Psychiat. 162, 190–192.
Fonagy P (2003). Das Versagen der Mentalisierung und die Arbeit am Negativen. Unveröffentlichter Vortrag. DPG Tagung, Frankfurt.
Fonagy P, Gergeley G, Jurist EJ, Target M (2004). Affektregulierung, Mentalisierung und die Entwicklung des Selbst. Stuttgart: Klett-Cotta.
Fonagy P, Target M (1995a). Understanding the Violent Patient: The Use of the Body and the Role of the Father. Int J Psychoanal 76: 487–501.
Fonagy P, Target M (1995b). Playing with reality: the development of psychic reality and its malfunction of borderline personalities. Int J Psycho Anal 76: 39–44.
Fonagy P, Target M (2000). Playing with reality III. The persistence of dual psychic reality in borderline patients. Int J Psychoanal 81: 853–73.
Fonagy P, Target M (2001). Mit der Realität spielen. Zur Doppelgesichtigkeit psychischer Realität von Borderline-Patienten. Psyche 55: 961–95.
Fonagy P, Target M (2002). Ein interpersonelles Verständnis des Säuglings. S. 11–42. In: Hurry A (Hrsg.). Psychoanalyse und Entwicklungsförderung von Kindern. Frankfurt am Main: Brandes & Apsel.
Fonagy P, Target M (2004). Frühe Interaktion und die Entwicklung der Selbstregulation. S. 105–35. In: Streeck-Fischer A (Hrsg.). Adoleszenz – Bindung – Destruktivität. Stuttgart: Klett-Cotta.
Fonagy P (2008). Psychoanalyse und Bindungstrauma unter neurobiologischen Aspekten. 132–148. In: Leuzinger-Bohleber, M. Roth G. & Buchheim A. (Hrsg.): Psychoanalyse, Neurobiologie, Trauma. Stuttgart: Schatthauer.

Fonagy P, Luyten P. (2009). A developmetal memtalisation-based approach to understanding and treatment of borderline personality disorder. Dev. Psychopathol. 21, 1355–81.
Fraiberg S (1982). Psychological defences in infancy. Psychoanalytic Quarterly 1982; 51: 612–35.
Freud A (1922/1980). Schlagephantasien und Tagtraum. S. 141–59. In: Die Schriften der Anna Freud. Bd I. München: Kindler.
Freud A (1936/1968). Das Ich und die Abwehrmechanismen. Frankfurt am Main: Suhrkamp.
Freud A (1936/1980a). Ich und Es in der Pubertät. S. 319–32. In: Die Schriften der Anna Freud. Bd. I. München: Kindler.
Freud A (1936/1980b). Triebangst in der Pubertät. S. 333–52. In: Die Schriften der Anna Freud. Bd. I. München: Kindler.
Freud A (1958/1980). Probleme der Pubertät. S. 1739–70. In: Die Schriften der Anna Freud. Bd. VI. München: Kindler.
Freud A (1965/1971). Wege und Irrwege in der Kinderentwicklung. Bern, Stuttgart: Huber, Klett-Cotta.
Freud A (1969/1980). Pubertät als Entwicklungsstörung. S. 2399–406. In: Die Schriften der Anna Freud. Bd. IX. München: Kindler.
Freud S (1892–1899/1969). Weitere Bemerkungen über die Abwehrneuropsychosen. Zur Ätiologie der Hysterie. S. 379–459. Gesammelte Werke. Bd. 1. Frankfurt am Main: Fischer.
Freud S (1900). Die Traumdeutung. Gesammelte Werke Bd. 2/3. Frankfurt am Main: Fischer.
Freud S [1905] (1982). Über Psychotherapie. In: Mitscherlich A, Richards A, Strachey J (Hrsg.), Sigmund Freud-Studienausgabe, Ergänzungsband: Schriften zur Behandlungstechnik. Frankfurt am Main: Fischer, S. 107–119.
Freud S (1905–06/1969). Bruchstück einer Hysterieanalyse. S. 161–286. Gesammelte Werke. Bd. 5. Frankfurt am Main: Fischer.
Freud S (1905). Drei Abhandlungen zur Sexualtheorie. GW V , 27–145.
Freud S (1905). Bruchstück einer Hysterieanalyse. GW V 161–286.
Freud S (1916/17). Vorlesungen zur Einführung in die Psychoanalyse. GW Xi Fischer
Freud S (1917–20/1969). Das Unheimliche. S. 229–268. Gesammelte Werke. Bd. 13. Frankfurt am Main: Fischer.
Freud S (1919). Ein Kind wird geschlagen. GW Bd. XII, 195–226.
Freud S (1923/1999). Der Mythos des Aristophanes. S. 62. Gesammelte Werke. Bd. 13. Frankfurt am Main: Fischer.
Freud S (1932/33). Neue Folge der Vorlesungen zur Einführung in die Psychoanalyse/Die Weiblichkeit. XIII Vorlesungen zur Einführung in die Psychoanalyse. Frankfurt am Main: Fischer.
Freud S (1937). Über die weibliche Sexualität. GW XIV 5. Auflage Frankfurt am Main.
Freud S (1940). Jenseits des Lustprinzips. GW B XIII, Fischer, Frankfurt 1969.
Freud S (1932–39). Endliche und unendliche Analyse . GW XVI Fischer 57–99
Freud S (1962). Aus den Anfängen der Psychoanalyse. Aus den Jahren 1887--1902. Frankfurt am Main: Fischer.
Friedrich M (1980). Pubertät und Adoleszenz. S. 173–198 in: W. Spiel (Hrsg.): Konsequenzen für die Pädagogik. Die Psychologie des 20. Jahrhunderts, Band XI, Kindler 1980.
Fuster J (ed.) (1997). The prefrontal cortex. New York: Ruvan.
Gabbard GO (2005). Psychodynamic Psychiatry. Washington DC: American Psychiatric Publishing.
Galvan A, Hare T, Voss H, Glover G, Casey H.j. (2007). Risk taking and the adolescent brain: who is at risk? Dev. Sci., 10. F 8 – F14.
Garcia D, Gross P, Baeriswyl M, Eckel D, Müller D, Schlatter C, Rauchfleisch U (2014). Von der Transsexualität zur Gender-Dysphorie. Beratungs- und Behandlungsempfehlungen bei Trans-Personen. Schweiz Med Forum. 14(19):382–387.
Gazza-Guerero AC (1974). Culture Shock. Its Mourning and Vicissitudes of Identity. J Am Psychoanal Assoc 22 (2): 408–429.

Gefäller GR (2016). Gruppenanalyse – Individualpsychologie – neuere Entwicklungen. Z.f. Individualpsychologie 41, 38 – 49.
George D, Kaplan H, Main M (1996). The adult attachment interview protocoll. 3rd ed. Department of Psychology, University of Califonia at Berkley.
Gerisch B (2012). Körperwelt. Suizidalität, Autodestruktion und Sexualisierung in der Adoleszenz, S. 91 – 119. In: P. Bründl, V. King: Adoleszenz – gelingende und misslingende Transformation. Frankfurt: Brandes und Aspel.
Giedd JN (2008). The Teen Brain. J Adolesc Health 42: 4, 335 – 343.
Giedd JN, Blumenthal J, Jeffries NO, Castellanos FX, Liu H, Zijdenbos A, Paus T, Evans AC, Rapaport JL (1999). Brain development during childhood and adolescence: a longitudinal MRI study. Nature Neuroscience 10: 861 – 63.
Gilmore DD (1991). Mythos Mann. München: Artemis und Winkler.
Giovacchini P (1978). The Borderline Aspects of Adolescence and the Borderline State. S. 320 – 38. In: Feinstein S, Giovacchini P (eds). Adolescence psychiatry. Chicago: University of Chicago.
Glaesmer H, Wittig U, Brähler E, Martin A, Mewes R, Rief W (2009). Sind Migranten häufiger von Störungen betroffen? Eine Untersuchung an einer repräsentativen Stichprobe der deutschen Bevölkerung. Psychiatrische Praxis 36,16-32.
Glenn J (1980). Freud's adolescent patients: Katherina, Dora and »the homosexual woman«. S. 23 – 47. In: Kanzer M, Glenn J (Hrsg). Freuds adolescent patients: Katherina, Dora and the »homosexual woman«. New York: Aonson.
Glenn J (1986). Freud, Dora and the Maid: A Study of Contertransference. J Am Psychoanal Assoc 34: 591 – 606.
Göres HG, Gîtting S. (1986). Überleitung einer Therapiegruppe mit Jugendlichen in eine Selbsthilfegruppe. Prax Kinderpsychol. Kinderpsychiat. S. 177 – 183, 35, 1986.
Green F (1975). Analytiker, Symbolisierung und Abwesenheit im Rahmen der psychoanalytischen Situation. Psyche 29: 503 – 40.
Greenacre P (1970). The Transitional Object and the Fetish with Special Reference to the Role of Illusion. Int J Psychoanal 51: 447 – 456.
Greenson R (1965). Die Technik und Praxis der Psychoanalyse. Stuttgart: Klett-Cotta.
Greenson, R. (1993). Die Beendigung der Identifizierung mit der Mutter und ihre besondere Bedeutung für den Jungen. In: Psychoanalytische Erkundungen. Stuttgart
Greenspan SI (1991). The development of the Ego. Insights from clinical work with infants and young children. S. 85 – 164. In: Greenspan SI, Pollock GH (eds.). The Course of Life, Adolescense. Vol. 4. Washigton: Madison Inc.
Gredler M (1992). Designing and Evaluation Games and Stimulations. A Process Approach. London Kogan Page LtD.
Griesers P, Pohlmann W (2010). Die Entwicklung der Neurosenformel in den vier Psychologien der Psychoanalyse: Vom Denken in »affektiven Zuständen« zur Logik des »Kräftespiels« und zurück (2010). Psyche – Zeitschrift für Psychoanalyse, 64(7):643 – 667.
Grinberg OL, Grinberg K (1990). Psychoanalyse der Migration und des Exils. München: Verlag Internationale Psychoanalyse.
Grothstein JS (1986). The dual track. Contribution toward a neurobehavioral modell of cerebral processing. Psychiatr Clin N Am 9: 353 – 65.
Grotjahn M (1976). Freuds klassische Falle. S. 147 – 52. In: Eicke D (Hrsg.).Freud und die Folgen 1. Psychologie des 20. Jahrh. München: Kindler.
Grunert J (1989). Intimität und Abstinenz in der psychoanalytischen Allianz. S. 205 – 35. In: Eickhoff F, Loch W (Hrsg.). Jahrbuch der Psychoanalyse. Band 25. Stuttgart: Fromann-Holzboog.
Haar R (1980). Gruppentherapie mit Kindern und Jugendlichen in Klinik und Heim. Prax Kinderpsychol Kinderpsychiat, S. 182 – 194, 29 1980.
Haar R (1981). Ambulante und stationäre Gruppenpsychotherapie mit Jugendlichen. S. 348 – 361. In: G. Biermann (Hrsg.): Handbuch der Kinderpsychotherapie. München: Reinhardt.

Haar R (2007). Tiefenpsychologisch fundierte und analytische Psychotherapie in Gruppen bei Kindern und Jugendlcihen. S. 553 – 568. In: H Hopf, E Windaus: Lehrbuch der Psychotherapie. Band 5. Psychoanalytische und tiefenpsychologisch fundierte Kinder- und Jugendlichenpsychotherapie.

Haar R, Wenzel H (2019). Psychodynamische Gruppenpsychotherapie mit Kindern. Stuttgart: Kohlhammer.

Haar R, Zauner J, Zech P (1979). Gruppentherapie und Gruppenarbeit bei Kindern und Jugendlichen in Klinik und Heim. S. 928 – 937. In: A. Heigl-Evers; U. Streeck (Hrsg.): Lewin und die Folgen. Band VIII, Die Psychologie des 20. Jahrhunderts. Kindler.

Hagemann-White C (1992). Berufsfindung und Lebensperspektive in der weiblichen Adoleszenz. S. 64 – 83. In: Flaake, K., King, V. (Hrsg.): Weibliche Adoleszenz. Zur Sozialisation junger Frauen. Frankfurt am Main: Campus.

Hamilton CE (2000). Continuity and Diskontinuity of attachment from infancy through adolescence. Child Development 71; 690 – 694.

Hare RD (2000). Eigenschaften von antisozialen Borderline-Patienten und Psychopathen: Konsequenzen für das Gesundheitswesen und das Strafrecht. In: Kernberg O, Dulz B, Sachsse U (Hrsg.). Handbuch für Borderline-Störungen. Stuttgart: Schattauer 2000; 393 – 411.

Hare-Mustin R (1983). An appraisal of the relationship between women and psychotherapy: 80 years after the case of Dora. Am. Psychol., 38, 593 – 601.

Harley M (1970). On some Problems of Technique in the Analysis of early Adolescents. Psa Study Child 25: 99 – 121.

Hartmann H (1960/1970). Ich-Psychologie und Anpassungsproblem. Stuttgart: Klett-Cotta.

Havighurst RJ (ed) (1953). Developmental Task and Education. New York: Mc Kay.

Hawton K, Harriss L, Hall S, Simkin S, Bale E, Bond A (2003). Deliberate self-harm in Oxford, 1990 – 2000: a time of change in patient characteristics. Psychol Med.; 33: 987 – 995.

Heigl F (1978). Indikation und Prognose in der Psychoanalyse und Psychotherapie. Göttingen: Vandenhoeck und Ruprecht.

Heigl-Evers A, Heigl F (1983). Zum Interventionsstil in der analytischen Gruppentherapie. Zschr Gruppenther Gruppendynam, S. 2 – 18, 19.

Heigl-Evers A, Ott (2002). Die psychoanalytisch-interaktionelle Methode. Göttingen: Vandenhoeck & Ruprecht.

Heitmeyer W, Peter JI (1988). Jugendliche Fußballfans – soziale und politische Orientierungen, Gesellschaftsformen, Gewalt. München: Juventa.

Heitmeyer W (1989). Rechtsextremistisch motivierte Gewalt und Eskalation. In Heitmeyer W, Möller K, Sünker H (Hrsg). Jugend – Staat – Gewalt. Weinheim, München: Juventa.

Helbing-Tietze B (2004). Veränderungen des Selbst in der Adoleszenz aus akademisch-psychologischer Sicht – eine Ergänzung der psychoanalytischen Entwicklungspsychologie? Psyche 58: 195 – 225.

Henseler H (1992). Narzißtische Krisen. Reinbek bei Hamburg: Rowohlt.

Hermann, AP (2016). Behandlungsfehler in der psychoanalytischen Praxis. Psyche 70, 7, 585 – 617.

Hite S (1994). Weg von Mama. Zeit 36, 77 – 78.

Hoch E , Friemel Chr M, Schneider M (2019). Cannabis – Potential und Risiko. Stuttgart: Springer.

Hoffmann SO, Rudolf G, Strauss B (2008). Unerwünschte und schädliche Nebenwirkungen von Psychotherapie. Psychotherapeut 23, 4 – 16.

Holstra B, van der Ende J, Verhulst FC (2002). Pathways of Self-Reported Problem Behaviors from Adolescence into Adulthood. Am J Psychiat 159: 3, 401 – 407.

Hurry A (2002). Psychoanalyse und Entwicklungstherapie. S. 43 – 89. In: Hurry A (Hrsg.). Psychoanalyse und Entwicklungsförderung von Kindern. Frankfurt am Main: Brandes & Apsel.

Jacobs P (1988). Die innere Statue. Autobiographie des Genbiologen und Nobelpreisträgers. Zürich: Aman.

Jacobson E (1973). Das Selbst und die Welt der Objekte. Frankfurt am Main: Suhrkamp.
Jacobson T, Edelstein W, Hofmann V (1994). A longitudinal study of the relation between representations of attachment in childhood and cognitive functioning in childhood and adolescence. Developmental Psychology; 30: 112–24.
Jeammet P (2004). Lustvermeidung und Destruktivität zur Regulation von Beziehungsdistanz. S. 289–308. In: Streeck-Fischer A (Hrsg.). Adoleszenz – Bindung – Destruktivität. Stuttgart: Klett-Cotta.
Jensen L, Arnett JJ, McKenzie J (2011). Globalisation and cultural identity In: S. J. Schwartz, K. Luyckx, V. L. Vignoles (eds.). Handbook of identity. Theory and research. Springer Science.
Jennings JL (1990). Die »Dora-Renaissance«: Fortschritte in psychoanalytischer Theorie und Praxis. Psyche, 44, 385-411.
Josselson R (1980). Ego Development in Adolescence. S. 188–210. In: Adelson J (eds.). Handbook of Adolescence. New York: Wiley.
Josselyn I (1996). Acting out in adolescence. In: Abt LE, Weissman S (Hrsg.). Acting out. London: Jason Aronson.
Kant I (1784). Mutmaßlicher Anfang der Menschheitsgeschichte. In: Gesammelte Schriften herausgegeben von der preußischen Akademie der Wissenschaften Vol. 8, 107–123 Berlin, Leipzig: Walter der Gruyter.
Kaplan J (1988). Abschied von der Kindheit. Stuttgart: Klett-Cotta.
Kaplan L (1991). Weibliche Perversionen. Von befleckter Unschuld und erotischer Unterwerfung. Hamburg: Goldmann.
Kapur N, Cooper J, King-Hele S et al. (2006). The repetition of suicidal behavior: a multicenter cohort study J Clin Psychiatry, 67, 1599–1609.
Keilson H (1979). Sequentielle Traumatisierung bei Kindern. Stuttgart: Enke.
Keniston K (1980). Entwicklung der Moral, jugendlicher Aktivismus und moderne Gesellschaft. S. 294–306. In: Döbert R, Nunner-Winkler G (Hrsg.). Entwicklung des Ichs. Köln: Kiepenheuer.
Kernberg O (1978). Borderline-Störungen und pathologischer Narzissmus. Frankfurt am Main: Suhrkamp.
Kernberg O (1986). Objektbeziehungen und Praxis der Psychoanalyse. Stuttgart: Klett-Cotta.
Kernberg O (1988). Innere Welt und äußere Realität. München, Wien: Internat Psychoanalyse.
Kernberg P (1979). Psychoanalytic Profile of Borderline Adolescents. Adolesc Psychiat 7: 234–56.
Kernberg P (1995). Die Formen des Spielens. S. 9–34. In: Studien zur Psychoanalyse: Österreichische Studiengesellschaft für Kinderpsychoanalyse. Göttingen: Vandenhoeck.
Kernberg P, Weiner A, Bardenstein K (2000). Persönlichkeitsstörungen bei Kindern und Jugendlichen. Stuttgart: Klett-Cotta 2001.
Kessler RC, Berglung P, Demler O, Jin R, Merikangas KR, Walters EE (2005). Puberty and the emergence of gender difference in psychopathology. Journal Adolesc Health 30: 49–58.
KIGGS – Robert Koch-Institut, Bundeszentrale für gesundheitliche Aufklärung (Hrsg.) (2008). Erkennen – Bewerten – Handeln: Zur Gesundheit von Kindern und Jugendlichen in Deutschland. Berlin: RKI 12/2008.
Kind J (2006). Faszination und Anstössigkeit. Der Fall Dora im Entstehungs und Veränderungsprozess der Psychoanalyse. Psyche 60 978–1004.
King S (1986). Der Gesang der Toten. München: Heyne.
King V (1995a). Anna, Irma und Dora. Psyche 49: 838–66.
King V (1995b). Die Urszene der Psychoanalyse. Stuttgart: Verlag Internat Psychoanalyse/Klett-Cotta.
King V (2003). Der Körper als Austragungsort adoleszenter Konflikte. Anal Kinder und Jugendlichenpsychotherapie 34: 321–42.
King V (2012). Neues Begehren. Psychische Bedeutungen von Sexualität und Körper 29.32 in Bründl P., King V.(Hrsg) Adoleszenz. Frankfurt: Brandes und Apsel.

King V (2013). Die Entstehung des Neuen in der Adoleszenz. SpringerKlein M (1946 – 1963). Bemerkungen über einige schizoide Mechanismen. In: Cycon R (Hrsg.): Melanie Klein. Gesammelte Schriften. Band 3 Schriften 1946 – 1963.

Klein M (1972). Das Seelenleben des Kleinkindes. Hamburg: Rowohlt.

Kohte-Meyer I (2006). Kindheit und Adoleszenz zwischen verschiedenen Kulturen und Sprachen. Eine kulturelle Perspektive in der Psychoanalyse. S. 82 – 94. In: E. Wohlfahrt, M. Zaumseil (Eds.) Transkulturelle Psychiatrie – Interkulturelle Psychotherapie. Springer: Heidelberg.

Kohut H (1973). Narzißmus. Frankfurt am Main: Suhrkamp.

Kohut H (1979). Die Heilung des Selbst. Frankfurt am Main: Suhrkamp.

Konrad K (2011). Strukturelle Hirnentwicklung in der Adoleszenz, 124 – 139 In: Uhlhaas PJ Konrad K: Das adoleszente Gehirn. Stuttgart: Kohlhammer.

Konrad K. Firk Chr. Uhlhaas P.J (2013). Hirnentwicklung in der Adoleszenz: Neurowissenschaftliche Befunde zum Verständnis dieser Entwicklungsphase PP 12, Ausgabe Juli 2013, S. 316.

Konrad K , Pirk Chr, Uhlhaas P (2013). Hirnentwicklung in der Adoleszenz. Deutsches Ärzteblatt 25, 425 – 431.

Korenblum M, Marton P, Golombek H, Stein B (1990). Personality Status: Changes through Adolescence. Psychiat Clin of North Am 13: 389 – 399.

Kroger J, Martinussen M, Marcia JE (2010). Identity status change during adolescence and young adulthood. A metaanalysis. Journal of Adolescence. 33, 683 – 698.

Krüger T (1979). Kein Sündenfall, 1-8. in K. Schmidt,& c. Riedweg (Hrsg.) Jenseits von Eden. Tübingen: Mohr Siebeck.

Küchenhoff J (1987). Körper und Sprache. Forum Psychoanal 3, 288 – 299.

Küchenhoff J (1998). Familienstrukturen im Wandel. Basel: Reinhard.

Ladame F (1991). Adoleszence and the Repetition Compulsion. Int J Psychoanal 72: 253 – 73.

Ladame F (2004). Adoleszenz und Selbstdestruktivität. Klinische Erfahrungen und theoretische Bemerkungen. S. 309 – 21. In: Streeck-Fischer A (Hrsg.): Adoleszenz – Bindung – Destruktivität. Stuttgart: Klett-Cotta.

Ladame F (2012). Das adoleszente Drama von Leben und Tod – Bedeutungen der Suizidalität im Jugendalter S. 123 – 38 In: P Bründl, V. King: Adoleszenz – gelingende und misslingende Transformationen. Brandes & Aspel.

Lampersberger F (2017). Spaltungsprozesse bei unbegleiteten minderjährigen Flüchtlingen. Masterarbeit (unveröff.).

Lampersberrger F, Streeck-Fischer A (2020). Adaptivität von Spaltugnsprozessen bei adoleszenzten Geflüchteten. Psychotherapeut 65: 190 – 96.

Lample-de Groot J (1981). Notes on »Multiple Personality«. Psychoanalytic Quarterly 50: 614 – 24. Langen D, Jaeger A (1964). Puberal crisis and their development. A catamnestic investigation. Arch Psychiatr Nervenkr 205, 19 – 36.

Langs R (1976). The misalliance dimension in Freud's case histories: I. the case of Dora. Int. J. Psa. Psychother., 5, 301 – 317.

Lansky MR (2005). Hidden shame. J Amer Psychoanal Assoc 53, 865 – 90.

Laplanche J, Pontalis JB (1972). Das Vokabular der Psychoanalyse. Bd. 1 und 2. Frankfurt am Main: Suhrkamp.

Larsen R, Lampman-Petraitis C (1989). Daily emotional states as reported by children and adolescents. Child Dev 60. 1250 – 60.

Lasch C (1979). The culture of Narcissism. New York: WW Norton.

Laufer M (1964). Egoideal and Pseudoegoideal in Adolescence. Psa Study Child 19: 196 – 221.

Laufer M (1980). Zentrale Onaniephantasie, definitive Sexualorganisation und Adoleszenz. Psyche 34: 365 – 84.

Laufer M, Laufer ME (1989). Adoleszenz und Entwicklungskrise. Stuttgart: Klett-Cotta.

Laufer M (1995). The suicidal adolescent. London.

Levenson EA (1993). The Purloined Self. New York: Contemporary Psychoanalysis Books.

Levi-Strauss Cl (1981). Das wilde Denken. 4. Auflage. Frankfurt am Main: Suhrkamp 1981.
Levin S (1971). The psychoanalysis of shame. Int. J psychoanal 52, 355 – 362.
Levin S. (1982). The Adolescent Group as Traditional Object.
Lewis DO (1992). From Abuse to Violence: Psychophysiological Consequences of Maltreatment. Journal of the American Academy of Child and Adolescent Psychiatry 1992; 31: 383 – 91.
Lewis HB (ed.) (1971). Shame and Guilt in Neurosis. New York: Int Univ Press.
Lewis DO, Lovely R, Yeager C, Della FD (1989). Toward a Theory of the Genesis of Violence: A Follow-Up Study of Delinquents. Journal of American Academy of Child Adolescent Psychiatry 1989; 28: 431 – 36.
Lichtenberg JD (1998). Eine selbstpsychologische Betrachtung der Adoleszenz. Übergangsphase oder Sturm und Drangkomplex? 59 – 64 In: HP Hartmann, W Milch, P Kutter, J Paul (Hrsg.): Das Selbst im Lebenszyklus. Frankfurt am Main: Suhrkamp.
Linden M, Strauss B (2013). Risiken und Nebenwirkungen von Psychotherapie. Erfassung Bewältigung, Risikovermeidung. Meidzinisch wissenschaftliche Verlagsgesellschaft.
Loewald HW (1986). Ich und Realität. In Aufsätzen aus den Jahren 1951 – 1979. Stuttgart: Klett-Cotta.
Lohmer M, Klug G, Hermann B, Pouget D, Rauch M (1992). Zur Diagnostik der Frühstörung. Prax. Psychother Psychosom. 37,243 – 256.
Löchel E (2019). Scham und Beschämung im Zeitalter der Social Media 31-43 In: J. Küchenhoff: Scham und Beschämung 157 Psychosozial.
Lorenzer A (1970). Sprachzerstörung und Rekonstruktion. Frankfurt am Main: Suhrkamp.
Löwenfeld H (1978). Eine Rettungsfantasie. In. Alexander Mitscherlich zu Ehren. Frankfurt am Main: Suhrkamp.
Lutz C (1981). Gruppentherapie bei Kindern und Jugendlichen. In: Biermann, G. (Hrsg.): Handbuch der Kinderpsychotherapie, Band IV, Reinhardt München 1981.
Luu P, Collins P, Tucker, DM (2000). Mood, Personality, and Self-Monitoring: Negative Affect and Emotionality in Relation to Frontal Lobe Mechanisms of Error Monitoring. J Exp Psychol Gen 129: 43 – 60.
Luyten P, Fonagy P (2015). The Neurobiology of Mentalizing. Personality Disorders 6, 366 – 379.
Lynd HM (1976). On Shame and the Search of Identity. Psychoanal Quart 45: 61 – 72.
Mahler MS, Pine F, Bergmann A (1978). Die psychische Geburt des Menschen. Frankfurt am Main: Fischer.
Maiello S (1999). Encounter of an african healer: Thinking about the possibilities and limits of cross-cultural psychotherapy. J. Child Psychother. 28: 217 – 238.
Main M, Cassidy J (1995). Adult-Attachment Classification System. In: M. Main (ed.): Behavior and the development of Representional Models of Attachment. Five Methods of Assessment.
Mandler G (ed.) (1984). Mind and body – Psychology of emotion and stress. New York: Norton.
Mann MA (2006). The Formation and Development of Individual and Ethnic Identity. Insights from Psychiatry and Psychoanalytic Theoriy. J Am Psychoanal Assoc 2006; 66: 211 – 234.
Marcia JE (1966). Development and validation of ego identity states *Journal of Personality and Social Psychology* 3, 551 – 558.
Marcus S (1974). Freud und Dora – Roman, Geschichte, Krankengeschichte. Psyche 28: 38 – 79.
Marcus BF (1989). Incest and the borderline Syndrome: the mediating role of identity. Psychoanalytic Psychology, 6, 199 – 21.
Margolese SK, Markiewicz D, Doyle AB (2005). Attachment to parents, best friend and romatic partner. Predicting different pathways to depression in adolescence. Journal of youth and adolescence 34, 637.
Martin M (1997). Stationäre Psychotherapie. S. 430 – 8. In: Remschmidt H (Hrsg.): Psychotherapie von Kindern und Jugendlichen. Stuttgart: Thieme.
McDevitt JB (1994). Das Konzept der Objektkonstanz und seine klinischen Anwendungen. Psychotherapeut 39: 368 – 79.

McEwen BS, Milner TA (2007). Hippocampal formation: Shedding light on the influence of sex and stress on the brain. Brain Res. Rev. 55: 343 – 355.
McGorry P, Purcell R, HickieJb Jorm AF (2007). Investing in young mental health is a best buy MJA Vol 187: 7 Supplement.
McLean PD (1970). The tribune brain, emotion and scientific bias. S. 336 – 49. In: Schmitt EO (ed.): The Neurosciences Second Study Program. New York: Wiley.
Mead M (2002). Jugend und Sexualität in primitiven Gesellschaften. Teil 1: Kindheit und Jugend in Samoa. Teil 2: Kindheit und Jugend in Neuguinea. Teil 3: Geschlecht und Temperament in drei primitiven Gesellschaften. Klotz, Eschborn 2002.
Meeus W (2011). The study of adolescent identity formation 2000-2010: a review of longitudinal research. Journal of Research on Adolescence 21, 75 – 94.
Mentzos S (1982/89). Neurotische Konfliktverarbeitung. Frankfurt am Main: Fischer.
Miller AL, Muehlenkamp JJ, Jacobsen CM (2008). Fact or fiction. Diagnosing borderline personality disorder in adolescents. Clinical Psychology Review 28 , 969 – 981.
Mitchell S (1988). Rational concepts in psychoanalysis. Cambridge: Harvard University Press.
Mitchell S (1995). Aggression and the endangered self. Psychoanalytic Quarterly 62: 351 – 81.
Modell AH (1988). The centrality, the setting and the changing aims of treatment. Psychoanal Quarterly 57: 577 – 96.
Moffitt TE (1993). Adolescence-limited and life-course-persistent antisocial behaviour. Psychol Rev 100: 674 – 701.
Möller B, Romer G (2014). Geschlechtsdyporie. Prax Kinderpsychol. Kinderpsychiat 63, 431 – 35.
Moran P, Coffey C, Romaniuk H, Olsson G, Borschmann R, Carlin JB, Patton GE (2012). Natural history of selfharm from adolescence to young adulthood: a population-based cohort study. The Lancet 379, 9812: 236 – 243.
Morrison AP (2014). Shame. The underside of narcissime. Routledge.
Müller-Pozzi H (1980). Zur Handhabung der Übertragung in der Analyse von Jugendlichen. Psyche 34: 339 – 64.
Muslin N, Gill M (1978). Transference in the Dora case. J. Am. Psa., 27, 359 – 372.
Nadig M (2006) Transkulturelle Spannungsfelder in der Migration und ihre Erforschung. In: Wohlfahrt E, Zaumseil M (Hrsg.): Transkulturelle Psychiatrie – Interkulturelle Psychotherapie. Heidelberg: Springer 68 – 89.
Nelson CA, Carver LJ (1998). The Effects of Stress and Trauma on Brain and Memory: A View from Developmental Cognitive Neuroscience. Dev Psychopathol 10: 793 – 809.
Nelson EE, Leibenluft E, McClure EB, Pine DS (2005). The social re-orientation of the process and its relation to psychopathology. Psychol Med 35: 163 – 174.
Neyraut M (1976). Die Übertragung. Frankfurt am Main: Suhrkamp.
Nicolo AM (2003). Die psychotische Erkrankung in der Adoleszenz. 4 Kinderanalyse 395 – 415.
Nieder TO, Briken P, Richter-Appelt H (2013). Transgender, Transsexualität und Geschlechtsdysphorie: Aktuelle Entwicklungen in Diagnostik und Therapie. PSYCH up2date 7: 373 – 389.
Nuetzel EJ (1991). Analytic interruptions. Bulletin of the Menninger Clinic, 55, 38 – 47.
Odag C (1982). Über Erfahrungen mit Gruppen von Jugendlichen in der psychiatrischen Klinik der Universität Ankara. Prax Kinderpsychol Kinderpsychiat S. 75 – 80, 31, 1982.
Offer D, Ostrov E, Howard KI (eds.) (1984). Patterns of Adolescent Self-Image. San Francisco, Jossey-Bass.
Offer D (1985). Normal Adolescents. Am Ecuador, 9: 34 – 8.
Offer D, Schonert-Reichl KA (1992). Debunking the myths ofadolescence. J Am Acad Child Adolesc psychiatry 31; 1003 – 14.
Ogden TH (1985). On Potential Space. Int J Psychoanal 66: 129 – 41.
Ogden TH (2005). Frühe Formen des Erlebens. Gießen: Psychosozial Verlag.
Olbrich E, Todt E (1984). Probleme des Jugendalters. Heidelberg: Springer.

OPD-KJ 2 (2013). Arbeitskreis Operationalisierte Psychodynamische Diagnostik im Kindes- und Jugendalter. Basel: Huber.
Ornstein B (1981). Die Herstellung des Kontaktes mit der inneren Welt des Kindes. S. 13 – 41. In: Biermann G (Hrsg.): Handbuch der Kinderpsychotherapie. Bd. 4. München: Reinhard.
Özbek T, Wohlfahrt E (2006). Der transkulturelle Übergangsraum – ein Theorem und seine Funktion in der transkulturellen Psychotherapie im ZIPP. In: Wohlfahrt E, Zaumseil M (Hrsg): Transkulturelle Psychiatrie – Interkulturelle Psychotherapie. Heidelberg: Springer 2006, 170 – 176.
Parens H (1993). Neuformulierung der psychoanalytischen Aggressionstheorie und Folgerungen für die klinische Situation. Forum Psychoanal: 107 – 121.
Parin P (1977). Das Ich und die Anpassungsmechanismen. Psyche 35: 481 – 515.
Patton GC, Hemphill SA, Beyers JM et al. (2007). Pubertal stage and deliberate self-harm in adolescents. J Am Acad Child Adolesc Psychiatry; 46: 508 – 514.
Pauli D (2017). Geschlechtsinkongruenz und Genderdysphorie bei Kindern und Jugendlichen. PSYCH up2date 11 (6): 529 – 543.
Perelberg RJ (2000). Gewalt und Sexualität bei männlichen Borderline-Patienten. Kinderanalyse 8: 1 – 23.
Peters VH (1979). Anna Freud – Ein Leben für das Kind. München: Kindler.
Pfeiffer H (1966): Sigmund Freud – Lou Andreas-Salome Briefwechsel. Frankfurt am Main: Fischer.
Piaget J, Inhelder B (1977). Die Psychologie des Kindes. Frankfurt am Main: Fischer.
Pine F (1990). Die vier Psychologien der Psychoanalyse und ihre Bedeutung für die Praxis. Forum Psychoanal 6: 232 – 49.
Platon (1991). Symposion Phaidon. Bd. IV. Frankfurt am Main: Inselverlag.
Plaut EA. (1979) Play and adaptation. Psychoanal Study Child; 34: 217 – 34
Plener PI, Fegert JM, Kaes M, Kapusta ND,Brunner R,Groschwitz RC (2016). Nichtsuizidales selbstverletzendes Verhalten (NSSV) im Jugendalter. Klinische Leitlinie zur Diagnostik und Therapie. Zeitschrift für Kinder- und Jugendpsychiatrie 44.1-10.
Plöderl M, Wagenmakers EJ, Tremblay P, Ramsay R, Kralovec K, Fartacek C, Fartacek R (2013). Suicide Risk and Sexual Orientation: A Critical Review Arch Sex Behav 42:715 – 727.
Polanyi M (1985). Implizites Wissen. Frankfurt am Main: Suhrkamp.
Poluda-Korte E (1992). Freud und die Töchter. In: Jahrbuch der Psychoanalyse Band 29, S. 92 – 139.
Portes A (1997). Immigration theory for a new century. Some problems and opportunities. International Migration Review 31: 799 – 825.
Possick S (1984). Termination in the Dora case. J Am Acad Psa 12: 1 – 11.
Post RM, Weiss SRB, Li H, Smith MA, Zhang LX, Xing G, Osuch EA, McCann UD (1998). Neural plasticity and emotional memory. Dev Psychopathol 10: 829 – 55.
Pratt HD, Greydanus DE (2000). Adolescent Violence. Adolesc Med 11: 1, 103 – 125.
Preuss WP (2016). Geschlechtsdysphorie, Transidentität und Transsexualität im Kindes- und Jugendalter. Diagnostik, Psychotherapie und Indikationsstellungen für die hormonelle Behandlung. München/Basel: Ernst Reinhardt.
Pumariega AJ, Cagande C (2013). Globalization and Child and Adolescent Mental Health. Adolescent Psychiatry 2013; 3: 1 – 3.
Pumariega AJ, Rothe E (2010). Leaving children or families behind. The challanges of immigration. Amer j Orthochildpsychiatry 80: 506 – 516.
Putnam FW (1997). Dissociation in children and adolescents. New York: Guilford.
Quindeau I (2014). Jenseits starrer Zweigeschlechtlichkeit. Prax Kinderpsychol. Kinderpsychiat 63, 437 – 48.
Quindeau I (2019). Freuds Bisexualität im Lichte der fluiden Geschlechtsidentität. Kinderanalyse 27, 21 – 38.

Quindeau I (2019). Geschlechterspannung revisited. S. 15 – 27 In I. Moeslein –Teising, G. Schäfer, R. Martin (Hrsg.): Geschlechterspannungen. Frankfurt am Main: Psychosozial Verlag.
Racker H (ed.) (1968). Tranference and countertransference. New York: Int Univ Press.
Rauchfleisch U (2019). Transsexualismus – Genderdysphorie – Geschlechtsinkongruenz – Transidentität. Vandenhoeck & Ruprecht.
Redl F, Wineman D (1976). Steuerung des aggressiven Verhaltens. München: Serie Piper.
Reich G, von Boetticher A (2019). Hungern um zu leben – die Paradoxie der Magersucht. 2. Auflage, Frankfurt am Main: Psychosial Verlag.
Remschmidt H (1992). Adoleszenz. Stuttgart: Thieme.
Remschmidt H (1997). Psychotherapie im Kindes- und Jugendalter. Stuttgart: Thieme.
Remschmidt H (2000). Kinder- uund Jugendpsychiatrie – eine praktische Einführung. Stuttgart: Thieme.
Resch F (2017). Selbstverletzung als Selbstfürsorge. Göttingen: Vandenhoeck & Rubrecht.
Resch F, Parzer P, Haffner J, Stehen R, Roos J, Klett M, Brunner M (2008). Prävalenz und psychische Auffälligkeiten bei Jugendlichen, S. 85 – 94. In: Brunner R, Resch F (Hrsg.): Borderlinestörungen und selbstverletzendes Verhalten bei Jugendlichen. Göttingen: Vandenhoeck & Ruprecht.
Resch F, Sevecke K (2018): Identität – Eine Illusion? Prax. Kinderpsychol. Kinderpsychiat 67, 613 – 623.
Resnick MD, Bearman PS, Blum RW, Bauman KI, Harris KM, Jones J, Tabor J, Beuhring T, Siwving RE, Shaw M, Ireland M, Bearinger JH, Udry JR (1997). Protecting adolescents from harm. Findings from the National Longitudinal Study of Adolescent Health- JAMA 287, 823 – 32.
Rohde-Dachser C (1990). Über töchterliche Existenz. Zsch psychosom Med 36: 303 – 15.
Romeo RD, McEwen BS (2006). Stress and the Adolescent Brain. Ann N Y Acad Sci 1094: 202 – 214.
Röpke C (2012). Die analytische Gruppentherapei für Kinder und Jugendliche. S. 159 – 167. In: A. Springer, B. Janta, K. Münch (Hrsg.): Nutzt Psychoanalyse. Gießen: Psychosozial Verlag.
Rotmann M (1978). Über die Bedeutung des Vaters in der Wiederannäherungsphase. Psyche 32: 1005 – 47.
Rudolf G (2004). Strukturbezogene Psychotherapie. Stuttgart: Schattauer.
Ruf M, Schauer M, Elbert T. (2010) Prävalenz von traumatischen Stresserfahrungen und seelischen Erkrankungen bei in Deutschland lebenden Kindern von Asylbewerbern. Zeitschrift für Klinische Psychologie und Psychotherapie; 39(3): 151 – 160.
Rutter M (1992). Adolescence as a transition periode. J Adolesc Health 13; 451 – 60.
Salge H. (2013). Analytische Psychotherapie zwischen 18 und 25. Heidelberg: Springer.
Sand R (1983). Confirmation in the Dora case. Int Rev Psa 10: 333 – 58.
Sandler J & Sandler AM (1978). On development of object relationships and affects. Int J Psyhoanal 59: 285 – 96.
Salzer S, Cropp C, Masuhr O, Jäger U, Streeck-Fischer A (2013). Psychodynamic Therapy of Adolescents Sufferering from comorbid disorders of conduct and emotions in impatient setting: a randomized controlled trail, Psychological Medicine Nov. 1 – 10.
Salzer S, Cropp C, Streeck-Fischer A (2015). Die psychoanalytisch-interaktionelle Methode in der Behandlung von adoleszenten Patienten. Psychodynamische Psychotherapie. 14.3: 172 – 181.
Samuels A (2002). The hidden politics of healing: Foreign dimensions of domestic Practice. Amercan Imago 59: 459 – 481.
Schepker R (2017). Kultursensible Psychotherapie mit Kindern und Jugendlichen. Göttingen: Vandenhoeck & Ruprecht.
Schier K (2012). ›Das hässliche Entlein‹ – die Veränderung des Körperbildes in der psychoanalytischen Behandlung. 11 – 28. In: Bründl P., King V.(Hrsg.): Adoleszenz. Frankfurt: Brandes und Apsel.
Schiller F (1790). Etwas über die erste Menschengesellschaft nach dem Leitfaden der mosaischen

Urkunde. 767 – 83 In G. Fricke & H.G Göpfert (Hrsg): Sämtliche Werke Vol 4 München: Hanser 1960.
Schneider G (2014). Es gibt nicht das Wahre im Unwahren, wohl aber das Richtige im Falschen: Über Fehler, Probleme, die sie machen, und Fehler-Leistungen in der Psychoanalyse. Jahrbuch der Psychoanalyse, 69:15 – 47.
Schneider M (2008). Puberty as a highly vulnerable developmentaö period for consequences of cannabis exposure. Addiction biology Wiley Online Library.
Schore AN (1994). Affect Regulation and the Origin of the Self. Hillsdale, New Jersey: Lawrence Erlbaum Associates.
Schore AN (2002). Dysregulation of the right brain: a fundamental mechanismen of traumatic attachment and psychpathogenesis of posttraumatic stress disorder. Australian and New Zealand Journal of Psychiatry 2002; 36: 9 – 30.
Schwaber E (2000). Zum Konzept der psychischen Realität. Forum Psychoanal 16: 1 – 15.
Schwind HD, Baumann J et al. (Hrsg.) (1990). Ursachen, Prävention und Kontrolle von Gewalt. Berlin: Duncker & Humblot.Sci 1094, 202 – 214.
Seidler GH (1995). Der Blick des Anderen. Stuttgart: Verlag Internat Psychoanalyse.
Seidler GH (2001). Phänomenologische und psychodynamische Aspekte von Scham- und Neidaffekten. Psyche, 55, 43 – 62.
Seiffge-Krenke I (2004a). Adoleszenzentwicklung und Bindung. S. 156 – 75. In: Streeck-Fischer A (Hrsg.): Adoleszenz – Bindung – Destruktivität. Stuttgart: Klett-Cotta.
Seiffge-Krenke I (2004b). Psychotherapie und Entwicklungspsychologie. Heidelberg: Springer.
Seiffge-Krenke I (2009). Erste Freundschaften und Trennungen, Sexualität S. 201 – 214 In: J. Fegert, A. Streeck-Fischer, H. Freyberger: Adoleszenzpsychiatrie. Stuttgart: Schattauer.
Seiffge-Krenke I (2011). Psychoanalytische Psychotherapien mit Jugendlichen. Prax. Kinderpsychol. Kinderpsychiat 60, 649 – 665.
Seiffge-Krenke I (2012). Therapieziel Identität. Stuttgart: Klett-Cotta.
Seiffge-Krenke I (2018). Identitätsentwicklung, Familenbeziehungen und Symptombelastung in sieben Ländern. 67. 639 – 56.
Sharabany R, Israeli E (2008). The dual process of adolescent immigration and relocation: From country to country and from childhood to cdolescence – its reflection in psychodynamic psychotherapy. Psychoanalytic St. Child 63: 137 – 162.
Slipp S (1977). Interpersonal factors in hysteria: Freud‘s seduction theory and the case of Dora. J. Am. Acad. Psa., 5, 359 – 376.
Sourander A, Aromaa M, Pihlakoski L et al. (2006). Early predictors of deliberate self-harm among adolescents. A prospective follow-up study from age 3 to age 15 J Affect Disord, 93, pp. 87 – 96.
Spangenberg N, Meyer A (1984/85). Klinische Jugendlichen-Psychotherapie. Eine vergreiste Institution? Zschr Gruppenther Gruppendyn S. 297 – 311, 20.
Spano S (2004). Stages of Adolescent Development. www.actforyouth.net/ resources/rf/rf_stages_0504.ctm
Spear LP (2000). The adolescent brain and age-related behavior manifestations. Neurosci. Biobehav. Rev. 24,417 – 463.
Spence D (1989). Deutung als Pseudo-Erklärung. Psyche 43, 289 – 306.
Spiegel (1988). Im Hotel Mama kenne ich das Personal. 14/88.
Spieler S (1992). Das Selbst, das nicht geschlechtslos ist. In: Alpert J (Hrsg.): Psychoanalyse der Frau jenseits von Freud. Heidelberg: Springer.
Steensma TD, Biemond R, de Boer F et al. (2011). Desisting and per- sisting gender dysphoria after childhood: a qualitative follow- up study. Clin Child Psychol Psychiatry; 16: 499 – 516.
Steinberg L (2004). Risk taking in adolescence: what changes and why? Ann NY Acad.Sci.1021, 51 – 58.
Steinberg L (2005). Cognitiv and affectiv development in adolescence. Trends Cogn. Sci 9, 69 – 74.

Sterba RF (1934). Das Schicksal des Ichs im therapeutischen Verfahren. Zschr Psychoanal 20: 66 – 73.
Stern D (1985/1996). Die Lebenserfahrung des Säuglings. Stuttgart: Klett-Cotta.
Stippel A, Lehmkuhl G (2018). Gruppen mit Kindern und Jugendlichen S. 371 – 379. In: B. Strauß, D. Mattke: Gruppenpsychotherapie. Springer.
Streeck-Fischer A (1992). Geil auf Gewalt. Psychoanalytische Bemerkungen zur Adoleszenz und Rechtsextremismus. Psyche; 46: 745 – 68.
Streeck-Fischer A (1992). Gruppe und Gruppentherapie in der klinischen Psychotherapie von Jugendlichen. S. 127 – 135. In: Biermann, G. (Hrsg.): Handbuch der Kinderpsychotherapie Bd. V. München: Reinhardt 1992.
Streeck-Fischer A (1994). Entwicklungslinien der Adoleszenz. Psyche 48: 509 – 28.
Streeck-Fischer A (1995). Stationäre Psychotherapie von Kindern und Jugendlichen mit sogenannten Frühstörungen. Psychotherapeut; 40: 79 – 87.
Streeck-Fischer A (Hrsg.) (1998). Adoleszenz und Trauma. Göttingen: Vandenhoeck & Ruprecht.
Streeck-Fischer A (2009). Adoleszenz und Narzißmus 154 – 64. In: J.Fegert, A. Streeck-Fischer, H. Freyberger: Adoleszenzpsychiatrie. Stuttgart: Schattauer.
Streeck-Fischer A (2009). Adoleszenz – Aggression und Gewalt. Psychotherapie, 14, 1; 104 – 116.
Streeck-Fischer A (2013). Adolescence and Borderline Behavior – Between Personality Development and Personality Disorder. Adolescent Psychiatry 3: 220 – 232.
Streeck-Fischer A (2013). Interview zum Phänomen des Nesthockersyndroms. Fokus Beratung 22: 6 – 15.
Streeck-Fischer A (2012). Wie wird die Psychotherapie Jugendlicher zu einer zweiten Chance? Kinderanalyse 2: 116 – 133.
Streeck-Fischer (2014). Trauma und Entwicklung. Folgen in der Adoleszenz. Stuttgart: Schattauer.
Streeck-Fischer A (2015). Borderland Jugendliche – Identitätssuche in verschiedenen Welten. Forum Psychoanal 2015; 332(2): 165 – 195.
Streeck-Fischer A (2016). Angriffe auf Rahmen und Beziehung. S. 120 – 139. In:
Focke. W. Pohlmann (Hrsg.): Erregter Stillstand. Stuttgart: Klett-Cotta.
Streeck-Fischer A (2017). Adoleszenz zwischen Identitätskrise und Identitätsdiffusion. PID 136 – 141.
Streeck-Fischer A (2018). Zwischen Borderland und Borderline. Jugendliche Migranten in der Krise. Verstehen und Behandeln. Ärztliche Psychotherapie 2: 98 – 102.
Streeck-Fischer A, Cropp C, Streeck U, Salzer S (2016). Borderlinestörungen bei Jugendlichen: Die psychoanalytisch- interaktionelle Methode. Göttingen: Hogrefe.
Streeck-Fischer A, Streeck U (2010). Die psychoanalytisch interaktionelle Methode in der Behandlung von Jugendlichen. Praxis der Kinderpsychol Kinderpsychiat 6: 435 – 452.
Streeck-Fischer A, Timmermann H, Wagner A (1994). Gruppentherapie mit Jugendlichen im psychotherapeutischen Krankenhaus. Gruppenpsychother. Gruppendynamik 30: 349 – 361.
Streeck U (1995). Die interaktive Herstellung von Widerstand. Zschr. Psychosom. Med. 41: 241 – 252.
Streeck U (2004). Auf den ersten Blick. Psychotherapeutische Beziehungen unter dem Mikroskop. Stuttgart: Klett-Cotta.
Streeck U (2007). Psychotherapie komplexer Persönlichkeitsstörungen. Grundlagen der psychoanalytisch-interaktionellen Merthode. Stuttgart: Klett-Cotta. Streeck-U (2018). Psychoanalytisch interaktionelle Psychotherapie struktureller Störungen Göttingen: Vandenhoeck & Ruprecht.
Streeck U, Leichsenring F (2015). Handbuch der interantionellen Therapie. Göttingen: Vandenhoeck & Ruprecht.
Taubner S, Curth C (2013). Mentalisation mediates the relation between early traumatic experiences and aggressive behavior in adolescence. Psihologija 46, 177 – 192.
Taylor G (1985). Pride, Shame and Guilt: Emotions of Self-Assessment. Oxford University Press.

Thomä H, Kächele H (2006). Psychoanalytische Psychotherapie. Heidelberg: Springer.
Tschuschke V (1996). Forschungsergebnisse zu Wirkfaktoren und Effektivität von Gruppentherapien bei jugendlichen. Prax. Kinderpsychol Kinderpsychiat 45,38 – 47.
Van Loh J (2018). Digitale Störungen bei Kindern und Jugendlichen. Stuttgart: Klett-Cotta.
Vitello B, Stoff DM (1997). Subtypes of aggression and their relevance to child psychiatry. J Am Acad Adolesc Psychiatry 36: 307 – 15.
Volkan V (ed.) (1988). The Need to have Enemies and Allies. From Clinical Practices to International Relationship. New York: Jason Aronson.
Volkan VD (2010). Psychoanalysis and international relationships: Large-group identity, traumas at the hand of »other«, and transgenerational transmission of trauma. In: H. Brunning and M. Perini (eds.): Psychoanalytic Perspectives on a Turbulent World, pp.41 – 62. London: Karnac.
Volkan VD (2013). Enemies on the Couch: A Psychopolitical Journey Through War and Peace. Durham, NC: Pitchstone Publishing.
Waldeck R (1988). Der rote Fleck im dunklen Kontinent. Teil I. Das Tabu der Menstruation. Z Sexualforschung 1: 189 – 205.
Waldenfels B (2000). Das leibliche Selbst. Frankfurt am Main: Suhrkamp.
Wallien MS, Swaab H, Cohen-Kettenis PT (2007). Psychiatric comorbidity among children with gender identity disorder. J Am Acad Child Adolesc Psychiatry 46 (10): 1307 – 1314.
Walsh S, Shulman S (2007). Splits in the Self Following Immigration. An Adaptive Defense or a Pathologic Reaction? Psychanalytic Psychology 2007; 24(2): 355.
Waters E, Merrick SK, Treboux D, Crowell J, Alberheim L (2000). Attachment security from infancy to early adulthood. A 20 year longitudinal study. Child Development 71, 684 – 689.
Wellendorf F (1987). Der Fall Dora: eine Mésalliance. Überlegungen zu Liebe und Erkenntnis in der Psychoanalyse. In: Belgrad J, Görlich B (Hrsg.): Zur Idee einer psychoanalytischen Sozialforschung. Frankfurt am Main: Fischer.
Wetzel P (1997). Gewalterfahrungen in der Kindheit. Baden-Baden: Nomos.
Wetzel W (2013). Der NSU-VS-Komplex. Münster: Unrast Verlag.
Wheeler ME, Buckner RL (2004). Functional-anatomic correlates of remembering and knowing. Neuroimage 21: 1337 – 49.
Wichstrøm L, Hegna K (2003). Sexual orientation and suicide attempt: A longitudinal study of the general Norwegian population. Journal of Abnormal Psychology, 112, 144 – 151.
Widom CS (1987). The cycle of violence. Science 1987; 244: 160 – 65.
Winnicott DW (1978/1987). Vom Spiel zur Kreativität. Stuttgart: Klett-Cotta.
Winnicott DW (1965/74). Reifungsprozesse und fördernde Umwelt. Frankfurt am Main: Fischer.
Witt A, Rassenhofer M, Fegert JM, Plener PL (2015). Hilfebedarf und Hilfsangebote in der Versorgung von unbegleiteten minderjährigen Flüchtlingen. Kindheit und Entwicklung 24(4): 209 – 224.
Wolff DP (1995). Being of Several Minds: Voices and Versions of the Self in Early Childhood. In: Cicchetti D, Toth SL (eds). Developmental perspectives on trauma: Theory, research and intervention. Vol. 6. New York: University of Rochester; 183 – 209.
Wolff PH (1987). The development of behavioural states and the expression of emotions in early infancy. Chicago: University of Chicago Press.
Wurmser L (1981). Das Problem der Scham. In: Jahrbuch der Psychoanalyse 13.
Wurmser L (1990). Zur Psychoanalyse des Resentiments. In: Rhode-Dachser (Hrsg.). Zerstörter Spiegel. Psychoanalytische Zeitdiagnosen. Göttingen: Vandenhoeck; 47 – 69.
Yates TM, Tracy AJ, Luthar SS (2008) Nonsuicidal self-injury among »privileged« youths: longitudinal and cross-sectional approaches to developmental process. J Consult Clin Psychol, 76 , pp. 52 – 62.
Young L (1992). Sexual abuse and the problem of embodiment. Child Abuse and Neglect 16: 89 – 100.

Zauner J (1978). Adoleszenz aus psychoanalytischer Sicht. In: Kerger H (Hrsg). Probleme der Adoleszenz. Bad Nauheim: Veröffentlichung der Landesärztekammer Hessen.
Zauner J (1980). Erziehung und Psychotherapie beim Jugendlichen in psychoanalytischer Sicht. 801-822 In: Psychologie des 20. Jahrhunderts Band XII Konsequenzen für die Pädagogik.
Zauner J (1985). Gruppentherapie mit Kindern und Jugendlichen. In: Leber A, Trescher HG, Büttner C (Hrsg.): Die Bedeutung der Gruppe für die Sozialisation. Kindheit und Familie. Göttingen: Vandenhoeck & Ruprecht; 65 – 77.
Zauner J (2002). Entwicklung der Therapie Jugendlicher in Deutschland. Johann Zauner im Gespräch mit Annette Streeck-Fischer Psychotherapie im Dialog 3: 379 – 38.
Ziehe T (1984). Pubertät und Narzissmus. Sind Jugendliche entpolitisiert? München: Europäische Verlagsanstalt.
Zimmermann P, Becker-Stoll F, Grossmann K, Grossmann KE, Scheuerer-Englisch H, Wartner U (2000). Längsschnittliche Bindungsentwicklung von der frühen Kindheit bis ins Jugendalter. Psychologe in Erziehung und Unterricht. 47, 99 – 117.
Zucker KJ, Bradley, SJ (1995). Gender identity disorders and psychosexual problems in children and adolescents. New York: Guilford Press.
Zwiebel R (2014). Behandlungsfehler, Fehlerkultur und Verantwortung in der psychoanalytischen Praxis: Ansatz für eine psychoanalytische Irrtumstheorie. Jahrbuch der Psychoanalyse, 69:49 – 76.
Zwiebel R (2017). Vom Irrtum lernen. Behandlungsfehler und Verantwortung in der psychoanalytischen und psychotherapeutischen Praxis. 39 – 59. Stuttgart: Klett-Cotta.

Sachverzeichnis

A

B

H

I

J

K

L

M

T